高等教育教材

放射医学综合实验教程

Comprehensive Experimental Course for Radiation Medicine

王志成　申延男◎主编

龚守良◎名誉主编

吉林大学出版社

·长春·

图书在版编目（CIP）数据

放射医学综合实验教程 / 王志成，申延男主编.

长春 ：吉林大学出版社，2024. 11. -- ISBN 978-7
-5768-4388-0

Ⅰ．R81-33

中国国家版本馆CIP数据核字第2024DQ5910号

书　　名：放射医学综合实验教程

FANGSHE YIXUE ZONGHE SHIYAN JIAOCHENG

作　　者：王志成　　申延男
策划编辑：曲　楠
责任编辑：于　莹
责任校对：曲　楠
装帧设计：长春晨曦图文印务有限公司
出版发行：吉林大学出版社
社　　址：长春市人民大街4059号
邮政编码：130021
发行电话：0431-89580036/58
网　　址：http://www.jlup.com.cn
电子邮箱：jldxcbs@sina.com
印　　刷：吉林省科普印刷有限公司
开　　本：787mm×1092mm　　1/16
印　　张：21.75
字　　数：430千字
版　　次：2024年11月　第1版
印　　次：2024年11月　第1次
书　　号：ISBN 978-7-5768-4388-0
定　　价：79.00元

编 委 会

内容简介

　　放射医学是研究辐射与人类健康效应而逐步发展起来的一门交叉学科,与国家安全、人民健康和核能应用等息息相关。近年来,放射医学处于高速发展阶段,新理论、新方法和新技术的应用赋予放射医学新的内涵。为适应 21 世纪新时代新医科教育改革和发展的需要,根据放射医学专业的发展要求,编写了这部《放射医学综合实验教程》,作为全国放射医学专业本科生教材。全书共 7 章,主要包括核辐射物理学、辐射剂量学、放射卫生学、放射化学、放射生物学、辐射细胞遗传学、放射毒理学和放射损伤临床学等学科的实验技术和方法等内容。同时,书后附有与实验教程相关的重要计量单位、数据、重要仪器操作方法和技术等内容。

　　本书为高等院校放射医学专业教材,亦可供从事放射医学与卫生防护工作人员及有关医学、卫生专业工作者和研究生参考。

前　　言

近年来,随着高等教育的迅猛发展,本科生的实验教学越来越受到高度的重视,放射医学专业本科生开设的实验课也提到新的高度。为此,在主编王志成和申延男的努力下,组织吉林大学公共卫生学院放射医学系的有关人员,编写了《放射医学综合实验教程》一书,为专业本科生系统地掌握专业实验教学内容,提高学生的实践能力及加深对所学专业理论知识的理解,作出了重要贡献。

本教材为适应 21 世纪本科生教育改革和发展以及放射医学领域的实际需要而编写的,可作为全国放射医学专业本科生教材,其主要特色有:本教材反映了放射医学专业开设实验课所需的教学内容,有利于本科生较全面、系统地了解这一领域的实验技术和方法,适用于医学院校和医学研究单位放射医学与防护人才的需求;有机地将放射医学专业所属各学科的实验方法和技术联系在一起,理论联系实际,以加深对所学基础理论知识的理解;所涉及的实验技术先进、方法新颖,由有经验的教师编写,并经反复实践和应用,在教学或科研中取得满意的效果;全书文字力求叙述简明扼要,图表规范,结构严谨,逻辑性强。

全书共 7 章,主要包括给放射医学专业本科生开设的核辐射物理学、辐射剂量学、放射卫生学、放射化学、放射生物学、辐射细胞遗传学、放射毒理学和放射损伤临床学等学科的实验技术和方法等内容。同时,书后附有与实验课相关的重要计量单位、数据、重要仪器操作方法和技术等内容。

本书能够得以顺利出版,特别感谢每位编写者认真求实、鼎力相助、团结合作和努力为本书的编写所付出的心血和智慧;感谢吉林大学公共卫生学院和放射医学系对本书的编写所给予的热情鼓励和大力支持。但由于编写时间较为仓促,编写专业实验教材的经验不足,书中的缺点和疏漏之处在所难免,恳请读者批评、指正。

名誉主编　龚守良

二〇二四年九月

目　录

第一章 核辐射物理学与辐射剂量学

第一节 核辐射及其探测原理

一、核辐射的基本特性

核辐射(nuclear radiation)是原子核从一种结构或一种能量状态转变为另一种结构或另一种能量状态过程中所释放出来的微观粒子流。核辐射可使物质引起电离或激发,故称为电离辐射(ionizing radiation),分为直接致电离辐射和间接致电离辐射。直接致电离辐射包括电子、质子、α粒子和重离子等带电粒子,间接致电离辐射包括光子(γ射线)和中子等不带电粒子。

按带电性质划分,射线可分为带电粒子和中性辐射。带电粒子又可分为快电子和重带电粒子。快电子包括核衰变中发射的正、负电子等,重带电粒子包括质子、α粒子和其他重带电粒子。中性辐射可分为电磁辐射(包括X、γ射线和韧致辐射)和中子辐射。

二、带电粒子与物质的相互作用

带电粒子与物质相互作用,主要是指带电粒子的库仑场与物质原子的核库仑场和外电子库仑场的相互作用。这种库仑场间的相互作用称为碰撞,如果入射带电粒子发生相互作用后,只改变运动方向,没有能量损失,称为弹性碰撞;如果入射带电粒子发生相互作用后,既改变运动方向,又有能量损失,称为非弹性碰撞。

入射电子与轨道电子的非弹性碰撞,使得物质原子的轨道电子得到了一定的能量,导致原子的电离或激发。处于激发态的原子很不稳定,会自发从较高能级跃迁到较低能级的基态,同时释放出特征X射线或俄歇电子。入射电子与轨道电子的非弹性碰撞并导致物质原子电离或激发的过程中,入射电子的能量损失称为碰撞损失或电离损失。常用射线碰撞阻止本领 S_{col} 和质量阻止本领 S_{col}/ρ 来描述电离损失。

射线碰撞阻止本领 S_{col} 是指入射电子在靶物质中穿行单位长度路程时电离损失的平均能量,单位为 J/m 或 MeV/cm;质量阻止本领 S_{col}/ρ 等于射线碰撞阻止本领除以靶物质的密度,单位为 J·m^2/kg 或 MeV·cm^2/g。

入射电子与原子核的库仑相互作用,导致入射电子的散射和入射电子能量的损失,入射电子损失的能量以连续谱的 X 射线形式辐射出来,称为韧致辐射 S_{rad}/ρ。

总质量阻止本领为入射带电粒子在密度为 ρ 的介质中穿过路径 dl 时,所有形式的能量损失 dE 除以 dl 而得的商,

$$S/\rho = -dE/(\rho dl)$$

对于电子,忽略其他作用,总的能量损失可认为是电离损失和辐射损失之和,即:

$$S/\rho = S_{col}/\rho + S_{rad}/\rho$$

三、X(γ)射线与物质的相互作用

X(γ)射线又称粒子流,波长短于 0.2 埃(angstrom,Å,10^{-10} m)的电磁波,首先由法国科学家 P.V.维拉德发现,是继 α 和 β 射线后发现的第 3 种原子核射线。γ 射线是因核能级间的跃迁而产生,原子核衰变和核反应均可产生 γ 射线。γ 射线具有比一般 X 射线还要强的穿透能力。当 γ 射线通过物质并与原子相互作用时会产生光电效应、康普顿效应和电子对效应。原子核释放出的 γ 光子与核外电子相碰时,会把全部能量交给电子,使后者电离成为光电子,此即光电效应(photoelectric effect)。高能 γ 光子(>2 MeV)的光电效应较弱。γ 光子的能量较高时,除上述光电效应外,还可能与核外电子发生非弹性碰撞,γ 光子的能量和运动方向均有改变,从而产生康普顿效应(Compton effect)。当 γ 光子的能量大于电子静质量的 2 倍时,由于受原子核的作用而转变成正负电子对,此效应随 γ 光子能量的增高而增强。γ 光子不带电,故不能用磁偏转法测出其能量,通常利用 γ 光子造成的上述次级效应间接求出,如通过测量光电子或正负电子对的能量推算出来。此外,还可用 γ 谱仪(利用晶体对 γ 射线的衍射)直接测量 γ 光子的能量。由荧光晶体、光电倍增管和电子仪器组成的闪烁计数器是探测 γ 射线强度的常用仪器(图 1-1)。

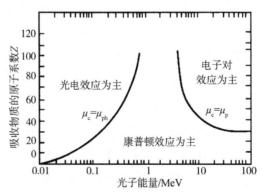

图 1-1 光子 3 种效应分别占优势的区域

通过对 γ 射线谱的研究可了解原子核的能级结构。在原子核反应中,当原子核发生 α 和 β 衰变后,往往衰变到某个激发态,处于激发态的原子核仍是不稳定的,并且会通过释放一系列能量使其跃迁到稳定的状态,而这些能量的释放是通过射线辐射来实现的,这种射线就是 γ 射线。

γ 射线具有极强的穿透本领,工业中可用来探伤或流水线的自动控制。

γ 射线对细胞有杀伤力,人体受到 γ 射线照射时,其射线可以进入人体的内部,并与体内细胞发生电离作用,电离产生的离子能损伤复杂的有机分子,如蛋白质、核酸和酶,这些生物大分子都是构成活细胞组织的主要成分,一旦遭到破坏,就会导致人体内的正常生理过程紊乱,严重的可以使细胞死亡,组织变性坏死;临床上用来治疗肿瘤。

第二节　核辐射测量方法

一、放射性测量中的几个概念

(一)比放射性活度(比活度)

放射性样品中某放射性核素的比活度是其活度与样品质量之比,即单位质量的放射性样品内该核素的活度,其单位是 Bq/kg 或 MBq/kg 等。

比(放射性)活度(specific activity)是放射性核素生产中的一个重要指标,表示所生产某一放射性核素的纯度。因为一般生产的放射性核素并不是一种单纯核素,往往伴随有其同位素的稳定核,如果其化学状态不是纯元素,还含有与其化合的其他元素的稳定核,所以比活度愈高,所含的其他核素愈少。比活度这一概念在实际应用中也具有重要意义。在放射性核素应用(如同位素稀释法、同位素扫描及研究同位素在器官中的分布等)的过程中,被同位素或非同位素大量稀释,结果使最终测量样品的比活度降低,甚至低至无法测出其活度。因此,要求原始样品中的放射性核素必须具有足够高的比活度。

如果放射性样品是溶液,按定义,其比活度同样是每克溶液所含的该放射性核素的活度,单位也是 Bq/kg 或 Bq/g 等。对于放射性标准溶液,常用比活度表示溶液中所含的放射性核素的量。如有标明 37 kBq/g(1 μCi/g)的 ^{60}Co 标准溶液,只要正确称取一定量的溶液,就可得到准确已知活度的 ^{60}Co 源。

(二)放射性浓度

对于放射性溶液或气体,也常用放射性浓度(radioactive concentration)来表示其中含有某放射性核素的量。放射性浓度是指单位体积溶液或气体中所含的该核素的活度,其单位是 Bq/L 或 kBq/L 等。

(三)发射率及衰变率

发射率(emissivity)是指放射源在单位时间内发射某种射线的个数,又称为放射源的射线强度,但应当注意其与衰变率(decay rate)的区别。如果某放射源一次衰变只发射 1 个粒子,则该辐射源的发射率或射线强度等于其衰变率。但是,有些核素并不是一次衰变发射 1 个粒子。因此,发射率不等于衰变率。

(四)计数率

计数率(counting rate)是指射线进入探测器后,探测装置在单位时间内记录的脉冲数,其单位是计数/min(cpm)或计数/s(cps)。计数率一般不等于发射率。

二、低水平放射性测量

随着工业和放射性核素应用的发展,人们遇到愈来愈多的关于低水平放射性测量的问题。例如,核企业(核电站等)在运转时,或多或少总会向周围环境排放出某些放射性废物。经过环境介质(空气、水、土壤和生物等)的多次稀释,最后在环境介质中放射性物质的浓度一般都很低。研究这些放射性核素在各种环境介质中的稀释、转移规律,评价这些放射性核素对环境的污染水平,都要遇到低水平放射性的测量问题。在从事放射性物质的生产、研究单位,需要对工作人员的内照射进行监测,而人体中放射性物质的容许负荷量很小,内照射的监测也是低水平放射性测量(low level radioactive measurement)问题(表 1-1)。

表 1-1 涉及低水平放射性测量的一些研究领域

研究领域	低水平测量内容
辐射防护	对接触放射性的工作人员进行内照射监测
环境科学	对大气、土壤、河海及生物中放射性本底调查,核企业周围环境介质中放射性核素的稀释、转移规律的研究,对放射性废物(包括气体、液体和固体废物)排放的监测
化学、生物学和核医学	化学、生物学中放射性示踪剂的应用放射性药物在人体器官中的分布、转移及其对机体的影响
其他	宇宙射线强度分布,陨石及其他星球上的样品分析,放射性矿物勘探;考古学应用,如 ^{14}C 法测定古物年代等

对于放射性活度低于 37 Bq/kg 的微弱放射性样品,采用一般的探测装置不可能获得具有足够精度的测量结果,因此,必须采用专门的低水平测量装置和技术。

（一）低水平测量装置的选择原则

选择测量装置，一般可通过比较其优质因子来确定。优质因子 Q 定义为在给定测量精度时，总测量时间（样品加本底）T 的倒数，即：

$$Q = 1/T \tag{1-1}$$

就是说，在给定的测量精度下，优质因子愈大，所需的总测量时间愈短。因此，优质因子 Q 是衡量测量装置优劣程度的重要指标。

在给定测量误差 v_n 时，最佳测量时间由下列二式给出：

$$t_c = \frac{n_c + \sqrt{n_c n_b}}{v_n^2 n^2}$$

$$t_b = \frac{n_b + \sqrt{n_c n_b}}{v_n^2 n^2}$$

式中，n_c 和 n_b 分别为样品实测计数率和本底计数率，$n = n_c - n_b$ 为样品净计数率。

$$T = t_c + t_b = \frac{n_c + 2\sqrt{n_c n_b} + n_b}{v_n^2 n^2} = \frac{(\sqrt{n_c} + \sqrt{n_b})^2}{v_n^2 n^2}$$

$$\frac{1}{T} = v_n^2 \frac{n^2}{(\sqrt{n_c} + \sqrt{n_b})^2} \tag{1-2}$$

从统计学上考虑，在选用不同探测装置测量同一样品时，按式（1-2）算得的优质因子者灵敏度最高，该装置应优先被采用。

$$\text{当 } n \gg n_b \text{ 时，} 1/T \approx v_n^2 \cdot n \tag{1-3}$$

$$\text{当 } n \ll n_b \text{ 时，} 1/T \approx v_n^2 n^2 / 4n_b \tag{1-4}$$

因此，对低水平测量，当 v_n 给定时，有

$$Q = 1/T \propto n^2 / n_b \tag{1-5}$$

对同一个样品，样品净计数率与总探测效率 ε_S 成正比。因此，上式可写作

$$Q \propto \varepsilon_S^2 / n_b \text{ 或 } Q = \varepsilon_S^2 / 4n_b \tag{1-6}$$

有时，把一次测量的样品容量（以体积 V 或 W 表示）也包括在优质因子之内，即

$$Q \propto \varepsilon_S^2 V^2 / n_b \text{ 或 } Q = \varepsilon_S^2 V^2 / 4n_b \tag{1-7}$$

式（1-7）说明，测得样品净计数率愈高，本底计数率愈低，则优质因子愈大，这样的探测装置愈好。

可见，低水平测量装置应尽量满足下列要求：①本底计数率低；②总探测效率高；③装置的长期稳定性好。

由式（1-6）和式（1-7）可见，在低水平测量中，提高总探测效率十分重要，因此，要选择效率高、灵敏体积大的探测器。此外，应尽可能增大样品的容量，有时还可通过化学浓集方法提高样品的比；然后，再考虑采取措施以降低本底。

(二)本底的来源和降低本底的措施

1.本底的来源

探测装置的本底来源大致有以下4个方面。

(1)宇宙射线:宇宙射线(cosmic ray)是来自宇宙空间的高能辐射。进入地球大气上层的宇宙射线主要是能量极高的质子,此外,还有从氦到铁的各种原子核,通常称其为初级宇宙射线。初级宇宙射线进入地球大气层后,与大气中的原子核作用,产生大量的次级粒子(如 μ 介子、电子和核子)和 γ 光子等。这些次级辐射称为次级宇宙射线。地面上观测到的主要是次级宇宙射线。其中的 μ 介子贯穿本领很强,如 1 kg/cm^2 的混凝土只能使其强度减弱 2/7,故称为"硬成分"。μ 介子和探头的屏蔽材料相互作用产生复杂的次级效应,形成高能电子、轫致辐射、湮灭辐射、X射线和中子等。次级宇宙射线中的电子、核子和 γ 光子等的贯穿本领较弱,如 15 cm 的铅层即可基本上把它们全部吸收,因此,常称其为"软成分"。

(2)探头和屏蔽材料中的放射性杂质:探头材料(如闪烁探头和计数管的玻璃、云母窗等)中的 ^{40}K 是本底的重要来源。一些金属结构材料中也含有或多或少的放射性杂质。屏蔽材料(主要是铅和铁)中往往含有铀、钍天然放射系的放射性杂质,如 ^{226}Ra、^{210}Pb 及某些人工放射性核素(如 ^{60}Co 等)。

(3)周围环境辐射:这类辐射主要是探测器四周及封闭中的 ^{40}K、铀钍天然放射系中的放射性元素以及空气中的氡、钍射气、^{85}Kr 和 ^{41}Ar 等的放射性核素引起的。在加速器、反应堆及强 γ 辐照源等附近也会形成较高辐射本底。

(4)仪器噪声和假计数:探测器和电子线路的噪声和假计数也是本底的一个来源。外界的电磁干扰对本底也有影响。

2.降低本底的措施

针对上述本底来源,降低本底的措施主要从以下4个方面考虑。

(1)屏蔽(shield):在探头周围加装屏蔽物是减弱环境辐射和宇宙射线中软成分的有效手段。最好采用复合屏蔽,即用高原子序数的材料做主屏蔽,在主屏蔽和探测器之间再用含放射性杂质少的材料做屏蔽。主屏蔽材料常用铅和铁。但现代生产的铅和铁中放射性杂质的含量较高,最好用"老"铅,即放置了一个世纪以上的铅。铁最好选用 1945 年以前生产的旧钢铁。主屏蔽层不宜太厚,否则宇宙射线中的硬成分在其中产生的次级辐射会增加。一般,可采用 10 cm 的铅或 10~20 cm 的铁作为主屏蔽,能使本底降低三分之一(对气体电离探测器)和几十分之一(对闪烁探测器)。内屏蔽材料可选用纯净水银、电解铜、镉或有机玻璃等。内屏蔽的主要作用是减少主屏蔽材料本身的辐射和次级辐射的影响。应当指出的是,对探头下方的屏蔽应给予同样的重视。

（2）反符合和符合技术（anticoincidence and coincidence technique）：宇宙射线中的硬成分具有极大的贯穿本领，对探测器本底的贡献无法用一般的物质屏蔽消除。把探测装置放入几十米深的地下室中可有效地减弱 μ 介子的影响，但在一般情况下难以做到。因此，为了降低探测器的本底，广泛采用反符合技术。在主探测器周围安放一组屏蔽探测器，构成所谓反符合环，其输出端都拉入反符合电路。当宇宙射线或 γ 射线同时穿过两组探测器产生信号时，反符合电路没有输出信号。这样就使宇宙射线引起的信号不被记录，从而降低了主探测器的本底。有效的反符合装置能使本底降低一个数量级。常用的反符合屏蔽探测器有 G-M 计数管、正比计数管和塑料闪烁探测器。采用大面积流气式多丝正比计数器和 NaI(Tl)闪烁探测器也能收到良好的效果。反符合环一般放在主屏蔽和主探测器之间，这样可使结构紧凑，屏蔽严密。

使用两个探测器拉入符合电路，可有效地减少探测器噪声对本底的贡献。这一措施在液体闪烁计数器中得到广泛采用。

（3）采用低本底材料制备探头：一般讲，有机材料比无机材料所含放射性杂质少。无氧铜和不锈 NaI(Tl)钢等也比较"干净"。因此，选用上述材料做探头，可降低装置的本底。对气体电离探测器应注意工作气体的纯化。对闪烁探测器，必要时可使用石英玻璃代替普通玻璃，把 NaI(Tl)晶体去钾提纯。此外，探头中的铝膜、油漆及电阻和电容等电子元件亦含有放射性杂质，这些材料应尽量少用或置于探头外。由于来源不同，在使用前对一次严格的测量和选择是十分重要的。

（4）消除假计数、提高信噪比（signal to noise ratio）和排除外界干扰：有些气体电离探测器由于猝灭不完全会产生假计数，可附加外猝灭加以消除。探头中绝缘材料表面的漏电或电荷积聚也会引起假计数，对此，应针对具体情况分别加以消除。

采用脉冲幅度甄别和脉冲形状甄别技术是提高信噪比的重要方法。例如，在 γ 射线测量中只测光电峰能区的计数，则相应的本底要低得多，这种方法称为窄道测量法。又如，在软 X 射线测量中，利用 X 射线和 γ 射线本底脉冲信号上升时间的较大差别，采用脉冲形状甄别技术能大大提高信噪比。此外，选用合适的探测器的形状、体积或进度能提高信噪比。

排除外界电磁干扰的方法主要是注意探头和前置放大器的电磁屏蔽和良好的接地，在电源线的输入端接一个低通滤波器可防止电源中干扰信号进入探测系统。检查是否存在干扰信号的方法是不接探测器，使整个系统处于正常工作条件下（包括高压），经一段时间后，若无一计数，则表明系统正常。

在实际工作中，应分析剩余本底的来源（如测剩余本底的能谱），以便采取进一步降低本底的措施。

(三)常用低水平测量装置

1.低水平 α 放射性样品的测量

α 射线有两个特点:能量较高和比电离较大。因此,使用脉冲幅度甄别技术能消除大部分环境辐射形成的本底。此外,若同时注意选用"干净"的探头材料,则不需笨重的物质屏蔽即能获得较低的本底。由于在 α 放射性样品中存在严重的自吸收,为了提高探测灵敏度,常需将待测源制成大面积样品。因此,使用大面积探测器比较有利。常用的低水平 α 测量装置有以下几种类型。

(1)大面积 ZnS(Ag)闪烁计数器 [large area ZnS (Ag) scintillation counter]:ZnS(Ag)易被制成大面积闪烁屏且长期稳定性较好,特别适用于大面积 α 放射性样品的测量。在某些情况下,为了提高探测效率和降低测量本底,可采用一些特殊的样品制备技术。例如,可把待测溶液与 ZnS(Ag)均匀混合,沉积到有机玻璃片上进行测量;或使用密封样品法,即用塑料环和两张透明塑料薄膜制成鼓型薄膜套,膜套的一侧作为样品承托膜,而在另一侧的内表面涂以 ZnS(Ag),利用薄膜的隔离作用可以减少套外 α 放射性杂质对测量本底的贡献。

(2)金硅面垒型半导体探测器(gold silicon surface barrier semiconductor detector):这类探测器的特点是,探头材料纯度高,含放射性杂质少,对 α 粒子有很高的能量分辨率,因此,它是一种很有前途的低本底 α 探测器;主要的缺点是灵敏面积较小,不能测量大面积 α 放射性样品时,应注意防止探测器表面的污染。即使在源和探测器没有直接接触的情况下,由于 α 粒子发射时的反冲和样品的低温蒸发,探测器表面也可能受到污染。一旦探头被污染,就很难清洗。在测量液体样品时,还应注意防止化学腐蚀。用厚度小于 $0.1 \, mg/cm^2$ 的有机薄膜保护探测器窗,对防止污染和化学腐蚀都有良好的效果。

(3)流气式正比计数器(hooliganism proportional counter):不少工厂批量生产的低水平 α 探测装置采用流气式正比计数器作探头。这类装置总探测效率高,且配有自动换样装置,适用于大批样品的常规测量。一般,这类装置也可用于低水平 β 放射性样品的测量。

除上述常用探头外,也有人使用附有脉冲形状甄别的液体闪烁计数器测量低水平 α 放射性样品。在某些特殊场合下,测量低水平 α 放射性样品时,也可使用核径迹探测器(核乳胶和固体径迹探测器)。

2.低水平 β 放射性样品的测量

低水平 β 测量装置主要有下列 3 种类型。

(1)流气式正比计数装置:国产 FJ-2600 型低本底测量仪属于这种类型,其样品管由 2 个结构相同的扁盒形正比管组成,直径为 100 mm,管窗为厚约 1 mg/cm^2 的镀铝聚酯薄膜。两个单管可在符合状态下工作。反符合屏蔽管也采用流气式盒形正比管,无薄膜,窗直径为 300 mm,用天然气或纯甲烷作为工作气体,整套装置由 10 cm 厚的铅加 1 cm 厚的不锈钢屏蔽。

该装置对 ^{90}Sr-^{90}Y 放射源的探测效率为 65％(2π),本底约为 1.4 cpm。这些技术指标大体上能代表目前这类探测装置的水平。上述装置在采用单管时亦可测量低水平 α 放射性样品。

(2)薄塑料闪烁探测器(thin plastic scintillation detector):薄塑料闪烁探测器是目前低水平 β 放射性样品常规测量的通用装置。在这类探测器中使用的闪烁体含放射性杂质少,厚度小,而且平均原子序数低。因此,这类探测器对环境辐射的灵敏度低,不加反符合屏蔽也能获得较低本底;同时,以 β 射线仍能保持较高的探测效率。下面以 GH-1914 型低水平 β 放射性测量仪为例对这类装置作简单介绍。

该装置使用 ST-551 型对联三苯闪烁体(厚度为 9～15 mg/cm²,直径为 45 mm),配以 GDB-52 型光电倍增管,并由大体积 ST-401 型塑料闪烁体(厚度为 10 mm,直径为 200 mm)组成反符合探测器。铅室由"老铅"制成。该装置对 ^{90}Sr-^{90}Y 放射源总探测效率为 20％(4π),本底小于 0.6 cpm。

(3)金硅面垒型半导体探测器:这类探测器有良好的技术指标。以国产 FJ-2603 型弱 β 低本底测量仪为例,该装置探头部分由对着旋转的两个金硅面垒型探测器组成,这两个探测口互为反符合。屏蔽室为球形钢室,内衬铜层。这种装置对 ^{90}Sr-^{90}Y 放射源的探测效率为 65％(4π),测量本底小于每小时 4 个计数。

3.低水平 γ 放射性样品的测量

在低水平放射性测量中,γ 放射性样品的测量占有重要地位。这是因为,多数常用放射性核素在衰变时伴随有 γ 射线放出,而 γ 射线贯穿能力强;同时,对于 γ 射线的测量来说,样品制备简单、测量快速,便于短寿命和易挥发核素的测量。此外,通过对样品的 γ 能谱分析,还可以鉴别和测定样品及其强度,这在诸如生物和环境样品等的分析中也是十分重要的。

低水平 γ 测量装置主要有 NaI(Tl)闪烁探测器和 Ge(Li)半导体探测器。NaI(Tl)闪烁探测器探测效率较高,目前仍被广泛采用。下面主要介绍这类探测装置。

一般情况下,γ 闪烁探测器的本底要比 α 和 β 射线测量装置高 1～2 个数量级。因此,单晶 γ 闪烁谱仪的灵敏度不高。但是,由于其结构比较简单,造价较低,使用方便,因此,在一般放化实验室中仍在使用。

用单晶 γ 闪烁谱仪(single crystal γ-scintillation spectrometer)时,一般采用"窄道"测量法,即只测光电峰区的计数。与测整个谱区的"积分"测量法相比,"窄道"测量法的计数要低一些,但测量本底往往低得多。究竟采用哪种测量方法要通过比较两种测量方式的优质因子来确定。根据优质因子的表示式不难导出,当满足下式时,

采用"窄道"测量比较有利,即

$$R > \left[n_b(2)/n_b(1) \right]^{1/2} \qquad (1-8)$$

式中,R 为峰总比,即光电峰区计数率与全谱区计数率之比,$n_b(1)$ 和 $n_b(2)$ 分别为"积分"测量和"窄道"测量时的本底计数率。

第三节　放射性活度测量

放射性活度(intensity of radioactivity)的测量是测定放射性的主要手段。在放射化学工作中,放射性元素的数量往往是超微量的,很难用一般的化学方法进行分析,即使采用现代放化分析技术,最后也要通过对样品进行放射性活度的测量才能得到最终的结果。同时,在解决许多放化问题时,选用适当的测量仪器和方法,可大大简化化学分离程序,并能提高实验结果的可靠性。此外,放射性核素在科学研究和工、农、医各领域中的应用,以及环境放射性监测、辐射防护等方面,都要涉及放射性活度的测量。

在环境放射性监测、地质和考古年龄的测定及超重核素的探索等工作中,经常遇到极弱的放射性测量问题,以及在低能 β 核素(如 ^{3}H 和 ^{14}C)的测定中广泛应用了液体闪烁测量技术。

一、放射性活度及其测量影响因素

(一)概　述

1.放射性活度及其单位

放射性活度(活度)是一个常用的基本物理量,其大小反映了某种放射性核素量的多少。因为活度是一个与核衰变或核跃迁相联系的量,而核衰变或核跃迁是一个随机过程,所以是统计颁布的期望值,而且也是随时间而变的。因此,活度的严格定义如下:处在特定能态的一定量放射性核素在给定时刻的活度 A 是 dN 除以 dt 的商的相反数,dN 是在时间间隔 dt 内,由该能态发生自发核衰变或核跃迁数的期望值,即

$$A = -\,\mathrm{d}N/\mathrm{d}t$$

dt 时间间隔内的核衰变数通常称为衰变率,因此,活度也即放射性核素在某时刻的衰变率的期望值。

活度的国际单位是贝克勒尔,简称贝克,以符号 Bq 表示。1 贝克表示放射性核素在 1 s 内发生 1 次衰变,即

$$1 \text{贝克(Bq)} = 1 \text{秒}^{-1}(s^{-1})$$

暂时与贝克并用的活度专用单位是居里,符号为 Ci,表示放射性核素在 1 s 内发生 3.7×10^{10} 次衰变,即

$$1 \text{居里(Ci)} = 3.7 \times 10^{10} \text{秒}^{-1}(s^{-1}) = 3.7 \times 10^{10} \text{贝克(Bq)}$$

$$1 \text{贝克(Bq)} = 2.703 \times 10^{-11} \text{居里(Ci)}$$

由放射性衰变的基本规律知道,活度

$$A = \lambda N$$

式中,N 是在 T 时刻的放射性核的数目,λ 是其衰变常数。此式说明活度与放射性核素的数目成正比,只要测得放射性活度,就可获得放射性核素的量。因此,可以把放射性核素的测定归结为放射性活度的测量。放射性核素的质量 W 与放射性活度 A 的换算关系如下:

$$W = kMT_{1/2}A$$

式中,$T_{1/2}$ 为放射性核素的半衰期,M 为核素的原子量,k 为与半衰期所取的时间单位有关的一个换算系数(表 1-2)。

表 1-2 半衰期采用不同时间单位时的换算系数 k 值

半衰期的时间单位	秒	分	时	天	年
k(活度单位 Bq)	2.40×10^{-24}	1.44×10^{-22}	8.63×10^{-21}	2.07×10^{-19}	7.56×10^{-17}
k(活度单位 Ci)	8.87×10^{-14}	5.32×10^{-12}	3.19×10^{-10}	7.66×10^{-9}	2.86×10^{-6}

(二)影响放射性活度测量的因素

一般,探测装置对放射源进行活度测量时,得到的是单位时间内记录的脉冲数,即计数率。这一计数率并不等于放射源的衰变率,即探测装置直接测得的不是源的活度,而只是在一定条件下,与源活度成正比的相对数值。这是由于在测量过程中存在着一系列影响因素造成的,因此必须对这些因素进行校正才能求得衰变率。对不同的测量对象和测量装置,其影响因素虽不相同,但也有相似之处。下面结合常用的钟罩形 G-M 计数装置测量 β 放射性样品的情况,对各种影响因素和校正因子进行讨论。

1.几何因素

放射源发射的核辐射是各向同性的。对于一般探测器,放射源都是放在探测器外面进行测量的,因此,射入探测器灵敏体积的粒子数只是核辐射中的一部分。图1-2 是用 G-M 计数管测量点状源示意图。由图 1-2 可见,只在源对探测器灵敏体积所张的立体角内,放射源发射的粒子才有可能进入探测器的灵敏体积。

几何因素(geometrical factor)的影响通常以几何效率校正因子(又称几何因子)f_G 表示,是指在不考虑其他影响因素的条件下,射入探测器灵敏体积的粒子数与源在同一时间内发射的粒子数之比。由图 1-2 可知,f_G 即等于源对探测器窗所张的相

对立体角。

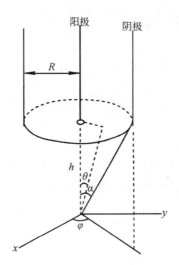

图 1-2 钟罩形计数管对点源所张的立体角

对于点源(其直径与源至探测器的距离相比要小得多的源),所张的球面来表示,坐标如图 1-2 所示,即

$$\Omega = \int_0^a \sin\theta \,\mathrm{d}\theta \int_0^{2\pi} \mathrm{d}\phi = 2\pi(1-\cos\alpha)$$

式中,α 为点源与探测器灵敏区中心的连线和源与探测器灵敏区边缘连线的夹角,是 θ 的最大值,点源所张的整个立体角为 4π,因此

$$f_G = \Omega/4\pi = \frac{1}{2}(1-\cos\alpha) = \frac{1}{2}\left[1 - \frac{h}{(h^2+R^2)^{1/2}}\right]$$

式中,R 为计数管灵敏区的半径,h 为源至计数管灵敏区的距离。当放射源的大小与其至计数管的距离相比不能视为点源时,立体角的计算是比较复杂的。对于均匀平面源,其几何校正因子可以查表 1-3,表中 r 为面源半径。

表 1-3 均匀圆平面源几何校正因子表

h/R	r/R								
	0.00	0.25	0.50	0.75	1.00	1.25	2.00	5.00	10.00
0.0	0.500	0.500	0.500	0.500	0.500	0.320	0.125	0.020 0	0.005 00
0.1	0.450	0.449	0.445	0.428	0.418	0.286	0.118	0.019 6	0.004 93
0.2	0.402	0.400	0.392	0.364	0.345	0.253	0.111	0.019 2	0.004 88
0.4	0.314	0.312	0.300	0.264	0.240	0.197	0.098 0	0.018 4	0.004 78
0.5	0.276	0.273	0.262	0.230	0.206	0.175	0.092 3	0.018 0	0.004 73
0.6	0.246	0.242	0.229	0.198	0.181	0.158	0.085 2	0.017 6	0.004 68
0.8	0.188	0.185	0.176	0.155	0.143	0.127	0.075 1	0.016 8	0.004 58

h/R	r/R								
	0.00	0.25	0.50	0.75	1.00	1.25	2.00	5.00	10.00
1.0	0.146	0.145	0.138	0.122	0.115	0.102	0.066 1	0.016 0	0.004 48
2.0	0.052 7	0.052 5	0.051 1	0.050 1	0.046 6	0.044 8	0.033 0	0.012 5	0.004 00
3.0	0.025 6	0.025 5	0.025 0	0.024 2	0.024 0	0.023 8	0.020 0	0.009 6	0.003 54
4.0	0.015 0	0.014 9	0.014 6	0.014 5	0.014 3	0.014 2	0.012 8	0.007 4	0.003 13
5.0	0.009 8	0.009 7	0.009 7	0.009 5	0.009 5	0.009 4	0.008 7	0.005 8	0.002 76
10.0	0.002 5	0.002 5	0.002 5	0.002 5	0.002 5	0.002 4	0.002 2	0.002 0	0.001 46

2.吸收因素(coefficient of absorption)

放射源放出的射线,在到达探测器灵敏区之前,一般要经过3种吸收层:源材料本身的吸收、源和探测器之间空气层的吸收以及探测器窗的吸收。

若样品有一定厚度时,从样品内层放射的β粒子必须经过上层源物质才能射出样品,因此,源物质对β粒子必然有一定的吸收,这种现象称为自吸收。

自吸收校正因子 f_s 为有自吸收时的计数率与无自吸收时计数率,与样品中β粒子的能量、源的厚度以及源的材料有关。自吸收校正因子的估算方法如下。

设一厚度为 d 的均匀圆面源,如图1-3所示,取其中一薄层 dx 进行讨论。如不考虑自吸收,该辐射源发射的粒子在计数管中得到的计数率为 n_0,则 dx 薄层发射的粒子引起的计数率为

$$dn_0 = \frac{n_0}{d}dx \tag{1-9}$$

dx 层至源表面的距离为 x。β射线在物质中的吸收可近似服从指数规律。dx 层发射的粒子经过 x 层源吸收后引起的计数率可表示为

$$dn = (dn_0)e^{-\mu x} \tag{1-10}$$

式中,μ 为质量吸收系数(cm^2/mg),x 为质量厚度(mg/cm^2)。

将式(1-9)代入式(1-10),并对 x 从0到 d 积分,得到厚度为 d 的放射源射出源表面的粒子的计数率为

$$n = \frac{n_0}{\mu d}(1 - e^{-\mu d}) \tag{1-11}$$

自吸收校正因子为

$$f_s = n/n_0 = \frac{1 - e^{-\mu d}}{\mu d} \tag{1-12}$$

质量吸收系数 μ 可由下面的近似经验公式求得

$$\mu = \frac{0.017}{E_{\beta\max}^{1.43}} \tag{1-13}$$

式中，$E'_{\beta max}$ 为 β 粒子的最大能量（MeV）。

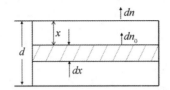

图1-3　厚源对 β 射线自吸收的示意图

因为在自吸收过程中，源物质还对 β 粒子具有散射效应，所以自吸收的校正与几何因子有关。又因为 β 吸收的指数规律也是近似的，所以由式（1-12）估算的 f_s 很粗略，而 f_s 一般多是采用实验方法来确定的，为了避免自吸收的影响，常采用无限薄源和无限厚源进行测量。

按式（1-11），比活度固定的放射源，其计数率与厚度的关系如图1-4中的曲线所示。从图中可以看出，当厚度很薄时，$f_s \rightarrow 1$，这种源称为无限薄源（简称薄源）。对于 $E_{\beta max}$ 不同的源，薄源的厚度相差很大，如 ^{32}P 的 $E_{\beta max}$ 为 1.7 MeV；当源的厚度 ≤1 mg/cm² 时，$f_s \rightarrow 1$，而 ^{14}C 的 $E_{\beta max}$ 仅为 0.155 MeV，则源的厚度要 ≤20 μg/cm²，才能作为薄源。从图中也可看出，当厚度大于饱和厚度 d_s 时，计数率不再增加，达到饱和计数率 n_s，这种源称为无限厚源（简称厚源）。厚源的计数率与厚度无关，但与比活度成正比。因此，对于量大而比活度低的源，采用厚样测量比较适宜。例如，在铀矿放射性分析中，作为 β 放射性测量的样品其厚度大于 1 cm 时，就可认为它是厚样。

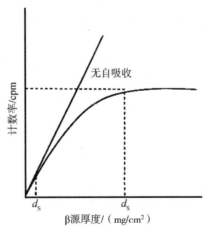

图1-4　比活度固定的 β 源的自吸收曲线

空气层和窗吸收校正因子 f_w 与源至探测器的距离、探测器窗的厚度以及 β 粒子的能量有关。对 $E_{\beta max} > 1$ MeV 的源，在源至窗的距离较近，如 <2 cm，而窗厚 <2 mg/cm² 时，其吸收损失约为 1%~2%，所以 f_w 近似于1。但对于 β 能量很低的源，如 ^{3}H，其吸收损失很大，只有改用液体闪烁计数器等探测器才能测量。对于一般低能 β 源的吸收校

正因子 f_w，多用实验方法测定。设无吸收时的计数率为 n_0，有吸收时的计数率为 n，则：

$$n = n_0 e^{-\mu h} \qquad (1\text{-}14)$$

式中，h_a 为空气层和窗的总质量厚度（mg/cm^2），μ 为质量吸收系数。实验时，在源和计数管之间放入不同厚度的铝吸收片，在半对数坐标纸上作计数率与吸收厚度的关系曲线，得到一直线，如图 1-5 所示。把不加吸收片时的厚度定为 0，沿直线外推至 $-h$ 处，所对应的计数率 n_0，即为没有空气层和窗吸收时的计数率。如果在零厚度时的计数率为 n，则 $fw = n/n_0$。

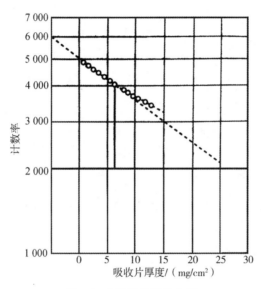

图 1-5 β 射线的吸收曲线

3.散射因素（scattering factor）

放射源发出的 β 粒子可被其周围的物质（如空气、测量盘、支架和铅室内壁等）所散射。散射对测量的影响有两类：正向散射，使射向探测器灵敏区的射线偏离而不能进入灵敏区，这种散射使计数率减少；反散射，使原来不是射向探测器的射线经散射后射入灵敏区，这种散射使计数率增加。在一般测量中，源距探测器较近，正向散射的影响不大，主要影响为反散射，特别是样品盘反散射的影响。图 1-6 是样品盘对 β 粒子反散射的示意图。

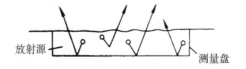

图 1-6 β 反散射示意图

反散射校正因子 f_B 等于有反散射时和无反散射时测得的样品计数率之比。反散射校正因子与下列因素有关：粒子能量、测量盘材料元素的原子 Z、测量盘以及源的几何位置。f_B 的数值一般大于 1，对于低能 β 粒子和低 Z 元素材料测量盘，f_B 约为 1；对于高能 β 粒子和高 Z 元素材料测量盘，f_B 可大到近于 2。对于同一种材料，反散射因子随测量盘的增加而增大，逐渐达到一饱和值(称为饱和反散射因子)，如图 1-7 所示。对于能量较低的 β 粒子，源承托片的厚度达到 β 粒子在该材料中最大射程的 1/5～1/4 时，f_B 即达饱和值。在实际工作中，为了减少反散射的影响，采用低 Z 元素材料薄膜(如聚乙烯薄膜)做样品承托片，此时 f_B 近似于 1。在一薄膜的相对测量中，往往使用较厚的测量盘，其 f_B 为饱和值，容易抵消反散射的影响。

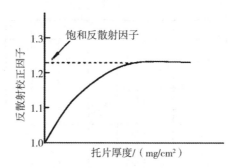

图 1-7 反散射校正因子与承托片厚度的关系

测定 f_B 可以采用下面的实验方法：把放射性溶液涂在有机薄膜上制备一薄源，测得的计数率为 n_0，然后反薄膜源放在承托片上，测行的计数率为 n，于是 $f_B = n/n_0$。

4.探测器的本征探测效率

本征探测效率(characteristic detection efficiency)是进入探测器灵敏体积的一个入射粒子产生一个脉冲的概率。如果本征探测效率小于 1，就要对其进行校正。本征探测效率的校正因子可用 ε 表示。G-M 计数管对 β 粒子的本征探测效率近似于 1。但对于某些探测器和其他类型的射线来说，本征探测效率一般小于 1，应对其进行校正。

5.分辨时间

设无分辨时间(resolving time)损失的计数率为 n_0，因探测装置存在分辨时间 τ 而测得的计数率为 n，则 $n_0 - n = n_0 n\tau$。因此，分辨时间校正因子为

$$f_\tau = 1 - n\tau \tag{1-15}$$

6.本底计数

任何探测器在无放射源测量时也有一定的本底计数(background count)，主要来源于宇宙射线、环境放射性、探头材料所含放射性杂质以及电子学电路噪声和外界的电磁干扰等。因此，放射源样品的净计数率为测得的计数率减去本底计数率。

7.核衰变方式(nuclear decay mode)

许多核素的衰变有几个分支，对一种核辐射有一分支比，如 ^{40}K 发 β 粒子的分支

比为 0.89(图 1-8)。因此,对测得的 β 粒子计数率要进行分支比的校正才能得到衰变率。

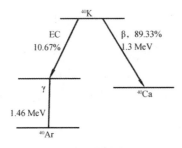

图 1-8　^{40}K 的衰变纲图

8.衰变校正(decay correction)

当放射源的半衰期较短时,应对测量前放置的时间 t_0 按衰变指数规律进行校正。设源的衰变常数为 λ,测量的计数率为 n,则在 t_0 时间前的计数率 n_0 由下式计算

$$n = n_0 e_0^{-\lambda t}$$

$$f_t = n/n_0 = e_0^{-\lambda t}$$

当源的半衰期短至与计数时间相当时,则对计数时间也要进行校正。

通过上述各种影响因素的讲解可知,对放射源的计数率要经过各项校正才能得到其 β 粒子发射率 D,即

$$D = \frac{n_c - n_b}{f_G f_s f w f_B \varepsilon f_\tau} = \frac{n_c - n_b}{\varepsilon_s}$$

式中,ε_s 是包括几何、吸收、散射、本征效率及分辨时间在内的总校正系数,称为探测器的总探测效率或者源探测效率,n_c 为样品实测计数率。对发射率 D 经过分支比 P 的校正,即可求得样品的活度 A。

$$A = \frac{D}{P} = \frac{n_c - n_b}{P f_G f_s f w f_B \varepsilon f_\tau}$$

如果放射源的半衰期较短,还要进行衰变校正。

二、中子的探测方法

放射性核素的生产、裂变的测定、中子活化的分析及中子在工、农、医等各方面的应用,都涉及中子的探测问题。中子在物理学中,其测量密度习惯上称为中子通量(neutron flux),以符号 Φ 表示,单位为 cm^2/s。若中子场内某点的中子密度为 n,中子速度为 v,则该点的中子通量为

$$\Phi = nv \qquad\qquad (1\text{-}16)$$

中子通量是标量,与中子运动的方向无关。若中子能量具有谱分布,以 $\Phi(E)dE$

表示能量在 E 到 $E+\mathrm{d}E$ 范围内的中子通量,则在整个连续能量分布范围内的总中子通量为

$$\varPhi = \int_E \varPhi(E)\mathrm{d}E \tag{1-17}$$

由于中子探测的方法与中子的能量有关,习惯上把中子按其能量分为 3 类:①慢中子:$E<1\ \mathrm{keV}$;②中能中子:$1\ \mathrm{keV}<E<100\ \mathrm{keV}$;③快中子:$100\ \mathrm{keV}<E<20\ \mathrm{MeV}$。慢中子又可分为热中子、超热中子和共振中子。热中子与周围介质的分子处于热平衡状态,其能量相当于分子的热运动能量。

但是,中子本身不带电,通过物质时不能直接产生电离,只能利用其与原子核的作用而产生带电粒子或感生放射性的性质进行探测。可用于探测中子的核过程主要有:产生带电粒子的核反应、核反冲、核裂变和活化等,这 4 种过程也是探测中子的依据。

1.核反应法

利用中子在物质中产生(n,α)或(n,p)等核反应(nuclear reaction),通过记录所生成的 α 粒子或质子就可探测中子。

2.核反冲法

当中子和原子核发生弹性散射时,中子的一部分能量传递给原子核,使其发生反冲,这些原子核称为反冲核(recoil nucleus)。反冲核一般都带有电荷,可用记录带电粒子的方法进行测量。此法主要用于快中子的探测。

3.核裂变(nuclear fission)法

中子与重核作用可以引起裂变反应,通过测量产生的裂片数,就可以求得中子通量。此法的优点是裂片的能量很大,形成的脉冲比 γ 本底脉冲要大得多,可用于强 γ 辐射场内中子的测量。但是,由于裂片的能量比中子能量大得多,因此,此法不能用于测量中子能量。

4.活化法

中子与稳定原子核发生(n,γ)反应时,形成的产物一般是放射性核,这种由中子引起感生放射性的现象称为活化或激活。因为生成的放射性核的多少与中子通量成正比,所以把易于活化(activation)的材料放在中子场内某点照射,然后测量该材料的放射性活度,就可确定该点中子通量。这种方法称为活化法或激活法。活化探测器是由直径为几厘米、厚度约几十微米的可活化金属制成的箔片,又称激活片。

探测中子的过程一般分为两部分:第一,由中子和核相互作用,产生带电粒子或感生放射性;第二,在某种探测器(如电离室、正比计数管或闪烁探测器等)内产生信号而被记录。通常,中子探测器(neutron detector)就是在这些探测器内添加能与中子产生相互作用的物质而成的。因此,中子探测器不是一类特殊的探测器,而是前述几类探测器在

中子探测中的应用。中子探测器主要包括气体电离探测器(gaseous ionization detector)、中子闪烁探测器(neutron scintillation detector)及半导体探测器(semiconductor detector)。

比较常用的中子通量的测量方法是利用标准中子源或标准中子探测器进行比较测量的相对测量法(relative measurement method)和激活法(activation method)。

第四节　辐射能量的测量

一、α能谱的测量和β最大能量的测量

(一)α能谱的测量

在元素周期表中,原子序数大于82的放射性核素有很多是发射α射线的。对于这些核素的鉴定,测定其α能量是一种重要的方法。半导体α谱仪的发展为α能谱的分析提供了简便的方法,因此,这种方法在天然放射性核素、锕系元素的分离、分析及环境监测中已获得广泛应用。

测量α能量的最简单方法是通过测定α粒子在空气中的射程来计算的。当α粒子通过空气层时,透射的α粒子数与吸收厚度的关系,可用图1-9中的吸收曲线表示。吸收曲线开始有一平段,最后逐步下降。这说明每个α粒子在空气中的路程不完全相同,而是分布在平均路的左右。这种分布近似于高斯分布,对应于高斯分布最大值的路,即为平均路,称为射程,比由曲线外推得到的射程约小百分之几。根据所得的射程,可按下式求得α粒子能量:

$$R_0 = 0.309E^{3/2} \tag{1-18}$$

式中为α粒子在标准状况下空气中的射程,E为α粒子的能量。此法虽然比较简单,但是准确度不高,而且不能用于混合α能量的测定。

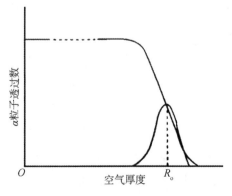

图1-9　α粒子的吸收曲线和路程

目前,测量 α 能量主要是利用半导体 α 谱仪,有时也用电离室 α 谱仪。

1.半导体 α 谱仪的概述

金硅面垒探测器的输出脉冲与 α 粒子在灵敏区损耗的能量成正比,在相当宽的能量范围内具有良好的线性关系。而且,金硅面垒探测器能量分辨率较高,因此是半导体 α 谱仪的常用探头。半导体 α 谱仪(semiconductor α-spectrometer)的装置与 γ 谱仪相似,如图 1-10 所示。金硅面垒探测器的输出信号,经电荷灵敏放大器放大后,可由单道脉冲分析器或多道脉冲分析器记录。金硅探测器要加有足够的偏压,以保证有效地收集空穴-电子对,并使灵敏区厚度大于 α 粒子的射程。

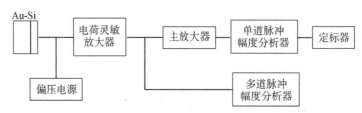

图 1-10　金硅面垒半导体 α 谱仪示意图

2.半导体 α 谱仪能量分辨率

α 谱仪的能量分辨率主要由金硅面垒探测器的性能所决定。与 Ge(Li)探测器相似,影响能量分辨率的主要因素也是 α 粒子产生的空穴-电子对数目的统计涨落和探测器及前级放大器的噪声等。

式(1-19)因电离统计涨落所引起的宽度为:

$$(\Delta E_{1/2})s = 2.355\sqrt{FE_\alpha W} \tag{1-19}$$

式中,法诺因子 F 对于 α 粒子等重带电粒子约在 $0.11 \sim 0.15$ 之间,W 为平均电离功,对 Si 为 3.6 eV,E_α 为 α 粒子的能量。由电离统计涨落引起的峰宽对总峰宽的贡献较小。

由噪声引起的峰宽相当大,是总峰宽的主要部分。因此,在选择半导体探测器时不能片面追求面积大。显然,降低探测器的工作温度可使噪声迅速减弱,因此,对于高 α 谱仪,常用半导体制冷器使探头温度降至约 -40℃。

造成 α 峰加宽的另一重要原因是:α 粒子的入射方向不同,在通过空气和金窗时所损失的能量也不同,因此,造成能量的起伏。在放射源与探头之间加多孔准直板能 α 粒子均以垂直方向入射,从而减少其因在金窗中吸收而引起的能量涨落。同理,在放射源与探测器之间的空气层对峰宽的影响也很大。如在以金硅探测器测量 210Po 的 α 能谱时,以制气方法改变空气的厚度;空气厚度不同时,测得的分辨率见表 1-4。结果表明,空气对分辨率的影响相当严重。因此,高 α 谱的测量必须在真空条件下进行,但真空度不必太高,只需 mmHg 级即可。

表 1-4 空气厚度对^{210}Po α能量分辨率的影响

空气压力/mmHg	空气厚度/(mg/cm²)	FWHM/keV	能量分辨率/%
1	3.0	19	0.36
10	30	21	0.40
50	150	31	0.58
100	300	47	0.89
150	450	61	1.15
200	750	90	1.70

α能谱的峰宽 $\Delta E_{1/2}$ 主要由电离统计涨落引起的峰宽($\Delta E_{1/2}$)$_s$、噪声引起的峰宽($\Delta E_{1/2}$)$_n$和入射方向不同引起的峰宽($\Delta E_{1/2}$)$_d$所组成,即

$$(\Delta E_{1/2}) = (\Delta E_{1/2})_s^2 + (\Delta E_{1/2})_n^2 + (\Delta E_{1/2})_d^2 \tag{1-20}$$

对于较佳的小面积金硅探测器,FWHM(谱峰值最大强度一半处的峰宽度)可达13 keV,若工作温度降至-40℃,FWHM可小于10 keV。

3.半导体α谱仪的刻度

由α能谱确定α粒子的能量,必须知道脉冲幅度与α能量的对应关系,即要进行能量刻度。其方法是:用几个已知能量的α源,在相同条件下测量其α峰值所对应的脉冲幅度(或道址),做出能量对脉冲幅度的关系曲线,即为能量刻度曲线,如图1-11所示。图中右边的纵坐标为α能量坐标,V_A和V_B为已知能量的标准源A和B的α峰所对应的脉冲幅度,直线即为能量刻度曲线。由于可供选用的能量标准源不多,而且能量范围也不宽,因此,常用一种能量的α源,并配以精密脉冲发生器进行测量。先测量α源,如^{210}Po的5.30 MeV的α峰位;然后,用脉冲发生器代替探测器,调节其输出脉冲幅度使与α峰位相同,此时发生器的脉冲幅度刻度即相当于5.30 MeV。因为精密脉冲发生器的线性极好,所以其脉冲幅度刻度容易转换为能量刻度。此时,发生器相当于一个能量可变的α脉冲源。

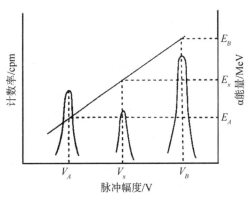

图 1-11 半导体 α谱仪的能量刻度曲线

α能谱的形式比较简单,而且α峰的开头属于高斯分布曲线的形状,仪器的本底也很低。因此,可直接用峰面积法进行定量分析,其探测效率可用与样品面积相同的α标准源来确定。

应该指出,在测量α能谱时,样品源的制备十分重要。因为样品稍厚时,α的自吸收和散射相当严重,使测到的α能量发生很大波动。此时,α谱仪本身的分辨率再高,测得的α峰也会展得很宽。通常要求α放射源薄而均匀,因此,多用电沉积、分子电镀或真空镀膜等方法制备。

对于α放射性核素混合物,采用α谱分析比较方便,这在α放射性核素的放化分析和环境监测等方面极为有用。例如,海水中^{226}Ra的测定,可用电镀法将α放射性核素沉积在铂片上,虽然天然存在的α核素相当多,但在其α谱中可清晰分出^{226}Ra α峰,由其峰面积便可以定量测定。为了确定经过化学分离、电沉积的化学产额,还可在海水中加入^{223}Ra做示踪剂。这样,通过α谱上^{223}Ra的α峰,可以确定化学产额,使分析结果更为精确。

(二)β最大能量的测量

β能谱是连续能谱,其能量在零到最大能量$E_{\beta max}$之间均有分布。β能谱的测量,可用β磁谱仪和半导体β谱仪。β磁谱仪的分辨率极高,是精确测量β能谱的一种仪器,但设备复杂、价格昂贵,而且要求待测样品的活度很高。半导体β谱仪由金硅面垒或Si(Li)探测器构成,其分辨率也可<1%,但是由于存在β散射,谱形有畸变,影响β能谱的分析。这两类仪器对于混合的β谱也可验证分析,因此,鉴定β放射性核素最好还是测量β射线的最大能量。测量β最大能量的方法,最常用的是吸收法。吸收法比较简单,但测量误差较大,对于两种以上β放射性核互派的混合样品,必须配合化学分离方法才能进行分析。因此,对于伴有γ发射的β放射性核素的分析,还是采用γ谱分析较好。下面就吸收法测定β最大能量作一简单说明。

1.β吸收曲线

当β射线通过物质时,其强度的减弱与吸收厚度近似于指数函数关系,即

$$I = I_0 e^{-\mu x} \tag{1-21}$$

式中,I和I_0为吸收前、后的β射线强度,x为吸收厚度,μ为β的线性减弱系数。在半对数坐标纸上,其吸收曲线近似于直线,如图1-12所示。因β轫致辐射和γ本底的影响,很难得到β射线全部吸收的最大射程。通常将其强度下降至0.01%所需的吸收厚度定为β粒子的最大射程。β粒子的最大射程R_{max}与β最大能量有下列关系:

$$R_{max} = 0.407 E_{\beta max}^{1.38} (0.15 \text{ MeV} < E_{\beta max} < 0.8 \text{ MeV} \tag{1-22}$$

$$R_{max} = 0.542 E_{\beta max} - 0.133 (E_{\beta max} > 0.8 \text{ MeV}) \tag{1-23}$$

因此,测得β粒子最大射程即可求得$E_{\beta max}$。

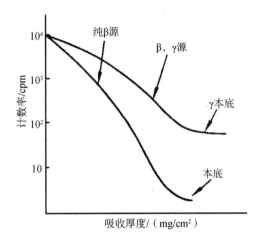

图 1-12 β 吸收曲线

因为 β 射线在物质中的减弱过程既有吸收又有散射,所以实验条件会影响吸收曲线的开关,也影响了最大射程的测定。

(1)吸收物质:若采用原子序数高的材料作吸收物质,如铜和金等,则散射的影响较大,吸收曲线的中段容易弯曲。一般,采用原子序数低的材料,如铝等作为吸收物质。如果吸收物质的原子序数为 Z,其射程 R_Z 可由下式得出

$$R_Z = 118R_{Al}/(105 + Z) \tag{1-24}$$

(2)几何位置:放射源、吸收片和探测器的相对位置,对吸收曲线的开关也有影响。当靠近放射源时,散射的影响较大。源与读数管的距离愈大,周围物质的散射愈大。因此,吸收片应贴近读数管,并在源与吸收片之间加一准直片以减少散射的影响。

(3)空气和读数管窗的吸收:测定低能 β 最大能量时,要进行空气和窗的吸收校正。由于空气和云母窗的原子序数与铝相近,在计算射程时需加其质量厚度。空气层太厚时,散射增加,因此,源和读数管的距离也不宜太大。

(4)放射源托片的反散射:由于托片的反散射,读数率增加,但反散射后的 β 能量向低能方向变化,因此,吸收曲线的前半部分下降较快,一般应选用原子序数低的材料作托片。

2.β 最大射程的测定

对于纯 β 吸收曲线,其最大射程可以直接外推求得,即将吸收曲线外推至 0.01%时求得的吸收厚度。若 β 放射源伴有 γ 发射时,则外推射程的误差较大,需改用其他方法测定。最简单的方法是半吸收厚度法。半吸收厚度是使 β 强度减弱一半所需的吸收厚度,与 β 最大能量有下列关系:

$$d_{1/2} = 0.32\,E_{\beta\max}^{1.33} \tag{1-25}$$

式中,$d_{1/2}$ 为 β 半吸收厚度,$E_{\beta\max}$ 为 β 最大能量。因此,从吸收曲线上找出半吸收

厚度,就可求得 $E_{\beta max}$。吸收曲线开始部分有些弯曲,一般选在原始 1/2 至 1/4 处。此法的优点是:测定的速度较快,而且源活度可较低;适用于短寿命核素的鉴定,但误差较大。

最常用的是费梭比较法,是利用标准源的 β 吸收曲线与测得的吸收曲线进行比较来确定射程的。如有吸收曲线相近的标准源可以比较时,测定误差可小于 5%;其缺点是必须有标准源进行比较。

绝对图解法是利用坐标变换作图法来求得最大射程的方法,其优点是不需标准源进行对比,而准确度也较高。

二、γ 能谱的测量

大多数放射性核素在衰变过程中伴随有 γ 射线的发射。每个核素发射的 γ 射线具有特征能量,而且 γ 能量的测定方法比较简便,准确度亦高。因此,γ 能量的测定在放射性核素的分析鉴定中具有特别重要的地位。测定 γ 能量最简单的方法是 γ 吸收法。但是,这种方法的准确率很差,而且只能用于能量单一的 γ 放射性核素或能量相差较大的 γ 放射性核素混合物的鉴定。现在,最常用的方法是 γ 谱仪测量 γ 能谱。γ 谱仪不仅可以分别测定各 γ 射线的能量,还可以测其强度进行定量分析。因此,γ 谱仪分析放射性核素已经发展成为一种十分重要的分析技术,即 γ 能谱分析。由于 γ 谱仪的分辨能力高、分析速度快,可以同时分析多种放射性核素,γ 能谱分析在裂变产物的分析、放射源活度的测定、核燃料后处理工艺过程的流线分析和环境监测等方面都已获得广泛应用。此外,在用于稳定核素分析的中子活化分析、带电粒子活化分析或质子 X 荧光分析中,也广泛使用 γ 能谱分析技术。

常用的 γ 谱仪主要有闪烁 γ 谱仪和半导体 γ 谱仪。近十多年来,Ge(Li)半导体 γ 谱仪发展迅速,应用愈来愈广;其分辨能力比闪烁谱仪要高得多,适用于混合物的分析。闪烁 γ 谱仪的分辨能力虽然不及 Ge(Li)半导体 γ 谱仪,但其探测效率高、价格较低,仍有相当广泛的应用价值。

(一)γ 能谱的测量方法

γ 能谱是 γ 射线的计数按能量的分布测量,其测量方法一般用 γ 谱仪把探测器的输出脉冲,按其幅度大小分别进行测量。最简单的 γ 谱仪是单道 γ 谱仪,其结构原理如图 1-13 所示,γ 谱仪的主要部分是单道脉冲幅度分析器,其功能是选取一定幅度的脉冲,以便在定标器中记录。单道脉冲幅度分析器结构如图 1-14 所示,主要由两个甄别器和一个反符合电路组成。

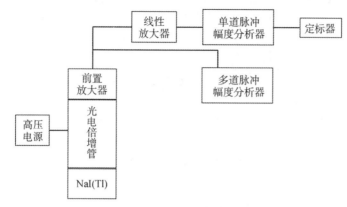

图 1-13 闪烁 γ 谱仪的结构原理图

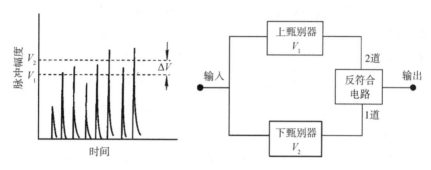

图 1-14 单道脉冲幅度分析器结构

甄别器只能容许幅度大于甄别阈的脉冲通过,如果下甄别阈为 V_1,只有幅度大于 V_1 的脉冲才能通过下甄别器;而上甄别器的阈值 V_2 与 V_1 保持一定的差值 ΔV,即 $V_2 = V_1 + \Delta V$,因此,只有幅度大于 V_2 的脉冲才能通过上甄别器。反符合电路具有这样的特性:当两端同时有脉冲输入时,电路无输出;只有一端有脉冲输入时,电路才有输出。因此,当幅度为 V 的脉冲通过脉冲分析器时,可以有下列 3 种情况:①$V < V_1$ 的脉冲既不能通过下甄别器,也不能通过上甄别器,反符合电路两端均无输入,显然也无输出;②$V > V_2$ 的脉冲既能通过上甄别器,也能通过下甄别器,在反符合电路两端同时有脉冲输入,故无输出;③$V_1 < V < V_2$ 的脉冲只能通过下甄别器而不能通过上甄别器,在反符合电路中只有一端有输入,结果有脉冲输出。

由此可知,脉冲幅度分析器可以选取幅度在 V_1 和 $V_1 + \Delta V$ 之间的脉冲通过。$\Delta V = V_2 - V_1$ 称为道宽。当道宽选定后,下甄别阈改变时,上甄别阈也相应变化。因而,只要改变 V_1,测得 ΔV 内的脉冲数,即可得到如图 1-15 所示的脉冲幅度谱;而脉冲幅度与 γ 能量成正比,因此,脉冲幅度谱即为 γ 能谱。单道脉冲分析时,需要一道一道地测量,费时很长,而且由于仪器稳定性和外界条件的变化,其测量精度往往不高,因此,发展了多道脉冲幅度分析器。

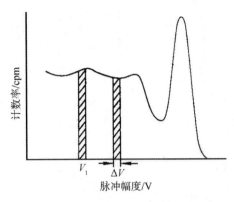

图 1-15 用单道脉冲分析器测量的 γ 能谱

多道脉冲幅度分析器可将各种脉冲按其幅度分类,同时在对应的各道中进行记录。一个 K 道脉冲幅度分析器能同时记录 K 个道内的脉冲数目,其道址相当于脉冲幅度,每道的幅度间隔相等。采用 K 道分析器进行一次测量,就相当于用一个单道分析器进行 K 次相等时间的测量。多道分析器的道数可以有 256、512、4 096 和 8 192 道等,因此,可比单道分析器节省更多测谱的时间。多道分析器的稳定性和可靠性也较好,对于短寿命核素的 γ 谱测量和低水平 γ 核素的分析更是必不可少的设备。Ge(Li)或 Si(Li)等半导体探测器的能量分辨率高,必须配用 4 096 或 8 192 道的分析器,而闪烁探测器只需配用 256 道或 512 道分析器。多道分析器除具有上述优点外,还具有很多功能:其数据处理系统可以进行求和、剥谱等操作;可用作多定标器、多维能谱分析器;配有多种数据输出设备,如可以在荧光屏上直接显示 γ 谱,也可由数字打印机或描迹仪给出数据或谱图。如果与计算机配合,可以对能谱进行解析,因此,使用相当方便。

(二)γ 谱仪的能量刻度和效率刻度

1.能量刻度

进行 γ 能谱定性分析时,可以通过 γ 射线全能峰的位置来确定其能量,然而,从 γ 谱仪测得的脉冲幅度谱是计数率按脉冲幅度(或道址)的分布测量的。若要确定 γ 能量,必须对谱仪先进行能量刻度(energy calibration),即求出脉冲幅度与 γ 能量的对应关系。

能量刻度的方法是利用一系列已知能量的 γ 放射源,测出其污染 γ 射线在 γ 谱中相应的全能峰位置(或道址);然后,做出 γ 能量对脉冲幅度(或道址)的能量刻度曲线。在闪烁探测器和半导体探测器中,输出脉冲幅度与 γ 光子在探测器内损失的能量呈线性关系,其能量刻度曲线近似为一直线,如图 1-16 所示。这个线性关系可用线性方程表示,即

$$E(x_p) = E_0 + Gx_p \tag{1-26}$$

式中,x_p 为峰位,即道址;E_0 为截距,即零道对应的能量;G 为斜率,即每道所对应的能量间隔,又称增益。Ge(Li)γ 谱仪的线性良好,在 100 keV 以上直至几个 MeV 的

范围内,线性偏离小于 0.1%。闪烁 γ 谱仪的线性较差,线性偏离达百分之几。因此,用闪烁谱仪测量 γ 能量的精确度较差,约几 keV。要精确测量 γ 能量,必须利用 Ge(Li)γ谱仪,一般其测量精确度可优于 0.3 keV。

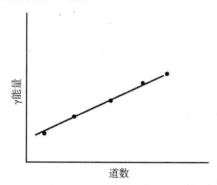

图 1-16　γ 能量与道数(脉冲幅度)的关系

用于能量刻度的放射源,一般应选择其 γ 能量和分支比确知,且半衰期又较长的 γ 核素。常用的 γ 核素列于表 1-5 中。进行未知 γ 能量的测量时,必须保持其测量条件与能量刻度时的相同,若测量条件有较大变化时,应重新进行刻度。

表 1-5　用于 γ 能量刻度的标准 γ 核素

核素	能量/keV	核素	能量/keV
^{241}Am	59.536	湮没辐射	511.004
^{57}Co	122.06	^{137}Cs	661.649
^{22}Na	127.455	^{54}Mn	834.827
^{141}Ce	145.444	^{88}Y	898.021
^{203}He	279.190	^{60}Co	1 173.210～1 332.470
^{198}Au	411.804	^{24}Na	1 368.6～2 754.1

2.效率刻度(efficiency scale)

γ 谱的定量分析要求已知 γ 射线的强度;然而,γ 谱仪测得的只是每道的计数率。若反全谱面积或全能峰面积(即全谱或全能峰下的总计数)换算为 γ 射线的强度,就必须知道探测器的探测效率。在固定的实验条件下,全能峰的峰总比是一定的,并且全能峰不易受轫致辐射等的干扰,因此,常用全能峰来确定 γ 强度。设全能峰内的计数率为 n_p,放射源每秒发射该能量 γ 光子的数目为 I,则源峰探测效率 ε_{sp} 为

$$\varepsilon_{sp} = n_p/I \tag{1-27}$$

源峰探测效率与 γ 射线的能量、测量的几何条件、峰总比等有关,与本征效率(即全谱的总计数与入射光子数之比)的关系为

$$E_{sp} = \omega R \varepsilon_{in} = R \varepsilon_S \tag{1-28}$$

式中,ω 为相对立体角,R 为峰总比,ε_{in} 为本征效率,ε_s 为源探测效率($\varepsilon_s = \omega \varepsilon_{in}$)。

第五节　实验操作和测量方法

一、定标器的使用及 G-M 计数管坪曲线的测定

(一)实验目的

(1)掌握正确使用定标器(calibrater,scaler)的方法。

(2)测定 G-M 计数管的坪曲线,正确选定工作电压。

(二)基本原理

定标器配合 G-M 计数管是放射性测量工作中常用的装置之一。常用的 G-M 计数管为一密封的玻璃管,中间有一条钨丝作为阳极,玻璃内壁涂上一层导电物质或另放进一个金属圆筒作为阴极(有的 G-M 管直接用金属管作阴极又作为管壁)。管内充有气体,主要是惰性气体,如氢和氖等,再混入少量猝灭气体,如酒精和溴等。

工作时,在计数管阴极与阳极之间加上足够的工作电压,以便两极间形成一个电场。当射线进入计数管后,使管内气体分子电离,引起气体放电,形成电压脉冲。可见,计数管的作用就是把辐射转换成为电压脉冲信号,而定标器则是记录电压脉冲信号的电子仪器。

G-M 计数管的工作特性一般由其起始电压、坪的长度、死时间、寿命、探测和温度范围等因素来决定。在应用上,希望计数管有较低的起始电压、较大的电压工作区(坪长)、小的坪坡、长的寿命、短的死时间、大的温度范围和高的探测效率等。起始电压、坪的长度及坪的坡度随计数管的使用时间,随计数管不同而不同。

起始电压、坪的长度和坪的坡度可通过计数管的坪曲线来确定,所谓计数管的坪曲线是在放射源强度不变的情况下,计数率与计数管正负极间电位差的相互关系曲线,如图 1-17。

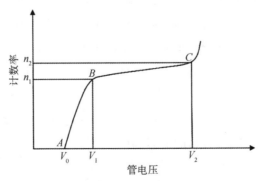

图 1-17　计数管的坪曲线

曲线上 BC 点所对应的电压差 $(V_2 - V_1)$ 为坪的长度。在这段范围内,外加变化对计数率的影响不大。一般,对于一个适用的有机管坪长应不小于 150 V,卤素管不应小于 50 V。

实验表明,由 B 点到 C 点的坪段并不是完全平坦的,而是有一个坡度。坪的坡度是在坪内,电压每升高 1 V(或 100 V)时计数率增加的百分数,一般计算坪的坡度是指在坪的范围内平均坡度。即:

$$坪坡 = \frac{(n_2 - n_1) \times 10^2}{(V_2 - V_1) \times (n_2 - n_1) \times 2} \%$$

式中,n_1 和 n_2 为坪的起点和终点的计数率。V_1 和 V_2 为坪的起点和终点所对应的电压值。一个适用的计数管的坡度应在 $0.01\% \sim 0.1\% V$ 范围内。

随着计数管使用时间的增长,猝灭物质不断地消耗,计数管的特性会不断地变差,出现所谓衰老的现象。坪长缩短,起始电压增高,坪坡增大,且在较低的电压下出现多次放电等。计数一定次数后 $(10^5 \sim 10^9)$,计数管寿命即告终结。因此,必须定期检查和调整工作电压。计数管的工作电压大约选在接近坪的起端 1/3 和 1/2 坪长间的地方。为了方便起见,也常常在找到起始电压后再升高 40~50 V(卤素管)或 80~100 V(有机管)作为工作电压。

在坪的末端,曲线急剧上升,进入了连续放电区;这时,极易损坏计数管,应严防出现这种情况。

(三)仪器设备

仪器设备包括 FH-463 智能定标器、G-M 计数管、FJ-365 计数管探头、计数管架和放射源。

(四)实验步骤

(1)辨别清楚计数管的两极(与中心丝连接的一头是阳极,而与管壁金属层连接的一头是阴极)。把计数管的阳极接到"计数管探头"的输入端,阴极接"地"(注意:计数管的两极不要接反,以免放电损坏)。

(2)将"FJ-365 计数管探头"的"高压"插座和"低压信号"插座分别与定标器连接好。

(3)检验定标器工作是否正常。

①将定标器的"电源""高压"开关都关好,"高压细调"电位器逆时针旋到底。

②插上电源插头,预热 3 min,如果数码管未显示零,可按"复位"形状,使其显示为零。

③仪器开关放于"自检"位置,选用"自动"状态。按一次"计数"开关后,即可用不同的计数时间分别检验各档(如选用 1 s,则应有 19 456±1 次计数),其显示计数和选

择的测量时间成正比。另外,仪器应能自动停止、自动复位和重复计数。

④打开"高压"开关,高压示数有指示,并可用电位器调节。

(4)将源放在计数管架的托片上,使源离计数管 2~3 cm(源不宜过强,使计数率大约在 3 000~6 000/min 即可)。

(5)测定计数管坪曲线。

①将定标器前面板上信号"输入极性"开关扳向"－","衰减"开关扳向 1∶1。"甄别阈"选在 1 V 左右。将定标器后面板上"高压极性"转换开关扳向"＋"的位置。"高压粗调"开关视计数管类别而定。

②将仪器开关由"自检"拨到"工作"位置,选用"手动"挡,按下"计数"开关后,缓慢转动"高压细调"。使电压逐渐升高。寻找计数管起始计数电压。

③找到起始电压后,每升高到 20 V 测量一次计数。每次测量 1 min,直到计数率有明显增加为止(这时可选用"手动"状态)。

(6)取出放射源,在待定的工作电压下测本底 1 min。

(7)测量完毕,关定标器的正确次序是:先将"高压细调"向逆时针方向旋到最小,再关上"高压"开关和"电源"开关。

(8)利用 EXCEL 或 ORIGIN 软件,做计数率与电压的关系曲线(以纵轴代表计数率,横轴代表电压)。确定其起始电压、坪的长度和坪的坡度,然后评价计数管的好坏及待定工作电压。

(9)计算探测效率

$$\eta = (n_{记} - n_{本})/n_0 = 净计数率 / 入射粒子数$$

(五)注意事项

(1)为了降低本底,提高测量的准确性,一般要把计数管及其托架放在屏蔽室内。为了减少散射和反散射对测量的影响,托架和屏蔽室内壁均用低原子物质(如有机玻璃或铝)制成。

(2)选择前置放大器(探头)"放大转换",一般圆柱形计数管输出脉冲幅度较大(几伏到十几伏)。放大转换开关可放在×10 档。

(3)选择合适的定标器甄别阈,不可太低,太低了外界干扰影响大,而且当输入脉冲信号较大时会造成假计数。一般选择 1~2 V。阈值确定后,测量时要保持固定位置。否则,会造成测量误差。

(4)测量时间的选择,可按下式求得:

$$T \approx 1/(nE^2)$$

式中,n 为标准源在 2π 立体角内每分钟衰变数,E 为测量相对标准误差(%),T 为所需测量时间(min)。

二、α闪烁探测器的使用

(一)实验目的

(1)学会安装和使用α闪烁探测器。

(2)测定α闪烁探测器的"坪"曲线和选择工作条件。

(二)基本原理

α闪烁探测器与γ闪烁探测器基本相同,只将闪烁体换成α闪烁体,一般实验室测α射线最常用的闪烁体是ZnS(Ag)晶体。ZnS(Ag)晶体是一种多晶粉末,其能量转换率很高,对带电粒子(特别是重带电粒子)的阻止本领大,对α粒子的探测效率为100%。因此,ZnS(Ag)为探测重粒子的极好闪烁体。ZnS(Ag)晶体对γ射线和β射线是不灵敏的,仅适用于在强的γ和β场中α探测粒子,而且不需要铅屏蔽。

(三)实验设备

实验设备包括FH-463智能定标器、FJ-367型闪烁探头、65 mm的ZnS(Ag)闪烁晶体1块、^{239}Pu或其他α参考源1个、^{60}Co参考源1个、定位环、硅油和擦镜纸。

(四)实验步骤

(1)安装α闪烁探头,将ZnS(Ag)闪烁体[未涂ZnS(Ag)的一面]和光电倍增管光阴极表面用擦镜纸擦净并涂少量硅油,以便晶体与光电倍增管耦合好。提高效率,注意切勿接触晶体表面损坏晶体。由于测量台是密封暗室,故可以不加铝箔避光;否则,需要在晶体前加一片经检查过的不漏光的铝箔。

(2)晶体安装好后,放到测定台上。要注意源托盘是否降下,如未降下,先降下后再放蔽光筒,以免损坏晶体。

(3)接好线路,把高压旋钮置零位。打开电源开关检查定标器工作情况,并预热5 min。

(4)拉出测定台拉板,将参考源置于定位环内,推上拉板,再调节螺旋把源调到与晶体距离很近(约3 mm)位置。

(5)升高压(要缓慢)直到开始计数止。测量计数1 min,把源拉出,测本底1 min后每升高20 V测一次源和本底的计数,直至光电倍增管达额定电压,并把数据记录下来。

(6)工作电压选在坪前约1/3~1/2处,测α参考源的计数率n_c。在同样条件下,测量n_b,估算该探测器的测量α粒子效率。

(7)把^{60}Co源置于定位环内,按所待定的工作电压和甄别电压测量^{60}Co的计数率和本底计数率,观察α闪烁探测器对β和γ射线的不灵敏特性。

(五)数据处理

(1)利用EXCEL或ORIGIN软件按实验步骤5测得的数据,绘制α闪烁探测器的特性曲线,并确定工作电压。

(2)按实验步骤(6)计算出 α 参考源的探测效率。

(3)按实验步骤(7)比较 ^{60}Co 计数率与本底计数率之间的差别。

三、多道 γ 能谱分析

(一)实验目的

(1)了解 γ 谱仪测量系统的工作原理。

(2)初步掌握 γ 谱仪测量系统基本性能的测量方法及其使用。

(3)掌握测量环境样品中各核素的未知活度方法。

(二)内　容

选择谱仪工作条件如下。

(1)测量 γ 能谱,确定谱仪的能量分辨率。

(2)对谱仪进行能量刻度。

(3)测量环境样品中放射性核素的活度。

(三)高纯锗(HPGe)探测器的原理

半导体探测器 γ 谱仪具有比闪烁探测器 γ 谱仪高得多的能量分辨率,而在半导体探测器 γ 谱仪中,高纯锗(HPGe)γ 探测器由于不需要在液氮低温下保存,因而具有比锗锂 Ge(Li)γ 谱仪维护更方便的优点。因此,目前对环境样品的放射性活度测量,普遍采用高纯锗(HPGe)γ 谱仪。高纯锗 γ 谱仪测量系统主要用来测定 γ 射线能谱,其能量分辨率很高,并有良好的能量线性,在核物理研究、环境样品放射性核素分析和核工程技术中广泛应用,其应用给能谱测量工作带来巨大的变化。

高纯锗探测器的基本结构如图 1-18 所示,高纯锗材料块一般是 P 型的,所以这种结构也被称为 n^+—p—p^+ 二极管结构。n^+ 触点通常是将锂蒸发在研磨过的锗表面上再经过短期升温扩散形成的。探测器的耗尽层是通过在 n^+—p 结上加反偏压形成的。在另一面的触点经常用金属—半导体面垒结。耗尽区实际上从中心区的 n^+ 边缘开始,随着电压升高进一步延伸到 P 区。当电压加得足够高时,探测器完全耗尽,有效体积从一个触点一直延伸到另一个触点。在这种情况下,电场在 P 区的 n^+ 端最高,在 p^+ 端减弱到零。通常把偏压加一个增量(过电压),其作用是整个探测器中各处的电场都增加一个常量,足够的过电压使最低的电场也能给电荷载流子以饱和速度,这样就缩短了收集时间,减少了由复合和捕获引起的有害影响。在处于液氮温度下的锗中,电子在约 105 V/m 的电场下即可达到饱和速度;要是空穴速度都达到饱和则需要高 3～5 倍的电场强度。与击穿和表面漏电有关的实际问题,常常把最大电压限制在只能使电子达到饱和漂移速度的数值。

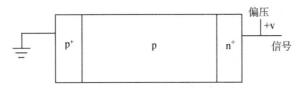

图 1-18 HPGe 探测器

当 γ 光子进入 P 区时,γ 光子与探测器介质原子发生相互作用,产生次级电子,通过电离效应生成大量的电子空穴对,在强电场的作用下,电子、空穴分别向正、负极漂移;当电子空穴全部被收集时,收集电极上累积的电荷 Ne。探测器与电荷灵敏前置放大器连接并将电荷 Ne 转变为电压脉冲信号,其幅度正比于 Ne。N 为次级电子产生的电子空穴对总数,e 为电子电荷量。

图 1-19 是高纯锗 γ 谱仪的组成方框图。其中,虚线部分为探测器系统,包括高能量分辨率的 HPGe 探测器、电荷灵敏前置放大器和液氮容器。

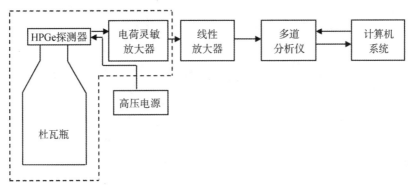

图 1-19 HPGe γ 谱仪组成方框图

多道分析器是根据模拟信号(脉冲幅度)变换成等效的数码的原理工作的,完成了这种变换,就可以将数字信息的存储与显示的多种技术用于记录脉冲幅度谱。将数-模变换器的输出存入一个存储器内,这种存储器备有的寻址单元和分储记录谱的最大道数相通。通常选择 2^n 为存储单元的数目,一般选择 256、512、1 024、2 048 和 4 096 道存储器。

(四)实验设备

实验设备包括 γ 探测器、电荷前置放大器、主放大器、高压电源和多道分析器等 1 套,^{60}Co 放射源 1 个,^{137}Cs 放射源 1 个。

(五)实验步骤

1.选择好谱仪工作条件

(1)探测器偏压缓慢上升至工作位置。

(2)调节放大器成形时间常数,是谱线宽度最小。

（3）调节放大倍数至适当位置。

2.能量刻度

能量刻度可采用系列 γ 源或 ^{152}Eu 源。

3.测量能谱

测量 ^{137}Cs 和 ^{60}Co 源的 γ 能谱。

(六)测量结果处理

（1）绘制 ^{60}Co 源和 ^{137}Cs 的 γ 能谱图（图 1-20），并进行分析。

（2）确定 1.33 MeV 和 1.17 MeV 的全能峰中心道 X_0。

（3）求出探测器 661.6 keV 光峰的能量分辨率。

（4）求出 1.33 MeV 峰的半宽度，以 keV 表示。

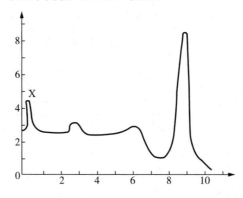

图 1-20　^{137}Cs 全谱图（电压 550 V）

1.全能峰

光电效应产生的能量为 $Ee = E\gamma - En$ 的次级电子，且处于激发态的原子的外层电子跃迁至内层，并发出能量为 En 的 X 射线，这两个过程几乎同时发生，两部分能量亦叠加在一起，形成全能峰（0.662 MeV）。

2.康普顿连续谱

由射线与电子的康普顿效应产生，且最终被散射的 γ 光子未被吸收（否则叠加至全能峰），仅有反冲电子被吸收。由公式可得康普顿边限值 $\theta = \pi$，$E_{max} = 0.478$ MeV，本实验测得的康限峰道址为 292.0，计算得 $E = (0.448\ 5 + / - 0.008\ 7)$ MeV。

3.反散射峰

某些 γ 射线打在放射源衬托物上或探头周围的物质上发生康普顿散射，被散射的光子被探测器吸收，形成 $E = 0.184$ MeV 的反散射峰。

4.X 射线峰

由于内转换效应，激发态的 137Ba * 造成 K 壳层空位，外层电子向 K 壳层跃迁后产生 32 keV 的 X 光子，被探测器吸收后形成低能的 X 射线峰。但在低能端闪烁谱仪已失去良好的线性,不能较准确地测出其能量值(图 1-21)。

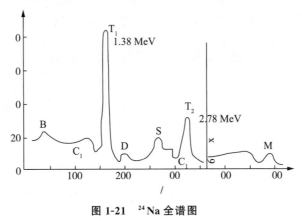

图 1-21 ^{24}Na 全谱图

(杨湘山,贺 强,付宏斌,李承乾)

参考文献

[1] 张文仲.电离辐射剂量学[M].第 1 版.北京:国防工业出版社,2022.

[2] 魏志勇.医用核辐射物理学[M].第 1 版.苏州:苏州大学出版社,2005(2022 年 8 月第 5 次印刷).

[3] Symomds P,Deehan C,Meredith C,et al.Walter and Miller's textbook of radiotherapy: radiation physics,therapy and oncology[M].Elsevier Churchill Livingstone,2012.

第二章　放射卫生学

第一节　放射卫生学研究的目的及其实验内容和意义

随着 1895 年伦琴发现 X 射线及 1896 年贝克勒尔发现天然放射性以来,X 射线被广泛地应用于生物和医学领域。但是,由于当时设备原始及职业人员尚无防护意识,出现了大量的放射性皮肤损伤病例,甚至患皮肤癌。后来,虽然制定了防护标准,但限值的依据却是一些难以测量的量,如可致皮肤红斑的辐射量。

1928 年,第二届国际放射学大会通过成立了"国际 X 射线与镭防护委员会",提出了"耐受剂量"的概念。以后,经过多次国际会议进行修改,于 1977 年国际辐射防护委员会(International Commission on Radiological Protection,ICRP)在上述工作的基础上,并在总结了近十年的科研成果和辐射防护工作的经验之后,提出了第 26 号出版物《国际放射防护委员会建议书》。该建议书在放射生物学、剂量限值制度、辐射防护标准及辐射防护工作中的一些基本概念方面都做了重大的修改,有了很大的变化。1990 年,ICRP 又发表了 60 号出版物,在 26 号出版物的基础上又有了新的发展和进一步完善,因此,使放射卫生学又上了一个新台阶。

随着我国核能事业的迅速发展,从事放射性工作的人员不断增加。为了进一步促进我国核能事业的发展和保障放射工作人员和广大公众的健康,1960 年,国务院颁布了《放射性工作卫生防护暂行规定》,1974 年,我国颁布了《放射防护规定》用于取代《放射性工作卫生暂行规定》;1984 年,原卫生部颁布了《放射卫生防护基本标准》,1988 年,国家环境保护局颁布了《辐射防护规定》,这两个标准取代了 GBJ 8—74《放射防护规定》,并作为我国现行的放射防护标准。2002 年 10 月发布的《电离辐射防护和辐射源安全基本标准》(GB 18871—2002)、2003 年 10 月实施的《中华人民共和国放射性污染防治法》、2005 年 12 月实施的《放射性同位素与射线装置安全与防护条例》和2006 年 3 月实施的《放射诊疗管理规定》以及 2007 年 11 月实施的《放射工作人员职业健康管理办法》等,使得放射卫生有法可依、有法必依。

辐射包括电离辐射和非电离辐射,体外辐射源对人体的照射称为外照射。外照射的防护方法包括控制照射时间、增大与辐射源间的距离和采取屏蔽措施等 3 种方法。进入人体内的放射性核素,作为辐射源对人体的照射称为内照射。控制内照射的基本原则是防止或减少放射性物质进入体内及阻断放射性核素可能进入体内的途径等。电离辐射源主要分为天然辐射源和人工辐射源。天然辐射源是指天然本底辐射,人工辐射源包括医疗照射、核试验落下灰、核动力生产及由于科技发展而使公众额外受到的天然本底照射。对公众而言,电离辐射致人类的剂量水平主要来自天然本底,占人类受照射总量的 76.7%;其次是医疗照射,占人类受照射总量的 19.5%,核试验和核动力生产造成的照射所占比例相对较小。

电离辐射可以导致确定性效应和随机性效应。辐射防护是研究保护人类(系指全人类、其中的部分或个体成员及其后代)免受或少受辐射危害的应用学科;有时,亦指研究用于保护人类免受或尽量少受辐射危害的要求、措施、手段和方法;在核领域,辐射防护专指对电离辐射的防护。辐射防护三原则是指实践的正当化、防护水平的最优化和个人受照的剂量限值。

我国现行的标准规定应对任何工作人员的职业照射水平进行控制,使之不得超过下列限值:①由监管部门决定的连续 5 年的年平均有效剂量,20 mSv;②任何一年中的有效剂量,50 mSv;③眼晶体的年当量剂量,150 mSv;④四肢(手与足)或皮肤的年当量剂量,500 mSv。

实践使公众中有关关键人群组的成员受到的平均剂量估计值不应超过下述限值:①年有效剂量,1 mSv;②特殊情况下,如果 5 个连续年的年平均剂量不超过 1 mSv/a,则某一单一年份的有效剂量可提高到 5 mSv;③眼晶体的年当量剂量,15 mSv;④皮肤的年当量剂量,50 mSv。设置剂量限值的目的是为了限制实在照射的危害。但潜在照射的发生概率和水平难以确定,应取最优化结果确定其发生概率和水平。

综上所述,放射卫生学主要是研究电离辐射的来源、各种电离辐射源所致人员或人群的剂量水平及规律、电离辐射对人员和人群及其后代健康的影响,以及为制订放射卫生防护标准提供理论和实践依据,主要利用放射卫生学及放射流行病学调查,结合实验观察、剂量测量和卫生学统计分析,进行卫生学评价等方法,以达到保护环境免受或尽可能少受放射性污染,保障放射工作人员、广大公众及其后代的健康,保证电离辐射在国民经济各个领域内的正确应用的目的,使其发挥最大的社会和经济效应,以促进人类文明的发展。

第二节　放射防护中常用辐射防护仪器使用方法

一、实验目的

辐射防护监测离不开辐射防护仪器,在进行放射测量之前,要根据被测量射线或粒子的种类(α、β、γ、X 和中子射线)。根据能量可能的强度和环境条件等,选择合适的仪器,以便获得可靠的测量数据。为此,要求放射监测人员必须掌握对辐射仪器的基本要求、辐射仪器的分类、常用仪器的性能特点、测量范围、使用方法和注意事项等。本实验将根据基本要求说明,结合常用辐射仪器对上述内容予以概要介绍。

二、实验内容

(一)辐射探测仪器的基本结构和探测原理

通常辐射探测仪器(radiation detection apparatus)的基本结构包括以下 4 个部分,即探测器、信号分析处理系统、显示仪表和电源,如下面方块图所示(图 2-1)。

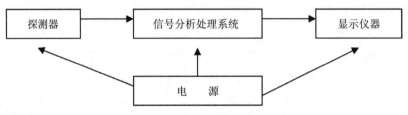

图 2-1　辐射探测仪器的基本结构

探测器又称探头,有时也称探测元件。探测器的类型有气体探测器(电离室、正比计数 G-M 计数管)、闪烁计数器、半导体探测器、热致发光探测器、光致发光元件和胶片剂量计等。

信号分析处理系统是将探测器所接收转化的信号变成可被显示仪表显示的电离电流或电脉冲信号等的电子学线路。

显示仪表多以照射量率或计数率来表示,数值的大小与源强或辐射场的强度成正比。电源供应整机工作时所需要的电能。辐射仪器探测放射性的基本原理是基于电离辐射和探测元件本身的性质以及两者相互作用的效应理论:①利用射线通过物质时引起的电离作用;②利用射线对某种物质所产生的核反应或弹性碰撞所产生的易于探测的次级电子;③利用射线作用某种物质所产生的荧光;④利用射线作用物质时产生的热效应;⑤用射线所带的电荷;⑥利用射线和物质作用所产生的化学反应等而达到探测目的。

对辐射仪器的要求如下：①应达到测量所要求的精确度；②长期保持刻度不变（1个月刻度特性的改变不超过±5%）；③灵敏度调节应封闭起来，保证不被损坏；④零点漂移不宜过大，且易于调零；⑤向地性不宜过大且易于调零；⑥在测量所达到的立体角内，方向性的改变所致误差不应超过±10%；⑦仪表应当以通用单位来刻度，并且要清楚易读；⑧应在适当的灵敏度和测量范围；⑨仪表计数建立的时间应尽量短，指针波动范围应尽量小；⑩复合损失应当小到可以忽略；⑪探测元件及整套仪器的体积，重量应尽量小，易于携带和操作；⑫探测器室壁应满足一定的测量要求；⑬能量响应曲线应当和软组织的初级碰撞吸收曲线平等；⑭能区分辐射的种类；⑮对环境条件的变化有较好的适应性；⑯能方便地确定仪表是否正常，线路安排应便于维修；⑰仪器要坚固耐用，包装箱要合乎运输使用要求；⑱电池供电时，最好使用单一种类电池，并且使用寿命要长；⑲应按要求，定期对仪器进行校准；⑳应配有合乎规范的使用说明书和线路图。

(二)常用的辐射测量仪器

1.测量 γ、X 和中子射线外照射的仪器

测量 γ、X 和中子射线外照射的仪器包括数字 γ 辐射仪、便携式 X-γ 射线剂量率仪、诊断 X 射线机质量检测系统、放疗剂量仪及中子当量剂量仪等。

2.测量 α 和 β 表面沾染的仪器

测量 α 和 β 表面沾染的仪器为表面沾染仪等。

3.测量累积照射量的仪器

测量累积照射量的仪器为热释光剂量仪等。

4.测量环境样品的仪器

测量环境样品的仪器包括定标器(配通用探头)、双路低本底 α 和 β 测量仪、低本底 α 测量仪和测氡仪等。

对于上述仪器，重点了解其探测器类型、测量射线类型、能响、刻度单位及量程等。

(三)注意事项

一般，实验所用仪器价格昂贵，因此应注意爱护，要轻拿轻放。对于容易破损的器件(如金硅面、铝箔等)不能触碰。仪器通电过程中不得拆装，一定要按仪器使用说明操作。

第三节　氡浓度的测量

一、活性炭吸附法测定大气中氡浓度

(一)实验目的

掌握活性炭吸附法(active carbon adsorption)浓集测定大气中氡浓度的原理和技术操作。

(二)基本原理

大气中氡浓度一般较低,准确地测定氡浓度,必须浓集较大体积的空气样品。本方法是利用活性炭在常温下可以吸附氡,而在高温下可以把吸附的释放出来的特性,对大气中的氡进行浓集和解析;并利用真空法把被解析出来的氡引入闪烁室,以测量其计数率,然后换算成大气中的氡浓度,单位以 Ci/L 表示。

(三)仪器和设备

实验用仪器和设备包括 FH-408 型定标器、FJ-367 型探头、FD-125 型钍分析器、闪烁电离室、温度控制仪(DR2-4 型)、真空泵、鞍劳 D-4 型采样仪、筒型气体流量计、袖珍计算器、秒表、活性炭(20～40 目)、玻璃管、解析电炉、液体标准镭源、氯化钙干燥剂和干燥管等。

(四)操作步骤

(1)取样前,将取样炭管两端夹子松开,置于解析电炉中加热至 400℃,把炭管一端夹紧,另一端连接真空泵,抽滤 3 min,以驱除炭管内的氡和水分。封闭炭管,冷却至常温,向炭管内徐徐充入净化空气(流经滤炭管的空气),以补偿由于温度变化和抽气而造成的管内外压差,然后取样。

(2)取样时,按氯化钙干燥管、取样炭管、安全玻璃管(防止炭粒被抽入流量计内)气体流量计和抽气设备的顺序连接取样系统;然后,以选定的流速(1.5 L)和取样时间(20 min)进行取样。取样过程中,要求炭管直立,避开阳光及其他热源,进气口应位于呼吸带处。

(3)解析前,测量闪烁室的本底。

(4)解析时,按流速指示器、大氯化钙干燥管、滤氡炭管、待解析的取样炭管、小氯化钙干燥管和闪烁室的顺序连接好(图 2-2),先将闪烁室和小干燥管制成真空。然后,把待解析的取样炭置于解析电炉中,打开待解析取样炭管与闪烁室间的阀门(夹子)。当温度达到 400 ℃时,调节待解析取样炭管上的阀门(夹子)。向解析系统内

放气(100~120 个气泡/min),控制解析时间在 15 min 左右,放气完毕立即封闭闪烁室,静置于 FD-125 型室内钍分析仪上 3 h 后,进行测量;也可在 30 min 后进行测量,再换算成 3 h 后的计数。

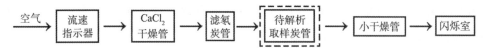

图 2-2　活性炭吸附法测定大气中氡浓度

(五)结果计算

按下式计算浓度:

$$C = \frac{J(n - n_b)e^{\lambda t'}}{F_1 \cdot F_2 \cdot V \cdot t \cdot r}$$

式中,C 为大气中氡浓度,Bq/L;J 为仪器的标定常数,Bq/(脉冲·min);n 为闪烁室收集氡 3 h 后的计数率,脉冲/min;n_b 为闪烁室的本底计数率,脉冲/min;λ 为衰变常数,/h;t' 为取样终点到解析终点的时间,h;F_1 为吸附效率,%(附件);F_2 为解析效率,%(附件);V 为取样流速,L/min;t 为取样时间,min;r 为取样时环境温度对吸附效率的校准系数(表 2-1)。

表 2-1　温度对吸附效率的影响

温度/℃	13~15	25	30	35	40
r/%	98.8	95.9	90.3	36.1	83.3

二、氡短寿命子体 α 潜能的测定(马尔科夫快速测定法)

(一)实验目的

(1)了解马尔科夫快速测定法的实验原理。

(2)掌握总修正系数($k_{总}$)的确定和马尔科夫快速测定法的程序。

(二)基本原理

氡短寿命子体 α 潜能是指单位体积空气中所含的短寿命子体(RaA、RaB、MaC 和 RaC')全部衰变到 RaD 所放出的 α 粒子的总能量。在采样地点使待测空气以一定流速通过超细纤维滤膜,借以收集空气中氡子体,在采样 7~10 min 或 56~59 min 后用 FD-3005 型低本底 α 测量仪测定滤膜样品的 α 计数,然后根据(由子体衰变规律和物理特性,并考虑了各种误差)所引用的公式将测得的计数值换算为氡子体的 α 潜能。

此方法的理论误差为 10%~12%,但在实际应用时,误差的大小取决于具体操作误差和各修正系数的误差。

(三)主要仪器和设备

实验主要仪器和设备包括 FD-3005 型低本底 α 测量仪、SH-Ⅰ型双滤膜氡测定装置、标准铀源、纤维滤膜、扭力天平、袖珍计算器及秒表等。

(四)实验步骤

1.采 样

选好采样点,于呼吸带的高度以 30 L/min 的流速迎风采样 5 min,采样时开机抽气与计时同时进行,关机停止取样时,计时仍继续。

2.测 量

采样结束,迅速取下采样头,置于 FD-3005 型测量盘中,放置 7 min 后,打开"计数"开关,测量采样 7～10 min 后,3 min 内的 α 积分计数 $N_{(7-10)}$。

3.记 录

记录采样时间(月、日、时、分)、地点及仪器读数的同时,应记录温度、湿度、风向及风速等有关气象条件和采样测量中发生的某些情况(如流量变化,滤膜积水等),以备分析数据时参考。

4.结果计算

按下式计算氡短寿命子体 α 潜能浓度 Eα:

$$Eα = \frac{40 \cdot N_{(7-10)}}{F \cdot V \cdot \eta \cdot f} K_总 \cdot N_{(7-10)} \tag{2-1}$$

式中,$Eα$ 为空气中氡子体 α 潜能值,MeV/L;40 为在一般通风状况下,氡子体浓度比为 $Q_A:Q_B:Q_C=1:0.6:0.4$ 及采样时间 5 min,等待时间 7 min,测量时间 5 min 的条件下和能量有关的系数,在与其他平衡比时,此系有效误差小于±10%;N_{7-10} 为样品在取样后 7～10 min 的积分计数;η 为仪器的探测效率,%;F 为滤膜的过滤效率,%;V 为取样流通,L/min;f 为滤膜的自吸收系数;$K_总$ 为总修正系数,$K_总=40/V \cdot F \cdot \eta \cdot f$。

5.总修正系数 $K_总$ 的确定

马尔科夫法是采样 5 min 后,测量第 7 至第 10 分钟的计数。由于这段时间内 RaA 和 RaC′的 α 粒子同时存在,两者的能量(分别为 6.00 和 7.68 MeV)相差较大,对仪器的计数效率 η 和滤膜的 α 自吸收修正系数 f 都会造成影响,因而不能准确地确定 η 和 f 值。所以,取样后放置 40～50 min,RaA 可衰变至可忽略的水平,这样就可以根据 RaC′一种能量的 α 粒子来确定 η 和 f。

利用放置 56～59 min 后的读数,可获得更精确的 α 潜能,公式如下:

$$Eα' = \frac{78 \cdot N_{(56-59)}}{F \cdot V \cdot \eta' \cdot f'} \tag{2-2}$$

式中,$Eα'$ 为相对于 $N_{(56-59)}$ 的氡子体 α 潜能;78 为在氡子体浓度比为 $Q_A:Q_B:Q_C=1:0.6:0.4$,取样 5 min,放置 56 min 后,测量 3 min 的条件下与能量相关的系数;$N_{(56-59)}$ 为取样 5 min,并放置 56～59 min 后的 3 min 内累积计数;η' 为相对于

$N_{(56\sim59)}$ 的探测效率；f' 为相对于 $N_{(56\sim59)}$ 的样品的自吸收系数。

对同一滤膜样品，在取样结束后 $7\sim10$ min 测量第 1 次 α 计数 $N_{(7\sim10)}$，在 $56\sim$ 59 min 进行第 2 次测量 α 计数为 $N_{(56\sim59)}$，分别代入式（2-1）和（2-2）式，求潜能 $E\alpha$ 和 $E\alpha'$：

$$\because E\alpha = E\alpha'$$

$$\therefore \frac{40 \cdot N_{(7\sim10)}}{F \cdot V \cdot \eta \cdot f} = \frac{78 \cdot N_{(56\sim59)}}{F \cdot V \cdot \eta' \cdot f'} \quad (2\text{-}3)$$

$$K_{总} = \frac{78 \cdot N_{(56\sim59)}}{F \cdot V \cdot \eta' \cdot f' N_{(7\sim10)}}$$

式中，各符号意义同前，F、n' 和 f' 的确定方法如下。

（1）探测效率 η' 的确定方法：选择与 FD-3005 型低本底 α 测量仪样品盘的面积相同、放射性强度与滤膜样品相近的 α 标准源（天然铀源或 ^{239}Pu α 源）及测定仪器 4π 深测效率。保持与测量样品条件一致，测量标准源 5 min，计数 $N_{1标}$；将标准源旋转 $180°$，再测量 5 min，计数 $N_{2标}$；然后，测量仪器本底 10 min，得计数 $N_{本}$，代入下式计算仪器探测效率 η'；

$$\eta' = \frac{N_{1标} + N_{2标} - N_{本}}{10A} \times 100\% \quad (2\text{-}4)$$

式中，A 为标准源强度，衰变/(min·4π)；10 为测量（源与本底的）时间，min。

（2）自吸收系数 f' 的确定方法：自吸收系数 f' 是指沿着 2π 立体角射出滤膜表面的 α 粒子数占全部沿着 2π 立体角发射 α 粒子比例。计算方法为：

$$f' = 1 + \frac{a}{\delta}\left(1 - \frac{1}{\ln K} + \frac{1}{K \cdot \ln K}\right)\frac{K}{\ln K}$$

式中，a 为质量厚度；δ 为 α 粒子在滤膜中的射程；K 为透过系效。

①质量厚度 a，即单位面积上的重量，称量滤膜重量 m_1(mg) 和面积 S_1(cm^2)，代入下式计算 a：

$$a = \frac{1}{n}\sum_{i=1}^{n}\frac{m_i}{S_i}(\text{mg/cm}^2) \quad (2\text{-}5)$$

②α 粒子在滤膜中的射程 δ 是 α 粒子在滤膜中的射程（mg/cm^2），超过了这个厚度，α 粒子就不能再被记录下来。在保持相同的几何条件下，用仪器测量 α 标准源在盖和不盖滤膜时的计数率 n_a 和 n_o，按下式计算 δ：

$$\delta = a \cdot n_o/(n_o - n_a) \quad (2\text{-}6)$$

应用上式的条件是在盖和不盖滤膜两种情况下的探测效率相同。

③透过系数 K：穿过滤膜的 α 粒子的放射性强度和被测定空气中 α 粒子的放射性强度之比为透过系数，用 K 表示。在相同滤膜和流量一定的情况下，K 值相同。如

果不考虑滤膜对氡子体的选择性过滤作用,并假定仪器对前后两张滤膜的探测效率相等,可用"双滤膜法"求得。

用同一型的两张滤膜,合在一起,以一定的流速(L/min)采样,采样后将样品放在60℃烘箱内烘干,然后交替测量两层滤膜的 α 计数。记录相应的时间,再绘制出计数随时间变化的曲线,从曲线上查出相同时刻的计数 n_1 和 n_2,按下式计算 K:

$$K = n_2/n_1$$

(3)过滤效率 F 的确定方法:F 值是收集到滤膜上的 α 粒子的放射性与被测空气中实际的 α 粒子的放射性之比,按下式计算:

$$F = 1 - K$$

附　件

一、吸附效率和解析效率的确定

(一)吸附效率的确定

在正常的取样流速下,用两个相同的活性炭管串联取样,然后解析测量并按下式计算吸附效率:

$$F_1 = (1 - C_2/C_1) \times 100\%$$
$$\because C \propto n$$
$$\therefore F_2 = 1 - C_2/C_1 \times 100\% = 1 - n_2/n_1 \times 100\%$$

式中,C_1 为第 1 个炭管的氡量,Bq;C_2 为第 2 个炭管的氡量,Bq;n_1 为第 1 个炭管解析后所测得样品净计数率,脉冲/min;n_2 为第 2 个炭管解析后所测得样品净计数率,脉冲/min。

(二)解析效率的确定

将吸附氡的活性炭管按照操作步骤 4,进行两次解析,并按下式计算解析效率:

$$F_2 = C_1/(C_1 + C_2) \times 100\%$$
$$\because C \propto n$$
$$\therefore F_2 = C_1/(C_1 + C_2) \times 100\% = n_1/(n_1 + n_2) \times 100\%$$

式中,F_2 为解析效率,%;C_1 为第 1 炭管第 1 次解析出的氡量,Bq;C_2 为同一炭管第 2 次解析出的氡量,Bq;n_1 为第一次解析出的氡所测得的净计数率,脉冲/min;n_2 为同一炭管第 2 次解析出的氡所测得的净计数率,脉冲/min。

二、仪器标定

(一)仪器标定

(1)检查调整仪器,使其工作正常。

(2)测定待标定闪烁室本底。

(3)把已知浓度的氡引入待标定的闪烁室。小氯化钙干燥管和闪烁室应预先抽成真空。操作时,打开阀门,然后小心地用阀门(螺旋夹)控制进气速度为 100~200 个气泡/min,放气 15 min 后加快放气速度,控制总的放气时间在 20 min 左右。放气完毕后,立即封闭闪烁室,放置 3 min,用 FK-408 型定标器和 FD-125 型室内氡钍分析器进行测量。

(4)按下式计算仪器的标定常数。

$$J = \frac{A(1 - e^{-\lambda t})}{n - n_b}$$

(二)注意事项

(1)每 3 个月标定 1 次,仪器检修或改变工作条件后应重新标定。每次标定应用 2 个不同能量的标准源。测量偏差不大于 5%,仪器所有的闪烁室都应进行标定。取其平均数值,作为标定常数。

(2)当使用标准液体镭源时,要注意防止源液飞溅而造成源的损失。

三、FD-125 型室内氡钍分析器使用说明

(一)用 途

FD-125 型室内氡钍分析器(亦称室内射气分析仪)与定标器配合使用进行放射元素铀钍含量的射气测量装置,也可用来测定水样品及坑道中筒量氡射气的浓度。

(二)使用条件

供电电源:+10 V 直流及负高压电源;环境温度:0~45℃;环境温度<98%。

(三)主要技术性能

(1)测镭时,在闪烁室充射气 1 h,测量时间为 100 s,闪烁室测镭系数为 1.4×10^{-13} g 镭/脉冲。测钍时,采用降压法(连续抽气)测量,测量时间为 300 s,可准确测定万分之三以上的钍含量(对 1 g 溶矿样品而言)。

(2)闪烁室固有本底(未进行射气测量的闪烁室)不大于 10 脉冲/100 s。

(3)闪烁室为密封式结构,当闪烁室内残余气压为 100 mmHg 时,在 10 min 内,闪烁室漏气不超过 10 mmHg。

(4)本仪器在正常工作条件下(温度 20±5℃,相对湿度 55%±5%),样品的重复

测量误差大于±15％。

（5）在温度为0～15℃条件下，仪器保持正常工作性能；在极限条件下，附加误差不大于±15％。

（6）在温度为35±2℃，相对湿度95％±3％条件下，仪器保持正常工作性能；在极限条件下，其附加误差不大于±10％。

（7）仪器预热0.5 h后，连续工作8 h，其附加误差不大于10％。

（8）仪器经过运输过程中振动之后，能保持其正常工作性能。

（四）仪器结构简述

射气仪由放置式圆盘、闪烁室、手柄、立柱和探头组成。底座借助手柄可使圆盘转动以改变闪烁室的位置，这样便可在不停机的条件下更换闪烁室。在圆盘上同时可安装3个闪烁室，其中1个闪烁室位于光电倍增管的上端，是被测闪烁室；其他2个闪烁室则处于避光状态，等待测量。第1个闪烁室测完之后，逆时针放置到固定位置，此时有定位声，开始测第2个闪烁室及取下已测完的闪烁室去排气，并在此位置重放一待测闪烁室避光。这样，便可在不停机的条件下连续更换闪烁室，直到样品测完。

在光电倍增管上端固定板与滑盘之间加有圆环形黑绒布弹簧板组成的隔光板，可阻止由于更换闪烁室而进入的光线，以保护光电倍增管不致损坏。

在滑盘是面相距120°角装有3个由弹簧及钢球组成的定位装置，保证了在更换闪烁室时滑盘放置后闪烁室中心仍与光电倍增管中心线重合。如果需要装卸滑盘时，应注意防止钢球跑出丢失。

探头是密封式结构，内装有光电倍增管、分压器及晶体管放大器，都固定在具有伸缩性的弹性支架上，保证由于更换光电倍增管后光电阴极仍可靠地与有机玻璃端相接。

闪烁室是由两个半球形有机玻璃内涂有硫化锌闪烁体组成，是借助于外包装达到密封，装卸闪烁室时有专用工具。闪烁室内有两块相交的晶体隔板。安装隔板时，一定要把两个气咀隔开，射气的流动方向必须是由一气咀进气后，围绕闪烁室转一周才能从另一气咀流出。如装配错误，则对排除本底及测钍射气时有较大的影响。装卸闪烁室的外包装时，最好把闪烁室抽成真空，然后用专用工具把压盖（紧固环）上紧或拧松，以保护压盖不致损坏。

（五）仪器工作原理

仪器是由闪烁室、光电倍增管及两级直接合式晶体放大器组成，当射气引入闪烁室后，射气在蜕变过程中产生的α粒子冲击到硫化锌晶体上，α粒子的能量转移给硫化锌晶体，引起硫化锌原子激发而闪光放出光子，此光子被光电倍增管接收后，便在其光电阴极上产生光电子，完成光电转换。光电子受电场的作用聚焦到光电倍增管的挡板上,激发出二次电子;最后,二次电子被加速放大成电子流,在光电倍增管的阳极负载电阻上形成一脉动而输出一负脉冲电压。

在闪烁室内,α粒子的数目与射气的浓度成正比,即与闪耀的频率成正比。因此,记录光电倍增管输出的脉冲频率也就知道了闪烁室内的射气浓度,即镭钍的含量。

对于测镭,由于射气的半衰期比较长,在测量过程中,不但记录了射气产生的α粒子,而且也记录了氡的子体元素放出的α粒子。因此,引入射气后,定标器在相同时间内所记录的脉冲数是随时间而增加的。根据实验,射气引入闪烁室1 h后,强度的增加便比较缓慢了,测量精度便能够满足分析要求。因此,采用闪烁放化测镭时,最好是把射气引入闪烁室1 h后测量。

由于钍射气的半衰期比较短,故在测量钍时,钍射气必须在闪烁室内流动,以保持动平衡状态。为了利用实验室内现有设备,可采用降压法。

利用本仪器,在钍含量较高时(万分之三以上),溶一次矿便可分别测出镭钍的含量。测量钍时,必须先排气10 min,除掉镭含量的影响后再用降压法测钍。同时,根据具体情况确定是否采用去氡装置。

由于光电倍增管输出的负脉冲电压幅度较大,且光电倍增管是高输出内阻器件,故不能用来直接触发定标器,因而设计了两级高输入阻抗低输出阻抗直接氡合式放大器。

本仪器的供电电源是外部供给,放大器电源为+9~10 V直流电压,光电倍增管是0~1 500 V可调负直流高压。为了使仪器测量稳定,必须测出光电倍增管的坪曲线,合理地选用高压。

根据仪器输出脉冲的要求,在选用定标器时,必须选用负极性输入,触发灵敏度不大于2 V带有负高压的定标器,才能保证仪器可靠的工作性能。本仪器可以直接配用FH-408型半导体自动定标器,其特点是读数、停止和归零全部由电子门控制,操作人员选好测量时间后到时读数即可。

(六)仪器使用方法及注意事项

1.仪器安装

(1)由包装箱中取出仪器,并把闪烁室装在滑盘上的相应位置上。

(2)把两条电缆接到探头上(单芯是高压,三芯是电源及信号线),另一端接到定标器高压输出(注意应是负高压)及定标器输入(如果插头不同时,需要更换,检查电源线、信号线及地线是否接线)。

(3)接通电源测光电倍增管的坪曲线。

(4)定标器的甄别:选在2 V左右,如灵敏度过高时,外界干扰大,仪器本底高。

2.坪曲线的测量方法

(1)首先测定闪烁室的本底与高压关系曲线,此对选高压时有参考意义,在测此曲线前,必须固定定标器的甄别。

(2)测坪曲线:根据射气测量的特点,测定坪曲线时,不宜采用固体 α 源,而最好采用钍射气源用降压法测定。

在接通真空泵电源时,必须把夹子放在最松的位置。接通电源后慢慢地拧紧夹子,观察气流计液面的高度,直到射气源内的气泡很多时,固定气流速度不变。然后,调定标器高压逐渐由低到高,记录不同高压时的计数率,便可绘出坪曲线。综合坪曲线与本底曲线,则可选定光电倍增管工作高压,在无钍射气源时,亦可用氡气,但必须到氡气平衡后才能选坪(即输入 4 h 后进行选坪工作)。

3.检查闪烁室的密封性

闪烁室的密封性的好坏直接影响测量结果。闪烁室如果漏气,则可能在输气过程中不能把全部射气引入闪烁室,引起测量结果偏低。相反,使扩散器内有残余的射气,给重复测量带来较大的影响。检查闪烁室的密封性,使用水银气压计,应满足技术性能的第③条。

4.闪烁室的系数

闪烁室的系数的大小与射气在闪烁室内的时间及测量时间有关,在测量较弱样品时,为了减小测量误差,可延长测量时间。例如,测万分之几的钍样品和 10^{-12} Ra 时,测量时间约为 300 s 以上其误差能够满足要求。使用本仪器时,系数的测定要与样品的测定条件相同。

5.注意事项

(1)在任何情况下,必须安装光电倍增管上端的闪烁室,绝对不能使光电倍增管暴露在光线下,以避免偶然接通高压把光电倍增管烧坏。

(2)闪烁室测量完后必须立即排气,以减小闪烁室的本底。最好采取两次排气,排气时间根据设备条件而定。

(3)测量时,明确滑盘上安装闪烁室的次序及滑盘转动的方向,以免搞错样品时间次序。

(4)采用降压法测钍时,防止堵住或压住带夹子的皮管,否则将会造成气流计中的液体进入缓冲瓶或扩散器中的样品注入闪烁室。一旦发生,应立即用专用工具打开闪烁室,用自来水冲洗有机玻璃半球。

(5)由于仪器的灵敏度较高,必须注意外界干扰。例如,大功率电机的起动停止,测量时使用同一电流的开关及真空泵的起动停止。因此,在检测弱样品时,应尽力减少在测量过程中搬动开关。

(6)在使用外接电源时,必须应用稳压器,以保证电压稳定。

(7)在矿区使用此仪器时,注意室内通风。室内氡浓度过高时会增加仪器的本底,可利用在进气口加活性炭的方法进行过滤。

四、室内氡浓度的测量

(一)实验目的

掌握测氡仪测定空气中氡浓度的方法、大气中氡浓度控制指标及影响因素。

(二)基本原理

氡有 3 个同位素,分别由铀系和钍系衰变产生,广泛存在于陆地物质中。室外氡主要来自土壤、岩石中的铀及钍放射性的衰变。室内氡主要来自房基下的土壤和岩石中的氡析出,析出的氡通过泥土地面、混凝土地板上的裂缝,通过墙、地沟和集水坑,接合面以及空心砖墙的缝或孔涌入房间。此外,家庭用水时,氡会从水中析出进入房间,建筑材料也可能析出氡。所以人类到处都会受到氡及其衰变子体的照射。我国居民接受氡及其子体产生的年有效剂量为 0.725 mSv,世界平均值为 1.15 mSv。在铀矿开采实践中,人们认识到氡及其子体是致肺癌的重要病因之一,故人们对室内空气中氡及其子体的内照射剂量与效应之间的关系开始了广泛深入的调查和研究。但是,由于氡的浓度随时间、地点和气候等条件变化很大,所以我国目前关于氡浓度的测量数据还是不够充分。本实验目的在于通过测定不同室内氡浓度以了解室内氡浓度的影响因素及降低室内氡浓度的方法。

(三)仪器与设备

实验用仪器为测氡仪。

(四)操作步骤

(1)测氡仪的安装与准备。

(2)测量通风及密闭两个房间的氡浓度。

(3)记录测量结果。

(4)分析两个房间的测量结果。

第四节 热释光法检测放射诊疗患者受照剂量的分布

一、实验目的

本实验需要了解放射诊疗照射野及照射野以外的剂量分布情况及热释光剂量仪

的结构和原理,明确常用不同剂量计的退火条件和过程,熟悉热释光剂量仪的操作过程,合理进行剂量片的筛选。

二、基本原理

放射治疗是临床治疗恶性肿瘤的主要方法之一,研究放疗过程中病人和放疗照射野的剂量分布,有助于医生改进治疗方案,预防并发症的发生。本实验主要采用热释光方法,配以仿真人体模型,测量照射野及照射野以外的剂量分布情况,了解电离辐射对人体的影响,掌握放射防护的方法。

(一)热释光剂量仪

1.热释光剂量仪的基本结构

热释光剂量仪可以对 β、γ、中子或 X 射线照射后的热释光剂量元件进行测量,读出累积剂量值。仪器内部备有标准光源,由塑料闪烁体加 ^{14}C 放射性同位素制成,当抽屉处于完全拉出位置时,标准光源即对准光学测量系统,由此可以校准仪器灵敏度或检查其稳定性。热释光剂量仪的基本结构可分为加热、光电转换和输出显示三部分。

2.热释光剂量仪探头

(1)加热盘:通常由 0.2 mm 左右厚的不锈钢片、钽片或电阻钢带按一定形状冲压而成,要求加热盘在高温下不变形,不易氧化及金属表面的光泽基本不变,也可在加热盘上镀上一层银。

(2)温度传感器:通常用热电偶,常焊在加热盘下面的中心处。

(3)滤光片:各种滤光片具有各自特定的透射光谱曲线,基本上与所用的磷光体的发光光谱一致,使磷光体发出的光大部分透过,其他光谱则被滤去。

(4)光导:是用透明的光学玻璃或有机玻璃做成,使光电倍增管和加热盘之间有一定距离,以减少加热盘的电磁干扰及高温对光电倍增管工作的影响,并能使磷光体发出的光有效地输送至光电倍增管的光阴极。

(5)光电倍增管:是探头的重要部件,其性能的好坏和其工作状况对测量结果有很大影响。因此,要认真挑选光电倍增管,一般应选择光电倍增管的光阴极有高的光量子效率,其光谱特性与磷光体的热释光发光光谱相匹配,暗电流要极低。

(6)其他:为了减低光电倍增管的暗电流,在避光铁筒可以起电磁屏蔽作用外,还可以在铁筒内加一层高强导率薄膜合金做成的圆筒,以得到更好的电磁屏蔽作用,图2-3。

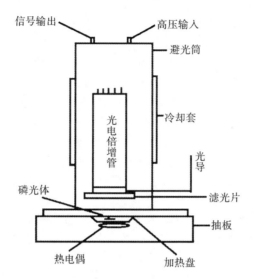

图 2-3 热释光探头示意图

3.对探头的要求

(1)收集磷光体所发光的效率尽可能高。

(2)尽可能降低其他因素产生的噪声,如热噪声和光电倍增管噪声等。

(3)探测效率稳定。

4.热释光剂量测量系统的原理

热释光剂量测量系统由两部分组成,即热释光剂量仪和热释光剂量计。热释光剂量计也称热释光元件,LiF[(Mg、Cu、P)/(Mg、Ti)]粉或片。目前,由 LiF 和 $CaSO_4$ 等磷光物质中掺杂少量的激活剂配制而成,Mg 和 Ti 等金属可以是粉末、塑料化合物、玻璃、烧结片或单晶体。具有晶格结构的固体,常因含有杂质或其中的原子、离子缺位或错位而造成晶格缺陷,这种缺陷导致其周围电中性状态的破坏,从而形成带电中心。带电中心具有吸引异性电荷的本领。若带电中心吸引异性电荷的本领很强,甚至把异性电荷束缚住,则称之为"陷阱"。束缚异性电荷的能力,即称为陷阱深度。当固体受到辐射时,电子获得足够的能量,从其正常位置(禁带)跳到导带,直到被陷阱捕获为止。如果陷阱深度很大,那么常温下电子将长久地留在陷阱之中,只有当固体加热到一定程度时,才能从陷阱中逸出,当逸出电子从导带返回到禁带时,即发出蓝绿色的可见光或紫外光。发光强度与陷阱中的电子数有关(成正比),而电子数又取决于材料所受照射的剂量。所以,测量发光强度,即可推算出受照剂量(图 2-4)。

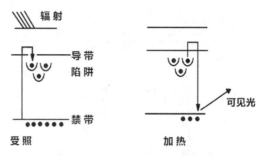

图 2-4　热释光剂量测量系统

5.热释光剂量测量系统的使用方法

（1）剂量计的退火和筛选：在每次测量前，剂量计均需经过高温退火，其目的是消除残留的本底，恢复测量的灵敏度。筛选为了提高测量的准确性（度），需要筛掉那些读数与给定剂量偏离大的剂量计。

（2）热释光剂量仪的标定：仪器在正式使用前必须经过标定，以后在使用过程中要定期校准，标定时采用的剂量计种类、材料、尺寸、形状、射线种类和能量以及仪器的加热程序必须与正式使用时相同。标定完成后，记下标准光源的读数和本底的数值等，绘制出曲线和得出刻度公式。

（3）仔细将待测剂量片置入加热盘正中央，轻轻将抽屉完全推入，按"测量"钮，测量结束时，液晶显示屏上就会显示测量值。如做连续测量，需在加热湿度降至温标柱标注的 100℃以下，再进行下一次测量。

（二）辐照仿真人体模型（图 2-5）

辐照仿真人体模型人体外形及脏器尺寸按中国成人男性、中国成人女性 50 百分位尺寸参数制作（50 百分位指中等身材）。材料的组织辐射等效性采用"准元素等效"和"无机元素替代法"，在医疗照射范围 60 keV 至 20 MeV 范围，能量响应误差小于5％。按照体模体内外剂量分布要求，模拟各种人体骨骼、脏器、肌肉和皮肤。有效原子序数、密度、体积、形状和真实人体骨骼、脏器等保持相似。根据放射影像、放射治疗的要求设计制作 20 余种不同质量密度、不同形状人体骨骼和脏器。

头颈部：包括头部骨骼（颅骨及 1～7 颈椎骨和下颌骨）、脑、眼晶体、甲状腺、舌、气管、鼻咽腔、上颌窦、额窦、蝶窦和鼻道。

胸腹部：包括胸部骨骼（1～12 胸椎、1～3 腰椎、胸骨、肋骨、锁骨和肩胛骨）、乳房、部分气管和食道、心脏、肺、胃、肝脏、脾脏、胰腺、肾脏及肾上腺。

盆腔：包括盆腔骨骼（4～5 腰椎、髋骨、骶骨、耻骨和股骨）、膀胱、直肠及肛门。男性体模有前列腺、睾丸和阴茎；女性体模有子宫、卵巢、输卵管、阴道和外阴。

各种模拟的人体骨骼及脏器应和真实人体骨骼和脏器在密度、体积和形状上保持相似。

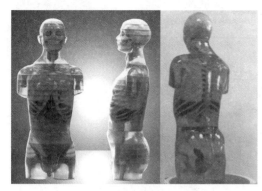
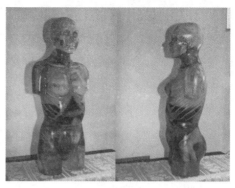

CPD男性模体正面侧面及背面　　　　　女性模体

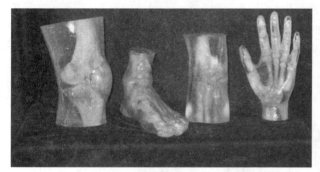
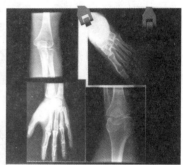

上下肢体模体　　　　　　　　　上下肢体X光片

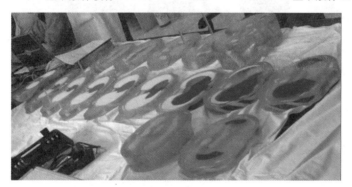

模体断面

图2-5　辐照仿真人体模型

三、仪器和设备

实验仪器和设备包括X射线治疗机、热释光剂量仪、退火炉和辐照仿真人体模型。

四、操作步骤

(一)X射线治疗机射野均匀性测量

找到深部X射线治疗机的射野中心,将剂量计按剂量分布测量布点图进行布点,然后进行照射。完毕后取下剂量计,做好标记(图 2-6)。

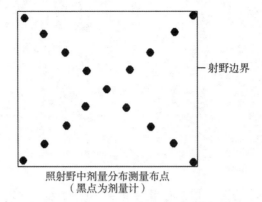

照射野中剂量分布测量布点
(黑点为剂量计)

图 2-6 照射野中剂量分布测量布点示意图

(二)体模内的剂量分布测量

将剂量计放入体模内的重要器官,把体模固定好,然后进行照射,完毕后取下剂量计,做好标记(图 2-7)。

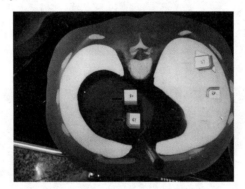

图 2-7 体模剂量分布测量示意图

(三)上机测量

将照射完的剂量计拿到热释光剂量仪上进行测量,绘制出剂量分布图(图 2-8)。

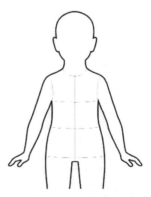

图 2-8 人体测量剂量分布图

第五节　医用 X 射线机辐射防护调查及评价

一、医疗用射线装置辐射防护评价

(一)实习目的和要求

要求学生运用所学习的放射卫生理论知识和监测技术,通过放射卫生学调查,掌握对医用 X 射线治疗场所及装置进行放射卫生学评价的基本方法。要求学生熟悉掌握我国"放射卫生防护基本标准"及有关规定中对医用 X 射线治疗工作场所及装置的防护要求。

(二)评价内容

评价内容主要包括:①建设项目概况;②辐射危害因素分析;③防护设施和措施;④辐射监测;⑤危害的定性定量评价。

(三)评价程序

评价内容主要包括:①准备阶段;②收集有关资料;③初步调查分析;④编制评价方案;⑤确定质量控制措施与评价要点;⑥实施阶段;⑦依据评价方案开展工作;进行工程分析、辐射危害调查及对职业人员的健康影响进行评价;⑧评价报告编制;⑨汇总和分析实施阶段获取的资料,完成放射卫生评价表。

(四)调查监测提纲

1.治疗机防护性能技术要求调查

治疗机防护性能技术要求调查包括:①治疗机泄漏辐射技术性能;②与有用线束辐射输出量相关的技术性能;③治疗机控制台;④计时器和剂量监测仪;⑤辐射安全与连锁;⑥辐射束发射的启动与终止;⑦部件规格标识和随机文件;⑧照射野等。

2.治疗室的防护

治疗室的防护包括:①机房设施;②机房的屏蔽效果;③机房的观察设施;④治疗室应急终止照射设施;⑤治疗室防护门的控制;⑥治疗室防护门应急开关;⑦治疗室照射状态指示报警及电离辐射标识;⑧治疗室的通风、穿墙管的防护效果。

(五)调查测量结果及卫生学评价

将调查测量结果填入表 2-2 中,并根据防护要求做出放射卫生学评价。

表 2-2　医用 X 射线机辐射防护调查及评价

调查或测量项目	防护要求	调查或测量结果	防护评价

本次调查仅给出调查提纲,具体调查内容、测量仪器的选择和使用先由学生自己拟定;然后,在教师指导下集体讨论,确定统一方案,并按统一方案进行现场调查和测量。需要填写以下内容:①被调查单位;②工作场所名称;③工作场所用途;④工作场所级别;⑤调查时间;⑥调查人。

二、加速器辐射防护评价

(一)实习目的和要求

要求学生能够运用所学习的放射卫生理论知识和监测技术,通过放射卫生学调查,对加速器及其相邻工作场所进行放射卫生学评价。

要求学生熟练掌握我国"放射卫生防护基本标准"及有关规定中对加速器放射性工作场所的防护要求。

(二)调查监测提纲

调查检测提纲包括:①了解被调查的放射工作场所的级别和位置;②该实验室的分区和房间布局(用平面图表示);③场所的通风系统及使用情况;④操作时的外照射防护设备;⑤个人防护用品的种类和质量;⑥供电、供水、采暖及煤气等设备;⑦所产生的放射性废物的种类及处理方法;⑧所配备的辐射防护监测仪器的种类、型号及其使用情况;⑨个人剂量监测情况;⑩用 γ 辐射仪测量工作场所的 γ 外照射水平。

(三)调查测量结果及卫生学评价

将调查测量结果填入表 2-3,并根据防护要求做出放射卫生学评价。

表 2-3　加速器辐射防护调查及评价

调查或测量项目	防护要求	调查或测量结果	防护评价

本次调查仅给出调查提纲,具体调查内容、测量仪器的选择和使用,先由学生自己拟定;然后,在教师指导下集体讨论,确定统一方案,并按统一方案进行现场调查和测量。需要填写以下内容:①被调查单位;②工作场所名称;③工作场所用途;④工作场所级别;⑤调查时间;⑥调查人。

三、放射性同位素生产和应用辐射防护评价

(一)实习目的和要求

要求学生掌握运用所学习放射卫生理论知识和监测技术,通过放射卫生学调查,对开放型放射性工作场所进行放射卫生学评价的基本方法。要求学生熟练掌握我国《放射卫生防护基本标准》及有关规定中对开放型放射性工作场所的防护要求。

(二)调查监测提纲

调查监测提纲包括:①了解被调查的开放型放射工作场所的级别和位置;②该实验室的分区和房间布局(用平面图表示);③场所的通风系统及使用情况;④地面、墙壁和工作台面的贴壁材料;⑤贮源室及分装室的位置、布局和屏障防护的屏蔽材料及厚度;⑥操作时的外照射防护设备;⑦个人防护用品的种类和质量;⑧供电、供水、采暖及煤气等设备;⑨消除沾染的设备、去污剂及急救药物等;⑩所产生的放射性废物的种类及处理方法;⑪所配备的辐射防护监测仪器的种类和型号及其使用情况;⑫个人剂量监测情况;⑬用 γ 辐射仪测量工作场所(特别是贮源室及高水平实验室)的 γ 外照射水平;⑭用 α、β 表面沾污仪抽样测量工作服、工作台面及地面等 α、β 表面沾染;⑮对工作场所的空气和所排放射性污水取样测量并计算出各自的放射性浓度。

(三)调查测量结果及卫生学评价

将调查测量结果填入表 2-4,并根据防护要求做出放射卫生学评价。

表 2-4　放射性同位素生产和应用辐射防护调查及评价

调查或测量项目	防护要求	调查或测量结果	防护评价

本次调查仅给出调查提纲,具体调查内容、测量仪器的选择和使用先由学生自己拟定;然后,在教师指导下集体讨论,确定统一方案,并按统一方案进行现场调查和测量。需要填写以下内容:①被调查单位;②工作场所名称;③工作场所用途;④工作场所级别;⑤调查时间;⑥调查人。

(张海英,贺　强,杨晓光,李鹏武)

参考文献

[1] 涂彧.放射卫生学[M].北京:原子能出版社,2014.

[2] 中华人民共和国国务院令第 449 号,放射性同位素与射线装置安全和防护条例(2005 年 12 月 1 日施行).

[3] 中华人民共和国卫生部令第 55 号,放射工作人员职业健康管理办法(2007 年 11 月 1 日施行).

[4] 中华人民共和国国家标准,电离辐射防护与辐射源安全基本标准(GB 18871—2002).

[5] 中华人民共和国国家标准,建设项目职业病危害放射防护评价报告编制规范

（GBZ/T 181—2006）.

［6］中华人民共和国主席令.中华人民共和国放射性污染防治法（2003 年 10 月 1 日施行）.

［7］孙全富,涂彧.放射卫生基础［M］.第 1 版.北京:中国人口出版社,2023.

［8］龚守良.放射医学实验教程［M］.第 1 版.北京:原子能出版社,2009.

［9］中华人民共和国国家职业卫生标准,X 射线计算机断层摄影放射卫生防护标准（GBZ 165—2012）.

［10］中华人民共和国国家职业卫生标准,临床核医学卫生防护标准（GBZ 120—2006）.

第三章　放射化学

第一节　放射化学实验基础

放射化学是一门实验性的科学,是化学领域中的一个分支,与化学理论和实验方法有着密切的联系。但由于放射化学是以放射性同位素作为研究对象,因此,在内容和方法上与一般化学又有较大的区别。为了进一步掌握放射化学基础理论知识,并用它来指导科学研究和生产实践,准确熟练地掌握放射化学的实验方法和技术是必不可少的。

以放射性同位素作为研究对象的放射化学实验,在整个操作过程中始终存在着放射性,而操作量又经常处于 $10^{-10} \sim 10^{-20}$ mol/L 或 $10^{-8} \sim 10^{-20}$ g 的低浓、微量的范围。因此,放射化学实验有其独特的实验方法和操作技术。

用一般的称量方法确定放射化学中的实验数据是很困难的,而且是不可能的。在放射化学实验中,绝大部分数据的测定是建立在对放射性同位素辐射的测量上。通过对射线的类型、能量、半衰期及其活度的测定,就可观察到被研究对象的质和量及其行为和过程。这就要求放射化学的研究和教学人员除了具有化学方面的基础知识和操作技术之外,还必须掌握放射性核素的基本性质、放射性衰变规律、定性或定量测定射线的方法和各种探测仪所适用的范围和精度等有关方面的知识和操作技术。

在整个放射化学实验过程中,放射性始终存在。尤其是进行强放射性操作时,由于射线的辐照可造成人体损害、材料破坏和引起研究体系的变化,以及在实验过程中因放射性物质的失散而造成环境污染等,给放射化学实验提出了一个特殊问题——安全防护。为了确保工作人员的安全,尽可能地减少对环境的污染,使实验能正确而顺利地进行,对每一个从事放射化学的人员来讲,都必须严格遵守防护规定,在整个操作过程中必须有切实可行的防护措施和操作方法。

放射化学实验中所研究的放射性核素是在不停地衰变,有很多种核素的寿命很短。因此,在对实验流程的设计和选择、测量方法的确定及数据处理等方面都要考虑到研究的对象是在不断变化的,时间是一个不可忽略的因素;否则,就会得到错误的结果。总之,进行放射化学实验应对它的特点和操作方法有所了解和掌握,逐步做到准确、快速和安全地进行放射化学操作。

一、放射化学实验的基本特点

放射化学主要是研究放射性物质及核转变过程的行为和化学性质,研究它们的制备、分离、纯化及鉴定的方法,以及放射性核素在化学和其他某些方面的应用。在放射化学实验中,研究的对象主要是放射性核素,它除了具有一般化学实验的共同点之外,还具有三个主要特点,即放射性、不稳定性、低浓度和微量。

(一)放射性

放射性核素在参与化学反应过程中,按固定的速率进行衰变而释放出带电粒子或 γ 射线,这是放射化学不同于普通化学的最重要、最根本的特点,它使研究方法的灵敏度大大提高,也可以通过放射性示踪技术,对化学反应过程中的各个阶段进行研究观察,这也是普通化学方法难以做到的。但放射线可能对人体产生辐射损伤,因此,操作中应注意辐射防护的问题。此外,放射性物质对所研究体系会产生一系列特殊的物理化学效应,如辐射分解、辐射氧化、辐射催化和辐射发热效应等,使研究体系复杂化,这些都是研究放射性活度较高的物质时必须注意和考虑的问题。

(二)不稳定性

普通化学研究的对象都是稳定元素及其化合物,因此,只要外界条件不变,其组成和总量是恒定的;然而,放射化学的研究对象是放射性核素及其化合物,即使外界条件不变,它们也会不断自发地衰变成新的核素。放射性核素在发射出射线的同时,转变成其他的放射性核素或本身稳定性同位素,称为放射性衰变。由于放射性衰变的存在,使放射性核素的制备、分离、纯化和鉴定工作复杂化。尤其是处理短寿命核素时,一定考虑时间因素,否则时机一过,放射性物质的量就会大大减少,甚至会因放射性活度太低而难以检测到。此外,由于放射性衰变,不断有子体产物的产生,纯度会不断变化。因此,在放射化学中,物质的纯度不能用普通的分析化学中常用的化学纯、分析纯和光谱纯等进行分析,而必须用放射性核素纯度和放化纯度来衡量放射性物质的纯度。另外,在放射性核素测量时,当其衰变子体也具有放射性,特别是与母体的射线种类相同时,还必须对子体的放射性进行校正,才能获得准确的结果。

(三)低浓度和微量

放射化学不同于普通化学的又一特点是其研究的物质通常处于低浓度和微量范围内。绝大多数是在低浓度和微量的条件下操作,特别是环境和生物样品放射性核素的浓度更低,放射性物质的量通常都比较小(μg 和 ng 级),低于一般的化学方法的检出限。在普通的化学分析中,操作物质的量一般都在 mg 数量级以上,μg 数量级算是微量了。在放射化学的操作中,放射性核素的量要比 μg 数量级低得多。此外,放射性溶液的浓度不能用普通化学中的摩尔浓度等来表示,而要用放射性浓度、比活度或放射化学纯度来表示。

低浓度状态下的放射性核素还常具有不同于常量物质的物理化学行为。如果对它的特殊性不加以注意,在操作中容易引起各种实验误差。如低浓度的某些放射性溶液易形成放射性胶体,在容器表面可能因产生放射性吸附而造成丢失或放射性核素的价态可能发生改变,易与常量物质共沉淀等。所以,在放射化学研究中,它既有不利于放射化学操作和危害的一面,又有可进行放射性核素的分离和制备等有利的一面。这些性质无论是在环境和生物样品的放射性监测方面,还是在对环境放射性核素的去污及体内微量放射性核素的促排方面均有重要意义。

二、放射化学实验的基本知识

根据国家规定,按实验室中操作放射性物质的量、毒性和操作方式几方面情况,将放射化学实验室分成 3 类,如表 3-1 所列。

表 3-1　各级放射性工作场所的最大等效日操作量　　　　　（单位:Bq）

同位素毒性	实验室的级别		
	丙级	乙级	甲级
极毒类	$3.7 \times 10^3 \sim 1.85 \times 10^6$	$1.85 \times 10^6 \sim 1.85 \times 10^9$	$> 1.85 \times 10^9$
高毒类	$3.7 \times 10^4 \sim 1.85 \times 10^7$	$1.85 \times 10^7 \sim 1.85 \times 10^{10}$	$> 1.85 \times 10^{10}$
中毒类	$3.7 \times 10^5 \sim 1.85 \times 10^8$	$1.85 \times 10^8 \sim 1.85 \times 10^{11}$	$> 1.85 \times 10^{11}$
低毒类	$3.7 \times 10^6 \sim 1.85 \times 10^9$	$1.85 \times 10^9 \sim 1.85 \times 10^{12}$	$> 1.85 \times 10^{12}$

在表 3-1 中列出的最大等效日操作量尚需根据操作性质,乘以表 3-2 中的系数加以修正。

表 3-2　操作性质的修正系数

操作性质	修正系数
干式发尘操作	0.01
产生少量气体,气溶胶的操作	0.1
一般湿式操作	1
很简单的湿式操作	10
在工作场所贮存	100

（一）放射化学实验室的基本要求

（1）放射化学实验室必须与非放射性工作分开,在放射性工作区中,各实验室应按操作放射性的强度由小至大的方式布置,并应设置放射性同位素贮存室。

（2）地面应光滑、无缝,用机械性能好并易于清除污染的材料铺设,如塑料板、瓷砖、耐酸缸砖和耐酸漆、环氧树脂涂料等。

（3）实验桌、椅等设备应涂油漆,实验台面应由耐酸碱、耐热、易洗涤和易去污的材料制作。

（4）根据操作放射性的量设置相应的防护及操作设备,如热室、手套箱、通风柜、防护用的铅砖、铅玻璃屏、有机玻璃屏、铅玻璃和有机玻璃防护眼镜等。

（5）实验室内应有普通废水与放射性废水的不同排放系统,使用时应严格加以区分,放射性废水的排放,不得超过国家所规定的最大容许浓度。

（6）应备有放射性同位素的有效清洗剂,并备有污物桶、废物贮存瓶和必要的防护用具,普通废物与放射性废物的污物桶应严格区分开。

（7）必须设有更衣室和存衣室,条件允许还应有淋浴室等。

（二）放射化学实验室安全防护规则

（1）进入实验室前应通风 5～10 min。应戴好相应的个人防护用品方可进入。

（2）与实验无关的物品、书籍和纸张等不得携入,严禁在实验室内饮食、喝水、吸烟或存放食物。

（3）操作放射性物质时必须戴好手套,所有操作均应在铺有吸水纸的瓷盘中进行,蒸发、灼烧、研磨和烘烤放射性物质应严格按照操作规程进行。

（4）大强度同位素分装应在专用的房间内进行,处理粉末或易挥发的放射性物质时,必须设有相应的防护屏蔽、剂量监测仪器及必要的应急工具。

（5）测量样品时切忌污染仪器,不要用戴手套的手直接接触仪器。对被污染的器材,应按有关规定进行除沾染,将所用器材清洗干净,放回原处保存。

（6）实验人员皮肤暴露部位伤口未愈合时,不应操作放射性物质。

（7）在进行强放射性操作前,应先做无放射性物质的模拟实验,待操作熟练后方可进行放射性物质的实验。

（8）实验中发生事故时,应保持镇静,立即报告并及时进行放射性去污处理。

（9）实验完毕后,放射性废物必须全部收集,与普通垃圾分开,存放在指定地点,不得随意处理。

（10）离开实验室前,必须仔细、认真洗手,把个人防护用品存放指定位置,经剂量仪器检查,直至本底为止。

(三)放射性污染的去除与废物处理

放射性废物是指含放射性核素比活度高于国家和省级有关部门规定标准的放射性污染物。放射性废物中的放射性物质,采用一般的物理、化学及生物学的方法都不能将其消灭或破坏,只有通过放射性核素的自身衰变才能使放射性衰减到一定的水平。而许多放射性元素的半衰期十分长,并且衰变的产物又是新的放射性元素,所以放射性废物与其他废物相比在处理和处置上有许多不同之处。放射性废物处理可根据半衰期及毒性的不同进行不同的处理。

放射性废物不得任意弃置,必须全部收集加以回收和处理。放射性废物处理可根据半衰期及毒性的不同分以下几种方法进行。

(1)对于半衰期短的放射性同位素,在较短的时间内全部或大部分已衰变,故一般将它们存放 7～10 个半衰期,然后进行测定。确定其尚存放射性活度及有无长寿命同位素混入,将测得的结果与国家有关部门规定排放标准进行比较。对液体废物,如已达到排放标准则可直接进行排放,或用水稀释至符合国家标准后再进行排放。而固体废物则可在专门设备内烧毁或埋藏于地下。

(2)对于中、长寿命的放射性废物,原则上都应将这些废物处理后变成比度高、体积小的固体废物。低比度的固体废物,如废纸和手套等,可用化学试剂腐蚀,或在专门的焚烧炉内烧毁。由于固体废物的存放或处理设备需要很高费用,因此,在实验过程中尽量控制废物量是十分必要的。

三、放射化学实验的基本操作

(一)放射化学实验前的准备

使用放射性同位素前,必须对同位素的性质(化学状态、毒性和比度等)有确切了解,根据其性质和用量确定其流程、操作方法和防护措施。

(二)放射性溶液的存放和转移

(1)放射性物质存放或进行放射性操作,必须在铺有吸水纸的瓷盘内进行,以防止由于事故或其他原因而造成放射性物质的失散及设备或环境的沾污。

(2)转移、运送放射性物质时,必须采取适当的安全防护措施,其表面剂量应在限制剂量之下。

(三)放射性溶液的移取

(1)高比度放射性溶液,严禁倾倒,应用滴管、移液管移取。

(2)低比度放射性溶液,可用倾倒法,但转移过程中严防溶液洒溅。

(3)用移液管移取时,应用洗耳球或特制微量取液器,严禁用嘴移取。

(4)使用微量刻度移液管时,应用减量法,保证精确。

（四）放射性溶液的加热、蒸发、浓缩和烘干

（1）加热放射性溶液，可用红外灯、电炉等，但不能将容器直接与电源接触。

（2）加热应缓慢进行，以防止加热过程中溶液飞溅、容器爆裂而造成事故。操作必须在通风橱或工作箱内进行，溶液不得超过容器体积的 $1/3 \sim 1/2$。

（3）对高比度的放射性溶液，只能在红外灯、水浴或电热器中进行，并在盛有放射性溶液的器皿外加上保护装置。

（五）放射性物质的固液分离

1.离心法

应用离心法，沉淀量小，并且不需要对沉淀进行转移。此法操作简便，洗涤方便，沉淀损失小，避免污染。

2.过滤法

应用过滤法，体积大，沉淀量多，或沉淀必须进行转移。放射化学实验室经常使用不锈钢可拆式漏斗，它具有分离步骤与制备样品相结合的优点，将沉淀制成固体放射源，便于沉淀的取出和制成一定面积的固体测量源。

（六）放射性粉末的操作

（1）放射性粉末的装置、研磨、溶解和称量均应在手套箱中进行。

（2）手套箱应密封，箱内保持一定负压及湿度，以防止粉末飞扬而造成箱内、外的污染。

（3）如没有手套箱，只能操作少量、毒性较小的放射性粉末，必须戴口罩，在通风橱中进行。但在粉末操作过程中严禁抽风，避免因抽风而使粉末飞扬。

（4）灼烧放射性粉末时，必须加盖进行。

（5）移取放射性粉末时，应用小匙，轻取轻放。

（6）放射性粉末贮存时，必须在密封的容器内。

四、放射化学实验的安全管理规定

（1）使用、操作放射性同位素的实验室，应加强对辐射防护、实验室安全工作的领导，建立健全的安全管理制度。

（2）使用放射性同位素与射线装置的单位必须具有与所从事的放射工作相适应场所，在该场所内不得进行与同位素工作无关的实验。

（3）放射性同位素不得与易燃、易爆和腐蚀性物品放在一起，其贮存场所必须采取有效的防火、防盗和防泄漏的安全防护措施，并指定专人负责保管。贮存、领取、使用和归还放射性同位素时必须登记、检查，做到账物相符。

（4）放射性工作台面及易被污染的处所应铺设易清除污染的材料。同时，备有有

效清洗剂及污物桶、废物贮存瓶和必要的防护用具。

（5）工作人员对仪器设备经常检查,确保性能良好,安全可靠。

（6）放射性实验室的废物与普通垃圾要严格分开,妥善处理,防止污染环境。有放射性物质的废水应排入沉淀池内、封存或固化处理。

（7）一旦发生放射性事故,本着优先保护人身安全、切断来源和防止扩大的原则,积极采取妥善措施,尽量减少事故影响,做好事故监测、分析和调查工作。

（8）对违反安全制度,不遵守实验规律,工作不负责任或强令他人冒险进行实验操作,以致造成事故者追究责任,视情节轻重给予处分。

第二节　分光光度法（N235 萃取）同时测定水中微量铀、钍

一、实验目的

通过分光光度法（N235 萃取）同时测定水中微量铀、钍（determination of uranium and thorium in water by N-235 extraction/spectrophotometric method）的实验,可以加深对于铀、钍水溶性化合物和络合物相关化学性质的理解,巩固放射化学分离方法中吸附共沉淀、萃取及分光光度法原理的理解,掌握其基本实验技术和操作方法。加深理解及练习标准曲线法在化学分析中的应用。

二、基本原理

利用新生成的氢氧化铁将水中铀、钍吸附共沉淀,用硝酸溶解后可得到铀、钍与硝酸根组成的阴离子络合物。N235 为 8～10 个碳原子的长链混合叔胺,常见为单链 8 个碳原子的三辛胺。N235 溶于环己烷中,经硝酸处理后可通过萃取操作与铀和钍的阴离子络合物形成疏水性缔合物,溶于有机溶剂环己烷中。利用钍无法与氯离子形成稳定阴离子络合物的性质,加入不同的酸溶液可依次分别将钍和铀从有机相中反萃取出来,铀经还原处理转变为 4 价铀离子。它们均可在 4～8 mol/L 的盐酸溶液中与偶氮胂Ⅲ（俗称铀试剂Ⅲ）形成稳定且灵敏度高的有色络合物,可在分光光度计上比色定量,测定其在 667 nm 的吸光度。利用标准曲线法测定未知水样中的铀、钍含量。

三、实验材料

(一)仪器设备

实验仪器包括 721 型分光光度计、3 cm 比色皿、玻璃抽水泵和离心机。

(二)试 剂

实验所用试剂均使用去离子水配制溶液,硝酸为优级纯,其余药品为分析纯。

1.20 mg Fe/mL 三氯化铁载体溶液

将 10 g $FeCl_3 \cdot 6H_2O$ 用 100 mL 0.1 mol/L 的硝酸溶解。

2.8 mol/L 盐酸

330 mL 浓盐酸用水稀释到 500 mL,加入 1 g 尿素。

3.饱和硝酸铝

500 g 硝酸铝加入少量水和浓氨水 33 mL,加热溶解后稀释到 500 mL。

4.饱和硝酸铵

100 mL 2 mol/L 的硝酸中加入固体硝酸铵至饱和。

5.萃取剂

10% N235-环己烷溶液,工业纯 N235 50 mL,乙酸乙酯 50 mL 用环己烷稀释到 500 mL,2 次用 500 mL 2 mol/L 的硝酸萃洗平衡。

6.显色剂

0.03% 偶氮胂Ⅲ饱和草酸溶液,偶氮胂Ⅲ 150 mg,用水稀释到 500 mL,使用前加入固体草酸至饱和。

7.铀、钍标准溶液

将购置的标准溶液配制成含铀、钍标准品均为 2 μg/mL 的标准溶液。

8.其他试剂

其他试剂有抗坏血酸、无砷锌粒和高氯酸。

四、操作步骤

(一)水样品处理

1.沉淀吸附

未知水样 4 L,置于大烧杯中,用硝酸调整其 pH≤2。置于电热板上加热至沸腾。加入 1 mL 三氯化铁载体溶液,用玻璃棒搅匀,在持续搅拌下滴加氨水至 pH＝9,产生褐色沉淀后静置冷却 4 h。沉淀沉积后用玻璃抽水泵抽掉上层清液,用吸管将沉淀转移入离心管,用 pH＝9 的去离子水溶液清洗烧杯,也转入离心管。3 000 r/min 离心 5 min。倾倒出上层清液,小心用 pH＝9 的去离子水溶液清洗 2 次,倾倒出上层清液。沉淀用 6～8 mL 的 2 mol/L 硝酸溶解,转移入 60 mL 分液漏斗。用 3～4 mL 的 2 mol/L 硝酸清洗 1 次离心管,清洗液也转移入 60 mL 分液漏斗。

2.萃 取

向分液漏斗中加入 18 mL 饱和硝酸铝(盐析作用),摇匀。再加入 18 mL 萃取剂,剧烈震荡 5 min,静置 4 h。弃掉水相。有机相用 5 mL 饱和硝酸铵洗涤 1 次。弃掉洗涤液。分别用 4.5 mL 和 4.0 mL 的 8 mol/L 盐酸反萃取钍,每次震荡 5 min。萃取液合并于 10 mL 比色管。剩余的有机相中加入 25 mL 的 0.2 mol/L 的硝酸,震荡 5 min,反萃取铀。将含铀反萃取液(水相)置于小烧杯中,置于水浴中蒸干水分。分别加入 2 mL 硝酸和高氯酸,在电热板上加热至干。蒸干后再加入 2 mL 硝酸,蒸干。分别用 4、2 和 2 mL 的 8 mol/L 的盐酸将烧杯中物质洗入 10 mL 比色管,加入 0.2 g 抗坏血酸和约 0.5 g 无砷锌粒。

3.吸光度值测定

721 型分光光度计预热 30 min,用 8 mol/L 盐酸调零。处理完的含铀、钍盐酸溶液的比色管中加入 1 mL 显色剂,再用 8 mol/L 盐酸稀释到刻度。缓慢上下颠倒 4~5 次摇匀,马上进行比色。测定 667 nm 处的吸光度值。

(二)标准曲线绘制

于 7 只 500 mL 烧杯中分别加入 500 mL 去离子水,用硝酸调整其 pH≤2,依次加入 0.0、1.0、2.0、3.0、4.0、6.0 和 8.0 μg 的钍标准溶液,0.0、1.0、2.0、4.0、6.0、8.0 和 10.0 μg 的铀。在水浴箱中加热到 70℃。取出后分别加入 1 mL 三氯化铁载体溶液,用玻璃棒搅匀,在搅拌下滴加氨水至 pH=9。产生沉淀后放置冷却。按照上述水样品的离心、萃取和吸光度值测定相同步骤测定系列标准品的吸光度值,绘制吸光度-铀及钍含量回归标准曲线。

五、结果处理与讨论题

(一)测量和计算

铀、钍含量按下式进行计算:

$$C = \frac{A}{RV}$$

式中,C 为水样中铀、钍的浓度,μg/L;A 为标准曲线上查得的样品铀、钍含量,μg/L;V 为分析用水样体积,L;R 为全程化学回收率,100%。

(二)讨论题

(1)本实验的萃取与反萃取操作应用了铀、钍的哪些化学性质?

(2)放射化学实验过程中,为了得到较好实验结果及避免放射性污染,应该注意哪些实验细节?

(3)标准曲线的绘制过程中,标准品即可以直接进行吸光度值测定的步骤,然后绘制,也可以按照上述操作步骤中标准曲线绘制的步骤进行测定。简要总结二者的主要区别?

第三节　水中总 α、β 放射性的测定

一、实验目的

通过水中总 α、β 放射性的测定（determining radioactivity of total α and total β of water）的实验，可以加深对放射化学样品处理方法中的水样品浓缩、干法灰化、薄层样品制备及低本底 α、β 测量仪的基本原理的理解，掌握水中总 α、β 放射性的测定过程中的基本实验技术和操作方法。

二、基本原理

将未知水样酸化处理后，蒸发浓缩，加入浓硫酸使其溶质尽量转化为硫酸盐。剩余溶液在水浴中蒸干水分，置于电炉上碳化灼烧，烧尽酸雾。置于马弗炉中 350℃ 干法灰化。残渣于样品盘铺样后置于低本底 α、β 探测仪上直接测定其放射性。应用标准比较法测定未知水样放射性。总 α 采用钚-239 电镀源或者镅-241 粉末源为标准对照品。总 β 采用 KCl 粉末源为标准对照品。

三、实验材料

(一)仪器设备

实验仪器设备包括马弗炉，低本底 α、β 探测仪，红外灯，加热板，电炉和不锈钢测量盘。

(二)试　剂

实验试剂包括硝酸、浓硫酸、丙酮、无水乙醇、镅-241 标准粉末和 KCl 标准粉末。

四、操作步骤

(一)样品源制备

1.水样品处理

水样品的采集及保存应符合 GB/T 5750.2 的规定。现场采样装入聚乙烯桶，每升水加入 20 mL 浓硝酸酸化。根据水的硬度，取水样 1～2 L 置于大烧杯中（保证最后可得到 300 mg 以上的残渣，如水中残渣过低，可加入适量 $CaSO_4$）。在电热板上微沸蒸发浓缩，蒸至约 50 mL 后转入 100 mL 已知空重的坩埚中（可用少量 1∶1 硝酸转移残渣）。冷却后沿坩埚壁加入 1 mL 浓硫酸，在水浴中蒸干。置于电炉上碳化，烧至

白烟冒尽。将坩埚置于马弗炉中,调至 350～400℃,灰化 1 h。取出置于干燥器中冷却,取出称量全重,计算出残渣质量。

2.样品源制备

将干粉取出进行研磨(注意吸潮),将细粉称取 160 mg,铺于不锈钢测量盘中。用无水乙醇、丙酮以 1∶1 混合液及大头针铺平。置于红外灯下烤干,置于干燥器中冷却。

(二)仪器准备

1.仪器本底

清洁的空样品盘(洗涤后用酒精浸泡 1 h 后烘干)置于低本底 α、β 探测仪上测量本底值(计数 n_0/s),连续测量时间应在 1 000 min 以上。本底值不宜过高,应以仪器调试验收时的合格本底值为准,否则应更换测量盘或查验仪器本身因素。以硫酸钙为基质制备空白样品,进行空白样品测定,总 α 总 β 的计数率应该保持在该仪器调试时本底计数率的 3 倍标准偏差之内,否则应更换硫酸钙或采用空白样品计数率代替本底计数率。

2.测定标准源

α 标准通常可采用电镀源(钚-239)2π 效率结合厚样法及粉末源(镅-241)结合标准曲线法。具体可参考 GB/T 5750.13—2006。通常简化测量可采用测定电镀源(钚-239)2π 效率,结合厚样法中 δ 经验值 4 mg/cm^2。或将粉末源(镅-241)以与样品粉末相同方式进行铺样,得到标准对照源效率直接计算样品计数率。β 标准可采用粉末源(KCl)结合薄样法(标准曲线法)。具体可参考 GB/T 5750.13—2006。通常简化测量可将粉末源(KCl)以与样品粉末相同方式进行铺样,得到标准对照源效率直接计算样品计数率。

五、结果处理与讨论题

(一)测量和计算

1.测　量

样品盘置于低本底 α、β 探测仪上直接测定其计数率。测量时间一般在 1 000 min 以上。具体测定方法可参考仪器使用说明。

2.计　算

α 测定电镀源结合厚样法按下式计算:

$$A_{V\alpha} = \frac{4 \times (n_x - n_0)W \times 1.02}{F\eta_{2\pi}V\delta s \times 60}$$

α 测定粉末源(镅-241)结合标准曲线法按下式计算:

$$A_{V\alpha} = \frac{(n_x - n_0)W \times 1.02}{F\varepsilon_\alpha mV \times 60}$$

β测定粉末源(KCl)结合薄样法按下式计算:

$$A_{V\beta} = \frac{(n_x - n_0)W \times 1.02}{F\varepsilon_\beta \times 60}$$

式中,$A_{V\alpha}$为水样总 α 放射性体积活度,Bq·L^{-1};$A_{V\beta}$为水样总 β 放射性体积活度,Bq·L^{-1}为 n_x 为样品源 α、β 计数率,min^{-1};n_0 为测量系统 α、β 本底计数率,min^{-1};W 为样品残渣总质量,mg;$\eta_{2\pi}$ 为计数系统的 α 计数效率;ε_α 为标准曲线或标准对照得出的 α 计数效率;ε_β 为标准曲线或标准对照得出的 β 计数效率;F 为 α 放射性回收率($F \leqslant 1$);F 为 β 放射性回收率($F \leqslant 1$);m 为样品盘中制备样品源的水残渣质量 mg;V 为水样体积,L;δ 为有效质量厚度或经验值 4 mg/cm^2;s 为样品源面积,cm^2;1.02 为体积修正系数。

(二)讨论题

(1)干法灰化的三个主要步骤。

(2)简述低本底 α、β 探测仪的基本组成及探头的基本结构。

(3)样品铺盘取样 160 mg 的原理是什么?

第四节　离子交换法分析水中^{90}Sr

一、实验目的

通过水中^{90}Sr 放射化学分析方法离子交换法(analysis of strontium-90 in water by ion exchange method)的实验,可以加深对于金属离子络合物、颜色产生机制、化学回收率、同位素载体和放射性核素子体的放射性测量等相关放射化学知识的理解,巩固对放射化学分离方法中的离子交换法的理解,掌握其基本实验技术和操作方法。加深理解及练习湿法装柱、沉淀的分离纯化、低本底 α、β 测量仪操作等实验技巧。

二、基本原理

用乙二胺四乙酸二钠(简称 EDTA 二钠)和乙酸铵两种络合剂的不同配比组合,调整为特定 pH 后,可将特定离子的大部分络合,从而达到对于离子的掩蔽、离子交换等实验效果。使用 EDTA 二钠和柠檬酸将水样中钙、镁等络合,调节溶液 pH 至 4.5~5.0,使绝大部分钙镁以络合态通过阳离子交换柱,而锶和部分钙被树脂吸附。再用不同浓度和 pH 的 EDTA-乙酸铵溶液先后淋洗钙和锶。向含锶的流出液中加入铜盐,将锶从 EDTA 和柠檬酸的络合物中置换出来,进行碳酸盐沉淀,放置 14 d 后分离出钇,通过测定钇-90 的 β 活度来确定水中锶-90 的放射性浓度。

三、实验材料

(一)仪器设备

实验仪器设备包括低本底 β 射线测量仪、分析天平、离心机、离子交换柱、pH 计、烘箱和马弗炉。

(二)试 剂

1.锶载体溶液

称取 153 g 氯化锶溶解于 0.1 mol/L 的硝酸溶液中并稀释至 1 L。

标定:取四份 2.00 mL 锶载体溶液于烧杯中,加入 20 mL 蒸馏水,用氨水调节溶液 pH 至 8,加入 5 mL 饱和碳酸铵溶液,加热至将近沸腾,使沉淀凝聚、冷却,用已称重的 G4 玻璃砂芯漏斗抽吸过滤,用水和无水乙醇各 10 mL 洗涤沉淀,在 105℃烘干,冷却,称至恒重。计算 $SrCO_3$ 回收量及平均值。

2.钇载体溶液

称取 86.2 g 硝酸钇加热溶解于 100 mL 6.0 mol/L 硝酸中,转入 1 L 容量瓶内,用水稀释至标度。

标定:取四份 2.00 mL 钇载体溶液分别置于烧杯中,加入 30 mL 水和 5 mL 饱和草酸溶液,用氨水和 2 mol/L 硝酸调节溶液 pH 至 1.5,在水浴中加热使沉淀凝聚,冷却至室温。沉淀过滤在置有定量滤纸的三角漏斗中,依次用水、无水乙醇各 10 mL 洗涤,取下滤纸置于瓷坩埚中,在电炉上烘干并碳化后置于 900℃马弗炉中灼烧 30 min,在干燥器中冷却至恒重。

3.钡载体溶液

配置:称取 35.57 g 氯化钡溶于 0.1 mol/L 盐酸中并稀释至 1 L。

4.氨缓冲溶液

配置:称取 20 g 氯化铵溶于 50 mL 蒸馏水中,加入 100 mL 浓氨水,用水稀释到 1 L。

5.络黑 T 溶液

称取 100 mg 络黑 T 溶于 10 mL 氨缓冲溶液中,用无水乙醇稀释到 20 mL。有效期 1 个月。

6.钙淋洗剂

配置:称取 38 g EDTA 二钠和 25 g 乙酸铵溶于 1 L 水中,用 6 mol/L 的氢氧化钠溶液和 6 mol/L 的盐酸调节溶液 pH 至 4.4。

7.锶解吸剂

配置:称取 38 g EDTA 二钠和 55 g 乙酸铵溶于 1 L 水中,用 6 mol/L 氢氧化钠溶液和 6 mol/L 盐酸溶液调节溶液 pH 至 5.5～6.0。

8.钡淋洗剂

配置:称取 38 g EDTA 二钠溶于 1 L 水中,用 6 mol/L 的盐酸和 6 mol/L 的氢氧化钠溶液调节 pH 至 9.0。

9.732 苯乙烯型强酸性阳离子交换树脂(10～20 目及 50～100 目)的处理和装柱

(1)树脂处理:将一定量的强酸性阳离子交换树脂用自来水浸泡过夜,用水漂去漂浮的树脂,倾弃溶液后用工业乙醇浸泡过夜。再用水浸饱 4 h,吸干后用等体积的 6 mol/L 盐酸溶液浸泡 2 次,每次 4 h。最后用水洗至中性。

(2)树脂再生:用 100 mL 水洗去树脂上的乙二胺四乙酸,再用 200 mL 20%氯化钠溶液通过交换柱,使树脂转成钠型,流速不超过 5 mL/min。最后用 100 mL 水洗去多余的钠离子,交换柱即可重复使用。为提高再生程度,交换柱反复使用多次后,可在氯化钠溶液通过前,用 200 mL 的 6 mol/L 盐酸溶液淋洗 1 次,用水洗去盐酸后再为钠型。

10.10%EDTA 二钠溶液

将 100 g 乙二胺四乙酸二钠溶解于含有 20 g 氢氧化钠的溶液中,用水稀释到 1 L。

11.10%柠檬酸溶液

10%柠檬酸溶液用前配制。

12.草酸-草酸铵溶液

在饱和草酸铵溶液中滴加饱和草酸溶液至 pH 4.0～4.5。

13.其他试剂溶液

其他试剂溶液由 20%氯化钠溶液(m/m)和锶-90 钇-90 标准溶液。

四、操作步骤

(一)装 柱

量取 50 mL 树脂,倾入预先在底部填塞好玻璃棉的交换柱中。装上贮液槽后通过 200 mL 的 20%氯化钠溶液,使树脂转为钠型。再用 100 mL 水洗 1 次,流速不超过 5 mL/min。

(二)锶的纯化

(1)取澄清后的水样 1～40 L,加入 2.00 mL 锶载体溶液和 1.00 mL 钡载体溶液,加入 EDTA 二钠溶液和等体积的柠檬酸溶液,直到钙、镁络合完全。再加入 20 mL 的 2 mol/L 乙酸和 2 mol/L 乙酸铵溶液,用 6 mol/L 盐酸和 6 mol/L 氢氧化钠溶液调节 pH 至 4.5～5.0。

注:钙、镁是否络合完全可用铬黑 T 检查,其方法:取约 1 mL 样品溶液,加入

1 mL的氨缓冲溶液及1滴铬黑T溶液,如颜色为蓝色而不出现紫红色,表示钙、镁络合完全。同时,可用无离子水作对照。

(2)溶液以20 mL/min的流速通过阳离子交换树脂柱。

(3)用钙淋洗剂以8 mL/min的流速通过交换柱,流出液不时用草酸-草酸铵溶液检查,至无钙后继续通过150 mL钙淋洗剂。

注:流出液是否存在钙离子的检查方法:取1 mL流出液与等体积的草酸-草酸铵溶液混合摇动1 min,与无离子水对照,若无浑浊现象,则表示无钙。

(4)用200 mL锶解吸剂以4～5 mL/min流速解吸锶,解吸液收集于烧杯中。

(5)用200 mL钡淋洗剂以5 mL/min流速淋洗钡,弃去流出液。

注:若已知样品中无钡-140存在,可省去本步骤,亦不必加入钡载体。

(6)在含锶的解吸液中加入4～8 g固体氯化铜,搅拌使其溶解,用氨水调节溶液至碱性(用广泛pH试纸检查)。再加入5 mL氨水、2 g结晶碳酸铵,加热至将近沸腾,冷却至室温。过滤,弃去滤液,再用20 mL水洗涤沉淀。用10 mL的2 mol/L硝酸溶解沉淀,并用水稀释至30 mL,加入1 mL氨水,调节溶液至碱性(用广泛pH试纸检查)。加热近沸,使沉淀凝聚,趁热过滤,用约10 mL水洗涤1次,弃去沉淀。记下日期和时间,作为钇-90开始生长的时刻。

(7)将滤液收集于烧杯中,加入5 mL饱和碳酸铵溶液,加热至将近沸腾,冷却至室温。沉淀过滤于可拆卸式漏斗内的已称重滤纸上,用水和无水乙醇各10 mL洗涤沉淀,在105℃烘干15 min,在干燥器内冷却20 min后称重,计算锶的化学回收率。

(三)钇-90的生成纯化

(1)将称重后的碳酸锶用约10 mL的2 mol/L硝酸溶解于烧杯中,加入10 mL水和1.00 mL钇载体溶液,放置14 d以上。

(2)将溶液煮沸几分钟,除掉二氧化碳,用氨水调节溶液pH至8,继续加热10 min,使沉淀凝聚,冷却到室温,离心,记下锶、钇分离的时刻。弃去上层清液。

(3)在离心管中加入2 mol/L硝酸至沉淀溶解,用20 mL水稀释,用氨水调节溶液至碱性(用广泛pH试纸检查)。离心,弃去上层清液。

(4)在离心管中加入2 mol/L硝酸至沉淀溶解,溶液用水转移到50 mL烧杯中,用氨水调节pH至1.5～2.0,加入5 mL饱和草酸溶液,加热使沉淀凝聚,冷却到室温。

五、结果处理与讨论题

(一)测量和计算

1.测　量

沉淀在铺有已称重滤纸的可拆卸式漏斗上抽滤,先后用10 mL水和10 mL无水乙醇洗涤,抽干,30 min 后将沉淀和滤纸固定在测量盘上,在低本底 β 测量仪上进行 β 计数。记下测量进行到一半的时刻。沉淀在空气中风干 5 h 后称重,称至恒重。计算 钇的化学回收率。

2.计　算

按下式计算测量仪对钇-90 的探测效率:

$$E_f = \frac{N}{DY_Y e^{-\lambda[t_3-t_2]}} \tag{3-1}$$

式中,E_f 为钇-90 探测效率;N 为样品源的净计数率,cpm;D 为锶-90 钇-90 标准溶液活度,dpm;Y_Y 为钇的化学回收率;$e^{-\lambda[t_3-t_2]}$ 为钇-90 的衰变因子,t_2 为锶、钇分离的时刻,h。t_3 为测量钇-90 进行到一半的时刻,h;λ 为 0.693/T,T 为钇-90 的半衰期,64.2 h。

按下式计算锶-90 的放射性浓度:

$$A = \frac{NJ_0}{KE_f VY_{SY} Y_Y (1-e^{-\lambda t_1})e^{-\lambda(t_3-t_2)}J} \tag{3-2}$$

式中,A 为水中锶-90 的放射性浓度,Bq/L;N 为样品源净计数率,cpm;K 为转换系数,60;V 为水样体积,L;Y_{SY} 为锶的化学回收率;$1-e^{-\lambda t_1}$:钇-90 生长因子,t_1 为锶-90 生长时间,h;J_0:标定探测效率时锶-90 钇-90 参考源的计数率,cpm;J 为样品测量时锶-90、钇-90 参考源的计数率,cpm;λ 为 0.693/T,T 为钇-90 的半衰期,64.2 h。其他同式(3-1)。

(二)讨论题

(1)简述阳离子交换树脂分别用盐酸和氯化钠冲洗的原理?

(2)本实验中为什么要加入锶载体溶液?

(3)步骤(1)中 EDTA 和柠檬酸加过量会导致什么结果?

第五节　激光液体荧光法对生物样品灰中铀的测定

一、实验目的

通过激光液体荧光法测定生物样品灰中铀(analytical determination of uranium in ash of biological samples by laser liquid fluorescence method)的实验,可以加深对于生物样品的干法灰化、固体熔融体系化学反应、标准加入法和液体荧光法等相关放射化学知识的理解,学习(激光荧光)微量铀测量仪原理及使用,掌握其基本实验技术和操作方法。

二、基本原理

生物样品采用干式灰化法,经清洗、干燥和灰化等步骤,除去水分,将有机物转化为无机物。用过硫酸钠处理,使铀转化为可溶性铀酰离子。在样品溶液中加入荧光增强剂,使其与样品中的铀酰离子生成一种简单的络合物,增强其激发后产生的荧光强度。在激光(波长)激发下产生荧光,应用标准加入法,用激光荧光铀分析仪测定生物样品中的微量铀。

三、实验材料

(一)仪器设备

实验仪器设备包括电热板、马弗炉、酸度计、真空泵、电子天平、烘箱、电炉和微量铀测量仪。

(二)试　剂

所有试剂除非有特殊说明外,均为分析纯;作为试剂加入的水均指去离子水。实验试剂包括过硫酸钠:$Na_2S_2O_8$;铀标准溶液:$1\ \mu g/L$;硝酸:$10\%(V/V)$;氢氧化钠:$10\ mol/L$;荧光增强剂。

四、操作步骤

(一)生物样品灰化

将采集的生物样品及时洗净晾干,称量并记录总鲜重。用剪刀剪成小块,放在搪瓷盘中铺平,在恒温干燥箱内烘干(110℃),转入坩埚中,在电炉上碳化到不冒烟为止。转入马弗炉内,于700℃灰化1 h,取出放入干燥器内,冷至室温,除去明显异物,称量并记录总灰重,用玻璃棒将灰研细。

(二)样品溶液制备

取样品灰0.05 g,于50 mL烧杯中,加入15 mL水和2.0 g过硫酸钠,于电热板上加热,不时搅拌,直至气泡冒尽,固体完全熔融。取下烧杯,冷却至室温,加入18 mL水,过滤,用少量水洗。滤液中(在pH试纸指示下)加入氢氧化钠溶液中和至恰好呈碱性,立即再用硝酸溶液酸化至pH为3~4,溶液转入25 mL容量瓶中,用水稀释至刻度。

五、结果处理与讨论题

(一)测量和计算

1.测　量

微量铀测量仪预热1 h,用去离子水调零。根据仪器使用说明调整电压值。吸取

5.0 mL 样品溶液,转移至石英杯中,用激光铀分析仪测量荧光强度(N_0);再向样品中加入 0.50 mL 荧光增强剂,充分混匀,测量荧光强度(N_1);再用微量注射器向样品中加入 0.005 mL 铀标准溶液,充分混匀,测量荧光强度(N_2)。

2.计　算

按下式计算样品灰中铀含量:

$$C = \left(\frac{N_1 - N_0}{N_2 - N_1} - B\right)\frac{V_0 C_0 V_1 K}{V_2 m R}$$

式中,C 为样品灰中铀含量,g/g;N_0 为样品未加荧光增强剂前仪器读数;N_1 为样品加入荧光增强剂后仪器读数;N_2 为样品加入铀标准溶液后的仪器读数;V_0 为加入铀标准溶液的体积,mL;V_1 为样品溶液总体积,mL;V_2 为测量用样品溶液的体积,mL;C_0 为铀标准溶液的浓度,g/mL;m 为样品灰重;R 为方法回收率,%;K 为测定时试样体积稀释倍数;B 为空白实验的仪器读数按公式:

$$\frac{N_1 - N_0}{N_2 - N_1}$$

(二)讨论题

(1)简述微量铀测量仪测量液体样品的基本过程?

(2)实验过程中的第三步,为什么要将溶液调 pH 为 3~4?

(3)简述检测实验中的标准加入法?

第六节　阴离子交换法测定水中^{65}Zn

一、实验目的

通过阴离子交换法测定水中锌-65(determination of zinc in water by anion exchange method)的实验,可以巩固放射化学分离方法中离子交换分离方法的原理,掌握阴离子交换法测定水中放射性核素的基本实验技术和操作方法。

二、基本原理

锌离子在 2 mol/L 盐酸体系中形成（$ZnCl_4$）$^{2-}$ 络阴离子,具有最大的分配系数。此络阴离子与阴离子交换树脂发生交换,被吸附到树脂上。但能被 1 mol/L 硝酸从树脂上定量地解吸,达到与其他离子分离的目的。此解吸液用硫氰酸汞铵沉淀,生成白色的硫氰酸汞锌沉淀。反应如下:

$$Zn(NO_3)_2 + (NH_4)_2[Hg(CNS)_4] \leftrightarrow Zn[Hg(CNS)_4] + 2NH_4NO_3$$

Fe^{3+}、Fe^{2+}、Cu^{2+}、Co^{2+} 和 Ni^{2+} 等离子也能生成沉淀,干扰上述反应。并且,一般样品中铁含量较多,所以加入氟化钠使其与 Fe^{3+} 结合为 $[FeF_6]^{3-}$,可以避免 Fe^{3+} 对沉淀的干扰。将上述沉淀抽滤,称量并进行 γ 计数测量。

^{65}Zn 放出 1.116 MeV 的 γ 射线,半衰期为 244 d,衰变后变成稳定的 ^{65}Cu。

三、实验材料

(一)仪器设备

实验仪器设备包括离子交换柱、γ 测定装置、FJ-367 通用闪烁探头、配 FH-408 定标器、直径 20 mm 测量盘、不锈钢可卸式抽滤漏斗和分析天平。

(二)试 剂

实验试剂包括锌载体、锌沉淀剂、阴离子交换树脂和 ^{65}Zn 同位素。

四、操作步骤

(一)选择载体和过柱分离锌

1.选择载体

取约 $100 \sim 200$ mL 水样,加入一定量(约 $20 \sim 50$ mg)锌载体。

2.过柱分离锌

将上述试样溶液倒入交换柱内过柱。控制流速为 3 mL/min。当溶液面接近树脂顶部时,用约 100 mL 的 2 mol/L 盐酸充分洗柱。再用 200 mL 的 1 mol/L 盐酸洗涤,以上流出液均弃去。最后,用 70 mL 的 1 mol/L 硝酸过柱,解吸锌。收集解吸液于 100 mL 烧杯中。

(二)沉 淀

在解吸液中加入少量固体氟化钠。待全溶解后,加入 10 mL 硫氰酸汞铵锌沉淀剂,擦壁搅拌 $2 \sim 3$ min,放置片刻。用可卸式漏斗将沉淀抽滤在已知重量的滤纸片上,用水洗涤 3 次,再用无水乙醇洗涤后取出沉淀。沉淀用红外灯烘烤 20 min,放入干燥器中 10 min。

五、结果处理与讨论题

(一)测量和计算

1.测 量

先用分析天平称量,确定沉淀重量,再计算出化学回收率,最后进行 γ 计数测量。

2.计　算

按下式计算：

$$C = (n - n_0)/60 \cdot \eta KV。$$

式中，C 为每升水样中 ^{65}Zn 放射性浓度，Bq/L；n 为样品计数率（包括仪器本底），计数/min；n_0 为仪器本底计数率，计数/min；η 为仪器 4π 探测效率，%；K 为化学回收率，%；V 为水样体积，L。

(二)讨论题

(1)在解吸液中加入固体氟化钠时，为什么要待其全溶解后才能加入锌沉淀剂？如果未达到全溶解，将对结果有何影响？

(2)在解吸液中若混有 ^{60}Co 和 ^{59}Fe 等放射性核素，对测量结果有无影响？ 为什么？ 若混有稳定的 Fe 及 Co 对测量结果又有无影响？

第七节　共沉淀法测定水中镭的 α 放射性

一、实验目的

通过本实验可以了解水中镭的 α 放射性的测定（determination for α-radionuclide of radium in water by coprecipitation method）方法、操作步骤、主要仪器设备和试剂，以及计算公式。本实验适用于天然地表水、地下水和铀矿冶排放废水中镭的 α 放射性的测定。

二、基本原理

由于样品中可能含有铀、钍等其他 α 放射性核素，影响镭的测定。因此，本方法采用共结晶共沉淀的方法，使镭定量地从溶液中与其他 α 放射性核素分离。用氢氧化铁-碳酸钙作载体，共沉淀浓集水中的镭，沉淀物用硝酸溶解。在有柠檬酸存在下的溶液中，再以硫酸铅钡为混合载体共沉淀镭，与其他 α 放射性核素分离。硫酸铅钡沉淀用硝酸溶液洗涤净化，并溶于氢氧化铵碱性乙二胺四乙酸二钠（EDTA）溶液中，加冰乙酸重沉淀硫酸钡（镭）以分离铅，将硫酸钡（镭）铺样，干燥，用 α 探测装置测量，并分析其测定结果。

三、实验材料

(一)器 材

实验器材包括 α 探测装置、离心机、10 mL 离心试管、玻璃抽水泵、不锈钢样品盘、红外灯和天平。

(二)试 剂

实验试剂包括浓盐酸、浓硝酸、冰乙酸、铁钙混合载体溶液、碳酸钠、柠檬酸、硝酸铅载体溶液、硝酸钡载体溶液、氢氧化铵、硫酸溶液、EDTA 溶液、碱性 EDTA 溶液和甲基橙指示剂。

四、操作步骤

(一)方法测定效率的标定

(1)由于使用的 α 探测装置及铺样测量等有关条件的差异,必须对其方法的测定效率进行标定,以求得仪器的计数率与衰变率之间的比例关系。

(2)选取数个衰变率已知的镭标准参考水样或加标准镭,按操作步骤进行测定。

(3)方法测定效率按式(3-3)计算:

$$E = (C_t - C_b)/C_o F \tag{3-3}$$

式中,E 为方法测定效率,cpm/dpm;C_t 为水样加本底计数率,cpm;C_b 为仪器和试剂本底计数率,cpm;C_o 为镭标准的已知衰变率,dpm;F 为重沉淀硫酸钡至测量完毕之间的子体增长系数。

(二)镭含量较低水样的操作

(1)取 5.0～10.0 L 水样于适宜的容器中,加入 20 mL 铁钙混合载体溶液,搅拌均匀。在不断搅拌下徐徐加入 150 mL 碳酸钠溶液,继续搅拌 3～5 min。静置沉淀后,倾去上层清液。将沉淀转入 500 mL 烧杯中,待沉淀物下沉,吸去上层清液。

(2)缓慢加入 8～10 mL 硝酸溶液溶解沉淀,过滤于 250 mL 烧杯中。用硝酸溶液洗涤原烧杯和滤纸至滤纸上无黄色为止,并控制溶液体积在 200 mL 左右。

(3)向溶液中加入 5 mL 柠檬酸溶液,2 mL 硝酸铅载体溶液,2 mL 硝酸钡载体溶液,搅匀。用氢氧化铵溶液调至溶液呈黄棕色,使 pH 约为 8。加热至沸点,在搅拌下滴加 1 mL 硫酸溶液,取下,冷却。

(4)待沉淀完全后,用抽水泵吸去上层清液。将沉淀转入离心试管,离心分离,吸去上层清液。烧杯和沉淀用 10 mL 硝酸溶液洗涤两次,10 mL 水洗涤 1 次。均离心分离,弃去洗涤液。

(5)用 10 mL 碱性 EDTA 溶液将离心试管中的沉淀全部转入原 250 mL 烧杯中,

5 mL 水洗涤离心试管,洗涤液并入同一烧杯中,再用 5 mL 水淋洗烧杯壁。轻轻摇动烧杯,使沉淀完全溶解。必要时可加热加速其溶解。

(6)在不断摇动下逐滴加入冰乙酸至硫酸钡沉淀重新生成后再过量 3 滴,记下时间。用原离心试管离心分离,弃去上层清液。然后用 10 mL 水将烧杯中剩余的沉淀全部洗入离心试管,充分混匀、离心分离、弃去上层清液。

(7)小心摇动离心试管,使硫酸钡沉淀松散。用约 10 mL 水将硫酸钡沉淀全部洗入已装有两层滤纸小圆片的铺样装置的盛样筒内。待水滤尽后(若抽滤,速度不宜太快,以免硫酸钡穿滤损失),将其烘干。冷却至室温,置 α 探测装置上测量计数,记下计数结束时间。

(三)镭含量较高水样(＞5 Bq/L)的操作

(1)视水样镭含量的不同取 1 L 或较小体积的水样,按每升水样加 10 mL 硝酸的比例加入一定体积的硝酸。

(2)向水样中加入 5 mL 柠檬酸溶液,用氢氧化铵溶液调至碱性。然后,加入 2 mL 硝酸铅载体溶液和 2 mL 硝酸钡载体溶液。

(3)将溶液加热至沸点,加 10 滴甲基橙指示剂溶液在搅拌下滴加硫酸溶液至溶液呈粉红色,并过量 5 滴,取下冷却。

五、结果处理与讨论题

(一)实验数据处理

镭的 α 放射性核素的浓度按式(3-4)计算:

$$C = (C_t - C_b)/60EVF \tag{3-4}$$

式中,C 为水中镭的 α 放射性浓度,Bq/L;V 为水样体积,L;60 为换算成 Bq/min 的转换因子;其他符号同式(3-3)。

(二)讨论题

(1)本实验所用的化学试剂,尤其是氯化钙、硝酸铅和硝酸钡,要求镭的本底低。在更换使用不同厂家出品的试剂时,如不测定所用试剂的空白值,对最终结果有何影响?

(2)在沉淀硫酸铅和钡时,硫酸溶液不能过量太多,以免硫酸钙析出。必要时,最好采取什么措施?

第八节 AMP 吸附分离法测定水中 ^{137}Cs

一、实验目的

通过本实验掌握利用无机离子交换剂 $[(NH_4)_3PMo_{12}O_{10}]$（AMP）吸附分离测定水中核素 ^{137}Cs（determination for ^{137}Cs in water by AMP adsorption separation method）的基本原理及操作步骤，进一步巩固 AMP 的制备技术及抽滤制源的操作方法。

二、基本原理

磷钼酸铵 $[(NH_4)_3PMo_{12}O_{10}]$ 是一种杂多酸盐，具有无机离子交换剂的性质。在酸性介质中，它对一价金属离子有选择性吸附的特性，尤其是对 Cs^+ 的分配系数可高达 6 000，从而达到与其他放射性核素离子分离的目的。水样中定量加入稳定性铯载体，在硝酸介质中用 AMP 吸附分离 ^{137}Cs，通过将 AMP-Cs（^{137}Cs）抽滤制源，测定其 β 放射性活度，可以计算出原始水样中 ^{137}Cs 的含量。

三、实验材料

（一）器　材

实验器材包括低本底 β 射线测量仪、可拆卸不锈钢漏斗、不锈钢样品盘、红外灯和分析天平、烘箱。

（二）试　剂

实验试剂包括钼酸铵、磷酸氢二铵、硝酸铵、浓硝酸、5％硝酸、1％硝酸、盐酸、氯化铯、甲醇和 ^{137}Cs 标准溶液（HNO_3 体系）。

四、操作步骤

（1）磷钼酸铵的制备：

①称取 0.4 g 磷酸氢二铵，溶解于 12.5 mL 蒸馏水中。

②称取 0.5 g 硝酸铵，溶解于 4 mL 60％(V/V)的 HNO_3 中。

③将上述两种溶液合并于 100 mL 烧杯中，加热至 60℃。在不断搅拌下，缓慢加入 30％(W/V)钼酸铵溶液 12.5 mL，继续加热几分钟。冷却，静置澄清，弃去清液。

④沉淀于布氏漏斗中抽滤，分别用 30 mL 1％的 HNO_3 和甲醇溶液各洗涤沉淀 1 次。

⑤取出沉淀物,置于真空干燥器中干燥数小时,制备出黄色粉末状 AMP,贮存于棕色瓶中备用。

(2)铯载体(10 mg/mL)的配置:称取 12.5 g CsCl 溶于少量稀 HCl 溶液中,用蒸馏水稀释至 1 L,备用。

(3)在可拆卸漏斗内先放一张滤纸,再称取 300 mg AMP 于小烧杯中,加入 5 mL 5% HNO₃,搅匀后迅速倒入漏斗中,抽滤成均匀的滤垫。

(4)移取 20 mL 含¹³⁷Cs 的水样于 50 mL 烧杯中,加入 1 mL 浓 HNO₃和 1 mL 铯载体溶液,搅拌后小心倒入上述漏斗中,抽滤,时间控制在 3 min 左右。

(5)用 10 mL 5% HNO₃和 10 mL 0.25 mol/L NH₄NO₃洗涤液各分两次洗涤烧杯及滤垫,抽干。

(6)卸下滤垫,置于测量盘中进行 β 放射性测量。

(7)测量后的放射源倒入专用的回收烧杯中。

五、结果处理与讨论题

(一)实验数据处理

¹³⁷Cs 核素 β 放射性的浓度按式(3-5)计算:

$$C = (N - N_0)/\eta_{仪}\eta_{自}YV60 \tag{3-5}$$

式中,C 为¹³⁷Cs 核素 β 放射性的浓度,Bq/L;V 为水样体积,L;60 为换算成 Bq/min 的时间转换系数;N 为样品加本底的计数率;N_0本底的计数率(包括滤纸加测量盘);$\eta_{仪}$为仪器探测效率;$\eta_{自}$为自吸收校正系数;Y 为化学回收率(本实验按 90% 计算)。

(二)讨论题

(1)AMP 吸收分离 Cs⁺ 的机制是什么?

(2)大体积水样中¹³⁷Cs 的分离通常采用哪一种分离技术?操作过程中应当注意哪些问题?

(3)AMP 颜色变绿是否还可以使用?

(4)本实验测定铯化学回收率的意义?采用什么方法?

第九节 ⁹⁹ᵐTc-葡庚糖酸盐的直接标记方法

一、实验目的

通过⁹⁹ᵐTc-葡庚糖酸盐的直接标记方法(direct labeling method for ⁹⁹ᵐTc-Ca-GH)

实验可以掌握锝-99m 配合物直接标记法的原理与最佳标记条件的研究方法和技术，同时领会放射性活度的测量方法和定标器的使用方法，并熟悉放射性锝的价态与各种化学行为，进一步加深对放射性药物的认识和理解。

二、基本原理

锝的配合物在临床核医学上占有很重要的地位，将近 80% 的放射性药物都是 ^{99m}Tc 配合物，几乎所有的脏器都可以用 ^{99m}Tc 的配合物显像。Tc 是第Ⅶ族元素，其电子结构为 $4d^5 5S^2$，所以能以 $-1\sim+7$ 的价态存在，在溶液中最稳定的是 TcO_4^-，锝的 -1、$+1$、$+2$ 和 $+3$ 价配合物，通常先氧化至 $+4$ 价，最后氧化至 $+7$ 价，Tc(Ⅴ) 和 Tc(Ⅵ) 在中性溶液中易发生歧化反应：

$$3Tc^{+6} \longrightarrow Tc^{+4} + 2Tc^{+7}$$
$$3Tc^{+5} \longrightarrow 2Tc^{+4} + Tc^{+7}$$

锝的 $+3$、$+4$ 和 $+5$ 价态通常易与大量有用的配体形成锝的配合物，利用锝的价态的性质，发展出许多有特性的放射性药物。在实际操作中，用生理盐水在 ^{99}Mo-^{99m}Tc 发生器中淋洗得到 ^{99m}Tc 的化学价态是高锝酸根，由于它在各种价态的锝化合物水溶液中最稳定，但高锝酸根本身不与配体络合。因此，必须先将高锝酸根还原，在一定条件下才能把低价态的锝络合到各种有用的配体上，构成放射性药物。

在各种还原剂中，应用最多的是亚锡离子，其次是氯化亚铁加抗坏血酸、浓盐酸、硼氢酸钠和二氧硫脲等，也有用亚铜离子、甲脒亚磺酸和连二硫酸盐等混合试剂对锝进行还原与络合。所谓锝直接标记法，即葡庚糖酸钙（Ca-GH）在 $SnCl_2$ 存在的条件下，将 $^{99m}TcO_4^-$ 淋洗液加入，形成 ^{99m}Tc-GH 放射性药物。^{99m}Tc-GH 可作为肾显像剂，也可以用于某些肿瘤的鉴别，此外还可以作为标记中间体，与其他配体进行配体交换反应，生成新的 $[^{99m}TcO]^{3+}$ 配合物，其反应式为：

$$Sn^{2+99m}TcO_4 + GH \longrightarrow {}^{99m}Tc-GH$$

^{99m}Tc 的半衰期为 6.02 h，发射能量约为 140 keV 的 γ 射线，其优良的核素性质非常适宜人体显像。^{99m}Tc 由医用核素发生器制备得到。放射性核素发生器是一种能从较长半衰期的放射性母体核素中分离出由它衰变而产生的较短半衰期子体核素的一种装置，^{99}Mo-^{99m}Tc 发生器是目前临床核医学使用最广泛的、最重要的发生器。^{99}Mo-^{99m}Tc母牛发生器的示意图如图 3-1 所示。

^{99}Mo 以钼酸铵的形式吸附在酸性氧化铝色层柱上，$^{99}MoO_4^{2-}$ 衰变产生 ^{99m}Tc 以 $^{99m}TcO_4^-$ 形式存在；由于电荷数不同，可用灭菌的生理盐水做洗脱剂洗脱，收集含有 $Na^{99m}TcO_4$ 的洗脱液。

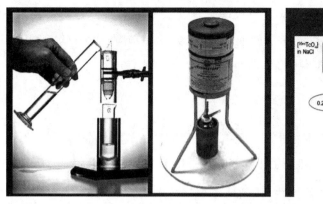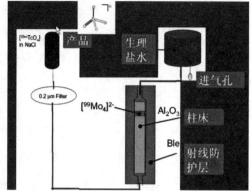

图 3-1　放射性核素发生器示意图

三、实验材料

(一)器　材

实验器材包括电磁搅拌器、新华一号纸、聚酰胺薄膜片、^{99}Mo-^{99m}Tc 母牛发生器、烧杯、青霉素小瓶、毛细管和量筒等器皿。

(二)试　剂

实验试剂包括葡庚糖酸钙、NaOH、$SnCl_2 \cdot 2H_2O$、盐酸溶液、氯仿、丙酮、氨水、甲醇和 NaCl。

四、操作步骤

(一)展开剂的配制

展开剂按下式试剂比例配制:V(氯仿)：V(丙酮)：V(浓氨水)＝2：6：0.1, V(甲酸)：V(0.1 mol/L NaCl)：V(0.2 mol/L HCl)＝3：7：0.1。

(二)^{99m}Tc-GH 的制备与鉴定

(1)将 1~2 mg 葡庚糖酸钙(Ca-GH)溶于 2 mL 生理盐水中,在电磁搅拌下加入所需 $^{99m}TcO_4^-$ 淋洗液,用 0.1 mol/L NaOH 调 pH 为碱性,再加入新配制 $SnCl_2$ 溶液(4 mg/mL,0.2 mol/L HCl)后,再用 0.1 mol/L NaOH 调 pH 为 7~8,并继续在 20~25℃搅拌 5 min。

(2)在加入 $SnCl_2 \cdot 2H_2O$ 后开始计时,分别在 2、5、10 和 15 min 取样,用新华 1 号滤纸和聚酰胺薄片展开,展开体系分别为 V(氯仿)：V(丙酮)：V(浓氨水)＝2：6：0.1,和 V(甲酸)：V(0.1 mol/L NaCl)：V(0.2 mol/L HCl)＝3 ：7：0.1。

(3)在 γ 计数仪上测定其放射性标记率与放化纯度。

五、结果处理与讨论题

（一）实验数据处理

（1）分别求出上述两种展开体系分离 $^{99m}Tc\text{-}GH$、$^{99m}TcO_4^-$ 和 $^{99m}TcO_2 \cdot XH_2O$ 的 R_f 值。

（2）分别做标记率与时间 $T(min)$ 的关系曲线图。

（二）讨论题

（1）配体直接标记法的优点与缺点是什么？

（2）影响配体直接标记法的因素有哪些？

第十节　小鼠体内放射性药物分布的研究

一、实验目的

通过小鼠体内放射性药物分布的研究（distribution study on the radiopharmaceuticals in mice）掌握医用动物脏器药物分布及解剖等技术；在此基础上，进一步领会放射性药物在动物体内药代动力学的实验方法与原理。

二、基本原理

利用动物作为实验材料是现代医学、生物学及药物化学等常用的实验方法之一，也是研究药物在动物体内分布、药代动力学等不可缺少的重要手段。实验小鼠目前应用最为广泛的是昆明小鼠，体长为 $85\sim110$ mm，体重为 $24\sim29$ g，小鼠尾长与体长基本相等。小鼠尾部有 4 条明显的血管，尾的背腹面各有 1 条静脉，两侧分布两条动脉。小鼠的主要骨骼由头盖骨、脊椎骨、肋骨和前后肢骨组成。胸腔内有心脏、肺脏、气管和胸腺等器官。腹腔内有肝脏、胆囊、胰腺、肠、胃、肾脏、肾上腺、膀胱、脾脏和生殖器官等，如图 3-2 所示。

$^{99m}Tc\text{-}MIBI$ 注入动物体内以后，由于靶器官与非靶组织对其吸收和代谢有一定差异，并在小鼠体内分布各不相同。在不同时间相对不同组织测量其放射性活度就可以了解 $^{99m}Tc\text{-}MIBI$ 在小鼠体内分布情况以及代谢动力学过程。本实验以心肌显像剂甲氧异腈 $^{99m}Tc\text{-}MIBI$ 为显像剂，观察其在小鼠体内的分布、浓集和代谢情况，掌握放射性药物在小鼠体内分布的研究方法。

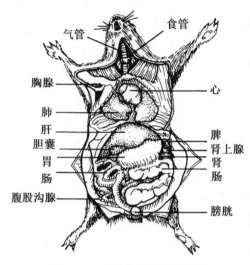

图 3-2　小鼠体内各器官示意图

三、实验材料

(一)器　材

实验器材包括自动定标器、通用探头、电子天平、医用注射器、注射针头、动物解剖工具、鼠笼和小鼠注射用鼠筒。

(二)试剂和动物

实验试剂和动物包括生理盐水、^{99m}Tc-MIBI 注射液和实验动物。

四、操作步骤

(一)小鼠尾静脉注射

取 18～22 g 昆明小鼠 15 只,按 0.76 MBq/0.2 mL 比活度在每只小鼠尾静脉注射 ^{99m}Tc-MIBI 注射液。静脉注射时,先将动物固定在鼠筒内或扣在烧杯中,使尾巴露出,尾部用 45～50℃的温水浸润 0.5 min,或用酒精擦拭使血管扩张,并可使表皮角质软化,以左手拇指和食指捏住鼠尾两侧,使静脉充盈,用中指从下面托起尾巴,以无名指和小指夹住尾巴的末梢,右手持注射器连细针头,使针头与静脉平行,从尾下四分之一处进针。注射完毕后把尾部向注射侧弯曲以止血。

(二)取小鼠器官

分别注射 ^{99m}Tc-MIBI 5、15、30、60 和 90 min 后,用左手食指和拇指用力按住小鼠鼠头,并将小鼠尾巴缠绕在左手无名指和食指间,用力使小鼠无法活动,此时小鼠颈部出现勒痕,按此勒痕果断将小鼠头部剪掉。取血、心脏、肝脏、脾脏、肺脏、肾脏、脑、头盖骨和肌肉等组织各 100 mg。

（三）称小鼠体重

将所取小鼠各组织用生理盐水清洗,以便除去组织表面的污染物。用滤纸吸干后,在动物电子天平上称量,用硫酸纸或铝箔包好样品,置于测量管中,进行放射性测量。

五、结果处理与讨论题

（一）实验数据处理

（1）将每一样品所测放射性计数除以该组织重量,便得到单位重量该组织的放射性计数,填入表 3-3 中。

表 3-3　^{99m}Tc-MIBI 在小鼠体内分布的实验结果分析

组织	W_1(g)	W_2(g)	W(g)	n_1	n_2	n	N
心脏							
肝脏							
脾脏							
肺脏							
肾脏							
骨骼							
肌肉							
血							

表中,W_1 为装脏器的一次性手套手指或小试管的重量;W_2 为装脏器后的总重量;$W=W_2-W_1$;n_1 为本底计数;n_2 为样品-本底计数;$n=n_2-n_1$ 为样品放射性计数;N 为单位重量组织计数。

（2）为减小实验误差以确定不同组织所占注射总量的百分数,实验取 0.76 MBq/0.2 mL 比活度 ^{99m}Tc-MIBI 注射液,稀释至 20 mL（100 倍）,混匀后准确量取 0.2 mL。测量后定为注射量 1% 标准,并与组织计数相比后,将配合物在小鼠中的生物分布表以及靶与非靶（T/NT）组织摄取比值填入表 3-4 中。

表 3-4　^{99m}Tc-MIBI 在小鼠体内药代动力学实验结果分析（$\bar{x}\pm s$,$n=3$,%ID/g）

组织	在注射不同时间 ^{99m}Tc-MIBI 在小鼠体内药代动力学实验结果（%ID/g）				
	5 min	15 min	30 min	60 min	90 min
心脏					
肝脏					
脾脏					
肺脏					
肾脏					

续表

组织	在注射不同时间 ^{99m} Tc-MIBI 在小鼠体内药代动力学实验结果（%ID/g）				
	5 min	15 min	30 min	60 min	90 min
骨骼					
肌肉					
血					

表中，%ID=n/百分之一注入计数（%），%ID/g=%ID/W。

（二）讨论题

（1）小鼠尾静脉注射一定时间 ^{99m} Tc-GH 标记物溶液后，将小鼠断头处死，取出其不同组织称重的过程中有哪些注意事项？

（2）给小鼠尾静脉注射 0.1 mL（约 0.74 MBq，放射化学纯度大于 90%）的 ^{99m} Tc-GH 标记物溶液，分别在注射后一定时间内将小鼠断头处死，取出其不同组织称重，并在 γ 计数仪上测定其放射性计数，其中每克组织的放射性摄取率都受哪些因素的影响？

（石　磊，程　舸，张　睿，王　韶）

参考文献

[1] 龚守良.放射医学实验教程[M].第 1 版.北京:原子能出版社,2009.

[2] 涂彧,孙全富.核与辐射事故医学救援与应急管理[M].第 1 版.北京:中国原子能出版社,2022.

[3] 王祥云,刘元方.核化学与放射化学[M].第 1 版.北京:北京大学出版社,2007.

[4] 马庆杰,罗云霄,林承赫,等.新编核医学教程[M].第 1 版.长春:吉林人民出版社,2002.

[5] 李少林.核医学[M].第 6 版.北京:人民卫生出版社,2004.

[6] 王祥云.核化学与放射化学[M].第 1 版.北京:北京大学出版社,2017.

[7] 陈大伟,陈云,刘晓冬.放射工作人员基础教程[M].第 1 版.长春:吉林科学技术出版社,2009.

[8] 李少林.核医学与放射防护[M].第 1 版.北京:人民卫生出版社,2003.

[9] 中华人民共和国环境保护行业标准,HJ 816—2016,水和生物样品灰中铯-137 的放射化学分析方法.

[10] Suseno H，Warisaura A D. Immobilization of humic acid on bentonite and its application for adsorption of ^{137} Cs and ^{241} Am[M].Nat Environ Poll Technol,2022.

第四章　放射生物学

第一节　放射生物学实验基本知识

一、放射生物学与电离辐射生物效应

放射生物学(radiation biology,radiobiology)是研究电离辐射对生命系统作用规律的科学,所涉及的电离辐射是一种特殊的重要物理因素,以其不同的辐射种类、剂量和剂量率及作用方式等,作用于整个机体、器官、组织、细胞和分子水平,产生生物学效应,导致其不同程度的变化。电离辐射可对人或动物机体的分子、细胞、组织和器官产生影响,在瞬间出现物理、物理化学和化学变化,并在随后的继发反应中使机体产生不同程度的生物效应。电离辐射生物效应的表现因辐射剂量、剂量率、作用方式及机体状态等的不同而异。国际放射防护委员会(International Commission of Radiation Protection,ICRP)第60号建议书(1990)中在放射生物效应中区分以下4个术语:①变化(change):由辐射引起的某种生物学改变,可能有害,也可能无害;②损伤(damage):表示某种程度的有害变化,这种损伤是指对细胞有害,不一定对受照射的人体有害;③损害(harm):指临床上可观察到的有害效应,表现于受照射的个体(躯体效应)或其后代(遗传效应);④危害(detriment):是一个复杂的概念,将损害的概率、严重程度和显现时间结合起来加以考虑。

电离辐射生物效应可分为躯体效应(somatic effect)和遗传效应(genetic effect)。躯体效应是指对射线受照射者本身一代所产生的效应,包括急性放射病(acute radiation disease)和慢性放射病(chronic radiation disease)、放射性皮肤病(radiation dermatopathy)、恶性肿瘤及其他局部放射性疾病等。另外,胚胎或胎儿受电离辐射作用后,出现的发育障碍是躯体效应的特殊类型。从躯体效应出现的时间考虑,又可分为早期效应(early effect)和晚期效应(late effect)。遗传效应是指对射线受照射者后代所产生的辐射效应,如基因突变、染色体畸变及遗传性疾病等。

根据辐射防护的需要,电离辐射生物效应可分为确定性效应(deterministic

effect)和随机性效应(stochastic effect)。如果机体组织或器官受到照射,有足够多的细胞被杀死或不能繁殖和发挥正常功能(细胞的丢失率＞补偿率),将会丧失器官的功能,这种效应称为确定性效应。根据 ICRP 第 118 号建议书(2012)提出了组织反应(tissue reaction)概念,并建议取消确定性效应概念。组织反应是指有剂量阈值,其严重程度与剂量呈正相关的健康效应。如辐射导致的皮肤红斑,骨髓、肺和消化道损伤,白细胞减少,不孕、不育、恶心、呕吐、腹泻和白内障等。随机性效应是指无剂量阈值,发生概率与剂量呈正相关,效应的严重程度与剂量无关的健康效应,如辐射诱发的癌症和遗传疾患。

现行的辐射防护法规和标准均以辐射危害的线性无阈(linear no-threshold,LNT)假说为依据,也就是以高、中剂量辐射生物效应的研究资料线性外推,估算低剂量辐射(low dose radiation)生物效应和危害。然而,通过大量的实验证实,在许多方面,低剂量辐射与高、中剂量辐射对机体产生迥然不同的生物效应。低水平辐射(low level radiation)系指低剂量、低剂量率的电离辐射。剂量在 0.2 Gy 以内的低 LET 辐射或 0.05 Gy 以内的高 LET 辐射被认为是低剂量辐射,若同时剂量率在 0.05 Gy/min 以内,则称为低水平辐射。中、高剂量辐射对健康有害,是公认的事实。但低水平辐射对健康的影响,目前尚存不同的看法,涉及的要点是辐射致癌是否存在阈值。无阈假说者认为,任何微小剂量的辐射均将增加致癌的危险,其基础是由高、中剂量辐射致癌的剂量效应关系外推,而无直接的放射生物学或辐射流行病学依据。

二、放射生物学的实验研究

放射生物学属于基础医学,是探讨电离辐射的生物效应,重要的是阐明电离辐射对人的机体健康的影响。因此,放射生物学研究对象主要是人。但是,有相当一部分实验研究,从道德和法律上不允许、也不应该在人体进行,只能借助于实验动物及其器官、组织和细胞,或细胞株进行实验研究。

从方法学上讲,实验是在人为控制条件下,通过变革、复制及模拟自然现象进行的研究。这种方法可以排除无关因素的影响,简化、纯化及强化研究条件,便于揭示自然现象之间的本质联系;可以实施各种不便于或不能够在人体上直接进行的研究;可以缩短研究周期,便于反复验证。

要保证实验研究结果可信,必须严格控制实验条件,包括实验动物及其器官、组织和细胞,或细胞株、试剂及仪器设备等各方面的条件。就实验动物而言,2023 年国家科学技术委员会发布《实验动物管理条例》(修订)。此外,还有相关的国家标准,包括《实验动物 微生物、寄生虫学等级及监测》(GB 14922—2022)、《实验动物 遗传质量控制》(GB 14923—2022)、《实验动物 配合饲料通用质量标准》(GB 14924.1—

2001)、《实验动物 环境及设施》(GB 14925—2023)和《实验动物设施建筑技术规范》(GB 50447—2008)等。如果不具备基本的实验条件,滥用不合格的动物进行粗放的实验,得出的结果模棱两可,似是而非,只能造成人力、物力和时间的浪费。

三、实验动物的选择

一般,放射生物学实验研究采用实验动物和细胞株作为研究对象。实验动物是指经过人工繁育或人工改造,对其携带的微生物实行控制,遗传背景明确,来源清楚,用于教学、科学研究及其他方面实验的动物。

(一)实验动物选择的原则

在放射生物学研究中,实验动物应选择与人体解剖、机能、代谢及组织型、基因特征相似的动物;还应考虑对电离辐射的敏感性;选用与实验设计、技术条件和实验方法等因素相适应的标准化动物,反映在生物反应性、动物品系、品种、体型、年龄、性别、行为和生理状态等方面。实验动物主要选用小鼠、大鼠、豚鼠、家兔、猫和狗等。在考虑经济和易饲养管理情况下,大多实验研究中,选用小鼠和大鼠作为实验动物。

(二)实验动物选择注意的问题

实验动物对外界刺激存在个体差异。为了减少实验误差,在动物选择上还要注意一些有关问题。

1.年　龄

在选择动物年龄时,应注意各种实验动物之间、实验动物与人之间的年龄对应,以便进行分析和比较。动物一般可按体重推算年龄,但不同品系(种)、营养状态和饲养管理等因素还存在差异。

2.性　别

一般,实验对性别无特殊要求,选用数量可雌雄各半,但有些实验对性别有特殊要求,并应注意雌性动物是否受孕。

3.健康状况

要选用健康的动物实验。健康的动物体型丰满、发育正常,毛发光泽、浓密及紧贴皮肤,眼睛明亮、活泼,行动迅速,反应灵敏,无畸形、无外伤,食欲好。对于慢性实验动物,尤其是大动物,还应对每只动物做全身检查,包括眼、耳、鼻、皮肤、头部、四肢、胃肠道(消化系统症状和肛门部位等)、神经系统和生理指标(体温、心跳、心率、呼吸和血象等)等。一般在实验前,选好的动物需有 7～10 d 的预检,并使动物适应新的饲养环境。

4.品系和等级

品系和等级分别表示实验动物按遗传学和微生物学控制的标准化条件。按照遗传学控制分类,实验动物分为近交系动物、封闭群(远交群)动物、突变系动物和系统杂交动物 4 类。两个近交品系杂交所产生的第一代动物为 F_1 代。一般情况下,近交动物的生物反应稳定性和实验重复性都较封闭群好;F_1 代生活力强,带有两个亲代的特性,虽然遗传型是杂合的,但个体间的遗传型和表现型都是一致的,实验用能获得理想的结果。封闭群动物和杂种动物在实验的重复性上有一定问题。

按微生物学控制分类,国外将实验动物分为普通动物、无特定病原体动物、悉生动物(gnotobiotic animal,借助于哺乳类动物胎盘的屏障作用,临产前通过剖腹净化,消除动物机体携带的各种微生物或寄生物,并将幼仔饲育在无菌屏障系统中,经人工哺乳或代乳培育出的动物)及无菌动物 4 级。我国国家科委实验动物分为普通动物、清洁动物和无菌动物(包括悉生动物)3 级。各级动物具有不同特点,分别适用于不同的研究目的。急性实验在确信无碍时,可选用微生物学级别较低但无疾病的动物;而慢性实验应选用级别较高的动物。

四、实验动物的分组与编号

动物实验分组方法是指在动物实验过程中,将实验动物按照一定的规则和要求划分为不同的分组,以进行对照和比较研究。合理的分组方法能够提高实验结果的可信度和实验效率,为科学实验的设计和结果的解读提供重要参考。常见的动物实验分组方法包括随机分组、层次分组、匹配分组和区组分组等。

(一)动物分组设计

通常按对象不同,分为自身对照和平行对照;按目的不同,分为空白对照、模型对照和阳性对照。

1.自身对照组

自身对照是把实验动物自身在实验前、后两阶段的各项相关数据,分别作为对照组和实验组的结果,并进行统计学处理;也可以是自身不同部位的对照,如左侧和右侧、前面和后面等。

2.平行对照组

平行对照组是与实验组平行设置另外的组,使之与实验组能够进行对比,可分空白对照组、模型对照组和阳性对照组。

(1)空白对照组:又称正常对照组,对动物不加任何处理,正常饲养,或给予蒸馏水、生理盐水或其他药物的溶剂等。空白对照的设立,是为观察正常动物与造成疾病的动物有何差别。

(2)模型对照组:这是以特定方法造成动物患病,不加任何处理,观察疾病状态下,没有干预措施的动物有何表现。模型对照的设立,是为了与空白组对比。假如只研究药物对正常动物的作用,不需考虑动物的疾病状态,则无须设立模型组。

（3）阳性对照组：这是以模型动物给予确实有效的药物处理，观察治疗效果。阳性对照的设立，是观察阳性药物对模型动物的治疗作用。假如阳性对照药物没有治疗效果，说明动物模型或给药方式存在问题。当阳性对照药物有效，而被测试的药物无效时，说明被测药物无效。另外，被测药物与阳性药物对照，还可观察二者的作用，哪一个效果更好。在实践中，不是每一个实验都有阳性对照药物，也不是每一个实验都需要设置阳性对照组。

（二）随机分组

进行动物实验时，统计学要求各实验组间除实验处理因素外，其他条件都完全相同，但事实上不可能完全做到，就是同一种动物而言，即使品系、年龄、窝别、性别和生活条件完全一致，对药物的反应仍不可能完全一致，差异是绝对的，一致是相对的。减少差异的办法除精选实验动物（或材料）外，就是实行严格的随机原则进行安排，使正性和负性影响随机地分配到各组，得到平衡，而不受任何主观愿望的影响。因此，实验动物分组应严格按照随机分组的原则进行，使每只动物都有同等机会被分配到各个实验组中与对照组中去，尽量避免人为因素对实验造成的影响，从而增加研究结论的可靠性。

1.配对比较法随机分组

在将实验动物分成两组时适用配对比较法随机分组，这是指在分配动物之前，现将动物按性别、年龄、体重、胎别或其他有关因素加以配对，以基本相同的两个动物为一对配成若干对，然后再将每一对动物随机分配于两组中，这样两组动物数必然相同，而且它们的胎别、性别、年龄以及体重等根本情况也基本相同，从而尽可能减少两组动物的生物差异性。例如，20 只动物分成 A、B 两组，将动物按如上所述方法分成 10 对，每对编号 1、2，从随机数字表连续抄录 10 个数，奇数则该对第 1 只动物入 A 组，第 2 只入 B 组；如为偶数，则该对第 1 只动物入 B 组，第 2 只入 A 组。此种分组优点：两组动物的胎别、性别、年龄以及体重等根本情况也基本相同，从而尽可能减少两组动物的生物差异性；缺点：只在将实验动物分成两组时适用。

2.随机区组法随机分组

在一批小鼠中，如果体重差异较大，有 18 g 的，也有 30 g 的，若按照配对比较法，很可能有的组分到体重特别大的。随机区组法是配对设计的扩大，区组的长度最好为组数的 2 倍以上，太小容易造成不随机；如有 4 个组，则区组长度最好选择 8 个以上。例如，40 只 SD 大鼠，重量在 180～220 g 之间，需要分为 4 组，即每组 10 只。先按照体重配成若干个区组，再把每区组动物随机分配各组。将这些大鼠按体重分为 4 个区段，假设 108～190 g/8 只、190～200 g/12 只、200～210 g/16 只及 210～220 g/4 只，即 4 窝，分组时每窝的数量至少大于 4。然后，依次对这 4 窝大鼠编号，第 1 窝 1、2、3、

4……8,以此类推,编号到 40;进一步按照完全随机分配区组 1,8 只动物分配到 4 组,每组 2 只,其他各组相同。有时会碰到多个因素,则需要依次分区,如 40 只体重差异较大的小鼠,雌雄不一。此时,不能只按照体重区组分配,需要先把雌雄分开,然后各自按体重分组。区组分组将保证了实验组间的生物差异减到了最小,遵循了一致性原则与随机性原则,使实验结果更具有统计学意义。

3.完全随机分组

完全随机分组是利用随机数字表将每个实验对象随机分配在各组。随机数字表法是一种常用的分组方法,在数理统计学文献中,通常附有随机数字表。随机数字表是由计算机编制的,表中的数字各自独立,全部数字无论从横行、竖行和斜行的顺序都是随机的,使用时任选一个数字开始,按一定顺序查抄需要的数目,即可得到需要的随机数字。首先,应该明确实验分几组,计算每组的动物数。例如,将 100 只动物随机分为 10 组,每组 10 只。首先,取 10 个笼子,贴上 1~10 的组数标签。抓取 10 只动物,称体重为 22、20、23、24、21、25、28、26、20 和 19 g,按体重由小到大或者由大到小编号为 5、2、6、7、4、8、10、9、3 和 1,在随机数字表中任意取横行或竖行连续的 10 个随机数字,用随机数字除以参与分组的动物数,所得的余数为动物所在的组数。如果所得余数为 0,则该动物从最后 1 组向前排;其他动物依次类推进行分组。

(三)其他分组方法

动物的分组方法有很多,还可以利用计算器法和软件法。计算器法仅适用于动物分两组的情况。计算器有个随机数功能,可给出 1 以下的任意一个随机数。具体操作方法是,随机数大于 0.5 的归于 A 组,随机数小于 0.5 的归于 B 组。通过不断地按计算器,可以快速实现随机。这种方法优点在于统计方便,速度快;缺点是产生的随机数,是根据确定的算法产生的,具有类似随机数的性质,但不是真正的随机数,是伪随机数。目前,随着软件法的广泛应用,这种方法在动物分组中已很少使用。统计软件 SAS 和 SPSS 都具有随机功能,在大群动物的随机分组中得到广泛应用。但在动物数目较少的情况下,EXCEL 随机法操作简单、使用方便,是比较常用的一种随机分组方法。应用 EXCEL 随机分组时,不需要编程,表格功能灵活,便于编辑和保存,操作方法简便。首先,在第一列按顺序把动物编号升序排列;其次,在第二列以 EXCEL 自带的"RAND"函数插入随机数,以拖曳功能将各个编号附上一个随机号;然后,将这些随机数通过"复制"—"选择性粘贴"—"数值"操作固定下来;再与动物编号一起以"扩展区域"形式按升序排列,即可得到各组的随机号码。使用 SPSS 操作比 EXCEL 操作步骤烦琐,但在后期统计分析时,SPSS 具有更大优势。

在动物实验中,统计学要求各组之间除实验因素外,其他条件必须完全相同。而在实际工作中,即使动物品系、年龄、性别、体重、窝别和环境完全一致,对药物的反应也不尽相同,差异是绝对的,一致是相对的。目前,除精选实验动物外,通过随机分组使各种正性和负性影响,随机分配到实验各组,是避免主观因素影响,减少组间差异,提高统计效能的最佳途径。

(四)实验动物的编号

实验动物常用的标记方法有染色法、耳缘剪孔法、烙印法、挂号牌法和挂环法等。染色标记法常用的涂染化学剂有3%～5%苦味酸溶液(黄色)、0.5%中性红或品红溶液(红色)、20%硝酸银溶液(咖啡色)和煤焦油的酒精溶液(黑色)。动物编号的原则是,先左后右,先上后下,即左前腿、左侧腹部、左后腿、头顶部、腰背部、尾基部、右前腿、右侧腰部和右后腿分别为1、2、3、4、5、6、7、8和9号。

五、实验动物的基本方法

(一)实验动物的抓取和脱毛

1.动物抓取

抓取小鼠时,先用右手抓取鼠尾、提起,放在前爪能抓牢的物体上,或放在实验台上,在其向前爬行时,用左手拇指和食指迅速提住颈部皮肤,将鼠体置于左手心中,鼠尾用无名指和小指压在手掌上,左手即可进行各种操作。抓取4～5周龄大鼠同小鼠抓取法;较大的大鼠,用右手抓取鼠尾,左手从背部中央到胸部捏起、抓住。

2.动物脱毛

一般,动物脱毛采用剪毛、剃毛、拔毛和化学脱毛4种。适用于小鼠、大鼠、豚鼠和兔的脱毛剂配方有3种:①硫化钠3 g、洗涤粉1 g、淀粉7 g,加水适量调成糊状;②硫化钠8 g、淀粉7 g、糖4 g、甘油5 g、硼砂1 g,加水75 mL;③硫化钠8 g,溶于1 000 mL水中。

(二)实验动物的性别识别

新生小鼠或大鼠,外生殖器(阴蒂或阴茎)与肛门之间的距离较近者是雌性。成熟期小鼠或大鼠,雌性有阴道口,雄性有膨起的阴囊和阴茎。

(三)实验动物的给药途径和方法

实验动物的给药途径和方法的选择主要是根据实验目的、实验条件及药物性质而定。常见的给药方法有肌肉、静脉、皮内、腹腔、脑内注射及灌胃、气管注入、吸入、皮肤涂布给药、皮下或组织给药(埋藏)和滴眼等。

一般,大鼠和小鼠静脉注射采用尾静脉注射;皮下注射选取颈后肩胛间、腹部和腿内侧皮下组织疏松的部位注射;皮内注射需将注射的局部脱毛、消毒,用左手拇指和食指按住皮肤、绷紧,在两指之间刺入皮内,向上挑起,再稍刺入;腹腔注射针头刺入皮下,向前推进0.5～1.0 cm,再以45°角穿过腹肌,固定针头,缓慢注药。在动物实验中,经口给药多采用灌胃法,大鼠和小鼠灌胃使用1～5 mL注射器和金属钝针头。

(四)实验动物生物样品的采集

1.血液的采集

实验动物采血部位和方法,根据动物种类、检测目的、实验方法及所需血量而定。一般,通过眼部、尾静脉、心脏、耳缘静脉、耳中央动脉、颈(股)静脉或动脉和断头采血。下面主要介绍小鼠或大鼠采血的方法,个别介绍其他动物采血的方法。

(1)眼部采血:眼部采血有眼球摘除法和毛细玻璃管法两种。眼球摘除法,左手握住鼠头部,并将采血眼眶向上固定体位,压迫眼球;右手用眼科镊子(最好是弯形镊)迅速摘除眼球,血液很快从眼眶内流出,一般只适用一次性采血。毛细玻璃管法,也就是眼眶后静脉丛采血法,左手拇指和食指握住鼠颈部两侧,使头部回流受阻,眶静脉丛充血;右手持灭菌的硬质玻璃管(内径0.5～1.0 mm),从内侧眼角在眼睑和眼球之间向喉头方向刺入,达到蝶骨深度,然后稍稍转动,达到一定深度,血液会自动流出;采血后,用消毒纱布压迫眼球,止血30 s。

(2)尾静脉采血:尾静脉采血有切割尾尖和切割尾静脉两种方法。切割尾尖采血,先将鼠固定或扣在烧杯内,用酒精棉球消毒鼠尾;然后,在距鼠尾尖2 cm处切断尾部,用手自尾根向尾尖按摩,促进血液流出;采血后,可用局部压迫或烧烙方法止血。切割尾静脉,即在鼠尾消毒后,用锋利的刀片自尾尖向尾根逐渐交替切割3条尾静脉,连续少量采血。

(3)断头取血:断头取血时,用左手拇指和食指从背部较紧地握住鼠颈部皮肤,并将头部朝下;右手用剪刀猛剪断颈部,让血流入容器。采血时,防止动物毛等杂质进入容器,引起溶血。有一种鼠的断头刀,类似铡刀,能迅速断掉鼠头,取血效果更好。

(4)心脏取血:小鼠几乎不用活体心脏取血。大鼠心脏取血时,仰卧固定在板上,剪去心前区毛,消毒皮肤,在左侧第3～4肋间心脏搏动最强处,用4～5号针头的注射器刺入心脏,血液可借助血压的力量自动流入注射器;也可切开胸部,用针头直接刺入心脏取血。豚鼠取血时,在胸骨左缘第4～6肋间刺入。家兔取血时,仰卧固定在台上,在心脏搏动处(第3肋间,胸骨左缘旁3 mm处),用注射针刺入心脏,血压随心脏收缩进入注射器内,每次取血不宜超过20～30 mL。

(5)耳缘取血:家兔多用耳缘取血。取血时,固定头部,拔掉所选静脉周围毛,局部消毒,用手指轻轻摩擦兔耳,使静脉扩张,用5.5号针头的注射器在耳缘静脉末端刺入,血液自动流出,也可将针头逆血流方向刺入耳缘静脉取血。豚鼠耳缘取血时,用刀片割破耳缘后,在切口边缘涂抹20%柠檬酸钠溶液或1%肝素溶液,阻止血凝,便于取血。

2.尿液的采集

实验动物尿液收集,常用的方法有代谢笼采集法、导尿管法、膀胱穿刺法、压迫膀胱法和提尾采尿法等。

(1)代谢笼采集尿:利用代谢笼采集尿液,可去除粪便,适用于中小型动物,尤其适用于大鼠和小鼠。

(2)导尿管采集尿:将导尿管经尿道插入膀胱,可采集无污染的尿液。

(3)膀胱穿刺取尿:有些实验,需间隔一定时间取尿,采用膀胱穿刺法。穿刺取尿时,动物轻麻,仰卧固定,剪去局部被毛,消毒,在耻骨前腹部正中线上,用注射器直接刺入膀胱取尿。

(4)压迫膀胱排尿:将动物固定,按压骶骨两侧的腰背部,或轻轻压迫膀胱的体表部位,促其排尿。

(5)提尾采尿:提尾采尿法适用于啮齿类动物,采集少量尿液。在提尾时,即有排尿反射,尤其小鼠这种反射更为明显,在提尾的同时,用吸管接取尿液。

3.骨髓的采集

大动物骨髓的采集通常用活体穿刺法,多采集胸骨、肋骨和股骨骨髓。小动物因骨髓少,一般处死后取胸骨和股骨等骨髓。

4.精液的采集

采集大鼠和小鼠精液,一般在雌雄鼠交配后 24 h 内收集雌性动物阴道内的透明阴道栓。对于中型以上动物,常用假阴道诱精法采集精液;有的采用穿刺附睾法采集精液,即腹腔注射戊巴比妥麻醉后,在尾至剑突中线下 10 mm 处,用注射器针头呈 30°角刺入腹腔,水平直刺 3～4 mm,达到附睾,采集精液。

(五)实验动物的处死方法和样品处理

1.实验动物的处死方法

在动物实验中,有时因研究需要,要处死动物。处死动物,应遵循动物安乐死的基本原则,选择易于操作、不影响实验检查结果的方法,尽可能地缩短致死时间,减少动物的痛苦。实验动物处死的方法很多,主要包括颈椎脱臼法、麻醉剂(或 CO_2)吸入或注射法、断头法、空气栓塞法、急性放血法和化学药物致死法等。

(1)颈椎脱臼法:此法是啮齿类动物无痛苦死亡的最常用方法,右手握住鼠尾根部,左手拇指和食指用力按住鼠头,右手用力向后拉,使脊髓与脑髓断开,动物立即死亡。

(2)麻醉剂(或 CO_2)吸入及注射法:麻醉剂吸入适用于多种动物的处死,常采用乙醚吸入;对于小动物,可将蘸有足量乙醚的棉球和动物放在容器内,数分钟即可死亡。给大鼠和小鼠腹腔注射 90 mg/kg 体重的戊巴比妥而致死;豚鼠和家兔可通过静脉、腹腔或心内注射戊巴比妥麻醉。

应用 CO_2 吸入法处死动物,可采用减压干燥器,将动物置于其中,一根橡皮管通入 CO_2,另一根排气,动物很快致死;也可将干冰和动物放入容器中,动物也很快致死;还可将动物装笼后,放入透明塑料袋内,封好,慢慢充入 CO_2,使动物致死。

(3)空气栓塞法:这种方法主要适用于大动物的处死。一般,猫和家兔静脉注入 10～20 mL 空气,狗注射 70～150 mL 空气即可。

(4)急性放血法:大鼠、小鼠、豚鼠、家兔和狗等动物均可采用颈总动脉放血,致死动物;狗可预先静脉注射硫喷妥钠 20～30 mg,使其入睡,再暴露股三角区,作一 10 cm 横切口,切断动脉和静脉,立即喷血而致死。

(5)化学药物致死法:此法适用于各种动物。家兔耳缘静脉 10% KCl 注射 5～10 mL,狗前肢或后肢下静脉注射 20～30 mL,即刻动物致死;成年狗静脉注射福尔马林溶液 20 mL,狗很快致死。

2.实验动物的样品处理

(1)标本的固定:有些组织标本需要固定液固定以观察其形态、结构,固定液应为标本体积的 10 倍以上。电镜标本要求活体取样,标本离体后 1 min 内必须浸入固定液中。常用的固定液:中性福尔马林液:配方为 40% 甲醛 100 mL、Na_2HPO_3 4 g、NaH_2PO_3 6.5 g,加蒸馏水 900 mL,一般固定 48 h 即可。Bouin 固定液:其成分由饱和苦味酸 75 份、36% 甲醛 25 份和冰醋酸 5 份构成,固定时间为 24～48 h。戊二醛固定液:配方为 40.5 mL 的 Na_2HPO_3(35.61 g/L),9.5 mL 的 NaH_2PO_3(27.61 g/L),加 25% 戊二醛 10 mL,加双蒸水至 100 mL,主要用于电镜组织固定用。

另外,为了观察某些物质(如组织中的 cAMP 和酶类等)的含量,避免在迅速取得的活体组织和处理组织及检测的间隔时间迁延过长,使待测物质进一步代谢和分解,影响实验的测定结果,可先用液氮固定,然后解冻、处理(可在冰浴条件下)和测定。

(2)脏器的称重:称重脏器及其脏器指数(某种脏器湿重与体重的比值)可大体反映机体和脏器的生理和病理变化程度。动物解剖后,取出的脏器应迅速称重,避免水分蒸发或物质代谢发生改变,影响称重和进一步实验结果;还应将其周围脂肪和结缔组织剔除,并用滤纸吸去其表面血液和体液。

(3)血液标本的处理:一般,血液标本分为全血、血浆和血清 3 种:①全血为加入抗凝剂,使血液不凝固而含有成分的标本;②血浆为全血中加入适当的抗凝剂,去除细胞成分后剩余的部分;将抗凝血置于 4℃冰箱 12 h,使红细胞沉降,自然分离血浆;也可采用 3 000 r/min 离心 5～10 min,获得血浆;在采血 6 h 内从全血分离的血浆,在 −18℃ 以下可保存 12 个月;③血清为血浆除去纤维蛋白原的剩余部分;取出的血液,可在室温下自然凝固而析出血清,也可经 37℃水浴 30 min 加速血液凝固而析出血清;血液凝固后,轻轻剥离贴壁血块,以 2 000～3 000 r/min 离心 20 min,吸出血清。

当以全血和血浆为标本时,必须用合适的抗凝剂防止血液凝固。常用的抗凝剂有:草酸盐,常用于非蛋白氮测定,用量 2 mg/1 mL 血液(10%溶液);肝素,常用其 Na

和 K 盐,其抗凝血应在短时间内使用,不宜用于血细胞培养和痕量元素分析,0.5 mL(1 mg/mL)肝素置于试管后(37～50℃烘干)可使 5 mL 血液凝固;枸橼酸钠,常用浓度为 10⁹ mmol/L,不能测钙离子,用量是枸橼酸钠和血液比例为 1∶9;乙二胺四乙酸二钠(EDTA 钠盐),对淀粉酶和磷酸肌酸激酶有减少趋势,可用于血细胞成分保存,并适于血浆钙、钠和含氮物质的测定,一般 1.4～1.6 mg 可阻止 1 mL 血液凝固。

血液应具塞避光保存,低温保存后应放在 25～37℃水浴下快速溶解,避免反复冻融。血清保存在 4～6℃或冻结数天,多数成分稳定。全血不能冰冻。

第二节　常规实验的基本操作技术

一、实验目的

(1)掌握小鼠常用脏器细胞悬液(cell suspension)的制备。

(2)熟悉与掌握无菌操作(sterile operation)过程。

(3)掌握尾静脉(caudal vein)注射技术。

二、实验材料

(一)动物和试剂

实验动物:健康小鼠,体重 17～23 g。

实验试剂:Hank's 液、RPMI 1640 培养液(或 199 培养液)、白细胞稀释液、苦味酸和甲醛。

(一)器　材

实验器材包括超净工作台、普通离心机、普通光学显微镜、小鼠尾静脉注射固定架、血球计数板(2 块)、眼科镊子(中号,平,2 把)、蓝芯注射器(1.0 mL,2～5 支)、针头盒(内装 6♯、7♯和 4♯针头若干)、搪瓷盘(小号)、平皿(直径 9 cm,2 套)、广口瓶(30 cm,6 个)、吸管(10 mL 及 1 mL,各 2～5 支)、小鼠尾静脉注射固定架(3～5 个)、干棉球、灭菌纱布、酒精灯、加样器和加样头。

三、操作步骤

(一)小鼠胸腺和脾细胞悬液制备及无菌操作

(1)取健康小鼠,体重 17～23 g,断头或颈椎脱臼杀鼠,浸入装 75%酒精的烧杯中,2～3 min 后放入经酒精棉球擦过的瓷盘中。剪开小鼠左侧背部,取出小鼠脾脏;

剪开胸骨的两侧,掀开胸骨,取出胸腺。

(2)将脾脏或胸腺放入装 5 mL Hank's 液平皿内,洗 1～2 次,去掉血污,再转入另一盛 10 mL Hank's 液平皿内。毛玻璃片研磨,用吸管吸入,同时在 20 mL 刻度离心管管口放 200 目尼龙网,过滤。离心(1 000 r/min,5～7 min),去上清,用指弹法悬起细胞;加 RPMI 1640 培养液 1 mL,制成细胞悬液。

(3)取 100 μL 细胞悬液,加 0.9 mL 白细胞稀释液,在低倍镜下按四角大方格计细胞数。

$$细胞数/mL＝4 大格中细胞数/4×10^4× 稀释倍数$$

(4)注意,制备的细胞若进行培养,以上操作过程均在无菌条件下进行,实验所用的一切器材及药品也均经无菌处理。实验前 0.5 h 打开超净台开关,用新洁尔灭或 75％酒精棉球清洁台面、双手及盛小鼠所用的瓷盘、实验用的大小镊子、剪刀等。

(二)小鼠骨髓细胞制备

(1)小鼠经颈部脱臼处死,取一侧股骨,用纱布除去附着的肌肉。

(2)剪断股骨两端,用 TB(结核菌素)注射器将骨髓腔内全部细胞冲洗入盛有 20 mL 199 培养液的广口瓶中(上下端各冲洗 3 次),即为骨髓细胞悬液,并配置成浓度为 $5×10^5$ 细胞/mL,利用计数板进行细胞计数。

(三)小鼠尾静脉注射技术

(1)取 ICR 纯系小鼠,雄性,体重 25±5 g,将制备好 $5×10^5$ 个/mL 小鼠骨髓细胞悬液或者药物经尾静脉注入受体小鼠体内。

(2)选择 1～2 mL 注射器,注射器吸入药液或者细胞后,要排除空气。

(3)小鼠尾静脉共有 3 条,左右两侧和背部各有 1 条。两侧尾静脉较易固定,常被选为注射用。操作时,先将小鼠固定在暴露尾部的固定器内,去毛后将其置于 45～50℃的温水中浸泡几分钟,或用 75％酒精棉球反复擦拭,使静脉扩张,并使表皮胶质软化;以左手拇指和食指捏住鼠尾两侧,使静脉充盈。然后,注射时,其针头与尾部平行进针。开始注射时,缓慢而量少,如无阻力,可继续、加快注射;如有白色皮丘出现,可能未刺入静脉,应重新向尾部方向移动针头,再次穿刺。注后,将尾部向注射侧弯曲以止血。

(四)小鼠肝脏 10％组织匀浆的制备

(1)取小鼠肝脏组织 0.2～1 g,最少可以 2～5 mg,用冰冷的生理盐水液漂洗,除去血液,滤纸吸干、称重,放入 5～10 mL 的干净平皿中。

(2)用移液管量取体积为 9 倍质量的匀浆介质(pH 7.4)或者 0.09％的生理盐水,用眼科剪刀剪碎组织,移入离心管中。

(3)将组织块进行匀浆,包括手工匀浆、机器匀浆、超声匀浆和反复冻融。

　　手工匀浆：将剪碎的组织倒入玻璃匀浆管内，将剩余的 1/3 匀浆介质或生理盐水冲洗残留在烧杯里的碎组织块，一起倒入匀浆管里进行匀浆，左手持匀浆管将下端插入冰水混合物的器皿中，右手将捣杆垂直插入套管中，上下转动研磨数十次（6～8 min），充分研碎，使组织匀浆化。

　　机器匀浆：用组织捣碎机 10 000～15 000 r/min 上下研磨成 10% 组织匀浆，也可以用内切式组织匀浆机制备（匀浆时间每 10 s 1 次，间隔 30 s，连续 3～5 次，在冰上操作）。皮肤、肌肉组织可延长匀浆时间。

　　超声匀浆：用超声粉碎仪进行粉碎，利用超声波发生器以一定振幅处理使细胞破碎，一般的振幅可选用 14 μm，电流选用 40 A，5 s/次，间隔 10 s，反复 3～5 次。可根据不同类型的超声粉碎仪进行调整。

　　反复冻融：培养或者分离的细胞可以用上述方法匀浆，也可以反复冻融 3 次左右，让细胞加入适量的低渗液或者双蒸水放低温冰箱中结冰，溶解，再结冰，再溶解，反复3 次作用，但是会导致部分酶活力受到影响。

四、结果处理与讨论题

（一）实验结果处理

（1）根据小鼠胸腺及脾细胞悬液的计数，调所需要的细胞浓度。

（2）尾静脉注射是否成功，主要通过观察尾部静脉的变化以及后期实验结果。

（3）利用生化法检测匀浆的浓度，根据需要可进行进一步的稀释。

（二）讨论题

（1）试述制备小鼠胸腺及脾细胞悬液过程及无菌操作注意事项。

（2）试述制备小鼠骨髓细胞过程及尾静脉注射技术的基本要领。

（3）组织匀浆的主要方法有哪些，它们的差异如何。

第三节　组织细胞培养技术

一、组织细胞培养的基本知识

　　组织培养（tissue culture）是在体外模拟体内生理环境，在无菌、适宜温度、酸碱度和一定营养条件下，使从体内取出的组织生存、生长繁殖和传代，并维持原有的结构和功能特性的方法。广义的组织培养与体外培养同义。体外培养包括所有结构层次的培养，即器官培养、组织培养和细胞培养。通过组织培养可以获得大量细胞，并可借此研究细胞的生长繁殖、合成代谢以及信号转导等。

（一）培养细胞的类型

根据离体培养细胞在培养过程中是否需要贴附在培养（瓶）器皿等支持物上生长，将其分为贴壁细胞（adherent cell）和悬浮细胞（suspension cell）两大类。

必须贴附于基质表面并以此为支撑点进行生长和繁殖的细胞称为贴壁细胞（adherent cell）。大多数体外培养的细胞均属于贴壁细胞，当细胞在支持物表面生长后，一般呈现以下几种形态，即成纤维细胞样、上皮细胞样、游走细胞样和多形细胞样（神经组织等细胞）。

悬浮细胞是细胞的生长不依赖支持物表面，在培养液中呈悬浮状态生长，显微镜下观察，悬浮细胞一般是单个的、大小均一的和圆圆亮亮的形态规则的细胞形态，也有部分细胞聚集，成团生长。如某些癌细胞和血液白细胞可呈悬浮生长。因细胞生长空间大，容许长时间生长，能繁殖多量细胞，便于细胞传代繁殖。

（二）培养细胞的生长条件

将组织细胞从体内取出进行体外培养、观察和研究时，一定要保证离体细胞存活并表现其特定的功能，因此，选择最佳的生存条件以维持细胞在体外的生长、繁殖、结构和功能十分必要。维持细胞体外生存的必要条件包括以下三方面。

1.在无毒无污染的条件下培养

与体内相比，离体细胞丧失了对微生物和有毒物质的防御能力，一旦被污染或自身代谢物质积累，细胞的生长将会受到严重影响，因此，体外培养应保持细胞的生存环境无毒无污染，并及时清除细胞代谢产物。

2.细胞的营养需要

体外培养细胞的生长需要一些基本的营养物质，选用合适的培养基可为细胞提供充足的营养物质；另外，细胞培养还需要促细胞生长的一些因子，培养用血清是大多数合成培养基都需添加的成分，也是细胞培养液中最重要的营养成分之一。

3.细胞的生长环境

（1）恒定的温度：维持细胞生长需要有适宜的温度，培养的人和哺乳动物细胞最适宜温度是 $35\sim37℃$。细胞培养在 $39\sim40℃$ 中 1 h，受到一定程度的损伤，但可恢复；在 $41\sim42℃$ 中 1 h，细胞受到严重损伤，但不至于全部杀死，仍有可恢复的细胞；当温度达 $43℃$ 以上时，细胞大多被杀死。相反，温度不低于 $0℃$ 时，能抑制细胞代谢，并无伤害作用。将细胞置于 $25\sim35℃$ 时，细胞仍能生长，但生长速度缓慢；放在 $4℃$ 数小时后，再置 $37℃$，培养的细胞仍能生长。温度降至冰点以下时，细胞将冻死。如向培养液中加一定量保护剂（二甲基亚砜或甘油），封入安瓿中，冻存于液氮，温度达 $-196℃$，能长期贮存；细胞冻存后能复苏，继续生长，其生物学性状不受任何影响。这是保存细胞的主要手段。

(2)气相环境:开放培养时(碟皿培养或松瓶盖培养),一般细胞置于 CO_2 培养箱中(95％空气加 5％ CO_2 混合气体环境)培养;O_2 分压超过大气中 O_2 含量时对细胞有毒害作用。

(3)酸碱度:大多数细胞的适宜 pH 为 7.2～7.4,偏离此范围对细胞将产生有害的影响。原代培养的细胞一般对 pH 变动耐受性差,无限细胞系耐力大。总地来说,细胞耐酸性比耐碱性大一些,在偏酸环境中更利于生长。

(4)渗透压:多数培养细胞对渗透压有一定的耐受能力,理想的渗透压因细胞类型及种属而异。人的血浆渗透压约为 290 mmol/L,可认为是体外培养人源细胞的理想渗透压。在实际应用中,260～320 mmol/L 的渗透压可适于大多数细胞。用培养皿进行体外培养时,培养液可略为低渗,以代偿在培养过程中的水分蒸发。

(三)细胞的生长和增殖过程

细胞在体内的生长环境是动态平衡的,而体外培养细胞的生存环境是在培养瓶(皿)等容器中,其生存空间和营养条件都是有限的,当细胞增殖到一定密度后,为使细胞能继续生长,同时也将细胞数量扩大,就需要分离出一部分细胞并更新营养液,这一过程称为传代培养(passage,subculture)。传代培养是一种将细胞种保存下去的方法,同时也是利用培养细胞进行各种实验的必经过程。悬浮细胞直接分瓶就可以,而贴壁细胞需经消化后才能分瓶。

1.组织细胞生存期

体内组织细胞的生存期与完整机体衰老死亡相一致。大多数二倍体细胞在培养中维持有限生存期,最多生存 1 年左右,传 30～50 代,相当于 150～300 个细胞周期。

体外培养细胞的整个生存过程分为 3 个阶段,即原(初)代培养期、传代期和衰退期:①原代培养期是从体内取出的组织细胞接种培养到第一次传代阶段,此期细胞处于活跃的移动状态,可见其分裂但不旺盛,一般持续 1～4 周;②传代期在整个生命期中持续时间最长,培养条件良好时细胞增殖旺盛,并能维持二倍体核型,原代培养细胞一经传代后便称为细胞系(cell line);③衰退期细胞仍然生存,但不增殖或增殖缓慢,最后衰退而死亡。

2.组织培养细胞一代生长过程

所有体外培养细胞,当其生长达到一定密度后,都要进行传代。传代的频率或间隔时间与接种细胞数量、细胞生物学性状及营养液性质有关。细胞的一代仅指从细胞接种到分离、再培养的一段时间。在细胞一代中,细胞能倍增 3～6 次。细胞传一代后,要经过以下 3 个阶段:①游离期,即细胞接种后在培养液中呈悬浮状态的阶段,也称悬浮期、滞留期;②指数增殖期也称指数生长期,是细胞增殖旺盛阶段,细胞分裂多,分裂的数量可作为判定细胞生长旺盛程度的一个重要标志,是进行各种实验的主要阶段,一般以细胞分裂指数(mitotic index,MI)表示,即每 1000 个细胞中的分裂细胞数,大多细胞分裂指数介于 0.2‰~0.5‰;停止期细胞数量已达饱和密度,停止增殖,但有代谢活动,应尽早传代,此期也称平台期、平顶期。

3.细胞周期

在动物体内或在体外培养中,细胞处于生长或静止状态。细胞生长包括 DNA 合成及细胞分裂两个关键过程。细胞周期(cell cycle)即一个母细胞分裂结束后形成的细胞至下一代再分裂结束形成 2 个子细胞的阶段;也就是,细胞经过一个间期(gap phase,G 期)和有丝分裂期(mitotic phase,M 期)为一个细胞周期。细胞群中多数处于间期,时间较长,主要进行 DNA 合成;少数细胞处于 M 期,时间较短,进行有丝分裂。在间期中,DNA 合成仅占其中的一段时间,称为 DNA 合成期(synthesis phase,S 期)。在 S 期之前和之后,分别有两个间隙阶段,称为 DNA 合成前期(G_1 期)和 DNA 合成后期(G_2 期)。

(四)培养分类

1.原代培养

原代培养(primary culture)又称初代培养,是直接从体内取出的细胞、组织或器官所做的首次培养。原代培养的细胞离体时间短,遗传性与体内细胞相似,适于做细胞形态、机能和分化等研究。

2.传代培养

当原代培养细胞达到一定密度后,则需更换瓶皿做再培养,或称传代培养(secondary culture)。开始传代以后的细胞群称为细胞系。细胞系来源于原代培养,一个细胞系是由多个不同细胞群组成的。如果一个细胞系的生物学性状(包括其来源、生长速度、机能、有无遗传缺陷和核型等)已经清楚,称为限定细胞系(finite cell line);如不清楚,称为传代细胞系(secondary cell line),或称细胞系。

3.二倍体培养(diploid culture)

培养的二倍体细胞具有与原机体相同二倍体数的细胞群,其染色体数与原供体细胞染色体数相同或基本相同,核型也与原来组织相同。为保持二倍体细胞长期利用,一般在初代或 2~3 代后大量冻存,作为原种细胞(stoke cell),用时再进行繁殖,用后再冻存,可保证长期使用和延缓衰老。

另外,用单细胞分离培养法或克隆(cloning)形成法从原代培养或从细胞系所选出的细胞群,称细胞株(cell strain)。一个细胞株应具有特殊的生物学性质和标记,并持续存在。当一个细胞株的生物学性状(包括其来源、生长速度、机能、有无遗传缺陷和核型等)已经清楚时,称为限定细胞株(finite strain)或传代细胞株(secondary strain);如不明确,只称细胞株即可。

二、组织细胞培养的基本条件

(一)细胞培养所需设施和设备

组织细胞培养室应防止微生物污染和有害物质的影响,其工作环境要求清洁、空气新鲜、干燥和无烟尘。

1.无菌操作设施

无菌操作设施主要包括无菌操作室、净化(超净)工作台和无菌操作箱。

(1)无菌操作室:无菌操作室(sterile room)是专用于细胞培养及其他无菌操作的空间,根据具体条件和实际需要,可有较大的变化。无菌操作室密闭不通风,温度和湿度较高,紫外线消毒后产生臭氧,对人体有害,应安装滤过空气的恒温恒湿调节装置,其空间宜大,与外界隔离,便于进行大规模培养工作。无菌操作室应设在无日光直射位置,以木制或塑料制品为好;上半部安装玻璃窗,天花板一般不宜超过 2.5 m高,以保证紫外线的有效作用;墙壁平整耐水无死角,便于清洗、消毒。

一般,无菌操作室由更衣间、缓冲间和操作间 3 部分组成。操作间应为 3~5 m²,最小也能容下两人同时操作。缓冲间位于更衣间和操作间之间,能保护无菌间的无菌环境,应稍宽敞,可设有恒温培养箱、冰箱、消过毒的无菌物品及一些必需的小型仪器等,一些简单操作不必携出室外即可完成。缓冲间可同时和几个操作间相通。

(2)超净工作台:超净工作台(superclean bench)也称净化台,其原理是利用鼓风机驱动空气,通过高效滤器净化后,使滤过空气徐徐通过台面,构成工作场地无菌环境。净化台按气流方向分为侧流式(或称垂直式)和外流式(或称水平层流式)两种。超净工作台占地面积小,启动电源后很快即可使用,操作方便,工作效率高。超净工作台应安置在清洁无尘房间。使用时一旦感到气流变弱,如酒精灯火焰不动,说明滤器已阻塞,应及时更新。为了延长滤器使用寿命,可用5~8层纱布衬在第一级滤口外面,以阻挡更多的灰尘进入。使用超净工作台前,最好开启台内紫外线灯照射 10~30 min,然后预工作 10~15 min,以除去臭氧,并使工作台面空间净化。使用完毕后,用 75%酒精将台面和四周擦拭干净,以保证超净工作台无菌。

(3)无菌操作箱:在条件比较简单的实验室进行组织细胞培养实验,可以采用自制的单人或双人无菌操作箱(sterile cabinet)。箱内安装紫外线灯和日光灯;侧壁可开口与小型抽气机相连,操作结束后,先抽掉箱内气体,再开箱清理用品,可防止污染室内空气。操作时,双手伸入箱内,也可达到一定的无菌条件。由于箱内空气不流动,温度较高,操作时间不宜过长,仅可进行一般的细胞培养工作。目前,已很少使用这类无菌操作箱。

2.组织细胞培养室设备

组织细胞培养室所需设备很多,主要包括电热恒温培养箱、倒置显微镜、电热恒温干燥箱、压力蒸汽消毒器、双重纯水蒸馏器、离心机、液氮生物容器、恒温水浴锅、无菌滤过器及细胞计数板等。

(1)电热恒温培养箱：电热恒温培养箱(electric thermostatic incubator)，即 CO_2 培养箱，有隔水式和气套式两种，适于细菌培养和封闭式细胞培养。为保证培养箱温度变化在±0.5℃范围，常用电接点式温度计控制培养箱温度。

CO_2 培养箱能恒定地供给一定量的 CO_2，多在 5%，维持培养液稳定的 pH；可保持稳定的温度(一般±0.1℃)和湿度，适合于开放式或半开放式细胞培养。利用 CO_2 培养箱培养细胞，培养的容器与外界应保持通气状态，一般使用培养皿培养；在用培养瓶培养时，可用松旋瓶帽或用棉塞堵塞，以保持通气。箱内应定期用紫外线灯或酒精擦拭消毒。

(2)显微镜：倒置显微镜(inverted microscope)是组织细胞培养室常规的设备之一，可随时观察细胞的生长情况及有无污染。培养室可备有普通光学显微镜(light microscope)和荧光显微镜(fluorescent microscope)，有条件可配置带有照相系统的相差显微镜(phase contrast microscope)、解剖显微镜(anatomical microscope)、录像系统或缩时电影拍摄装置等。

(3)水纯化装置：水纯化时，采用离子交换或蒸馏器。离子交换的纯水不能有效去除有机物，应再次蒸馏，才能满足细胞培养的需要。进行细胞培养时，配制各种培养液及试剂等均需用三次蒸馏水；玻璃器皿的冲洗也应使用二次蒸馏水。实验室应配备一台玻璃蒸馏器。

(4)离心机：细胞培养时，需要制备细胞悬液，调整细胞密度，洗涤(去除不需要的药物或不利于细胞生长的成分)和收集细胞等，需要使用离心机(centrifuge)。培养细胞的离心速度，一般控制在 1 000 r/min，可购置 4 000 r/min 国产台式离心机即可。离心力过大，会引起细胞的损伤。另外，可根据需要购置其他类型的离心机，如大容量、可调温度的离心机，或需要梯度离心细胞的离心机。

(5)液氮生物容器：液氮生物容器也称液氮罐，是盛装液氮的专门容器，用于细胞、组织块等活生物材料的长期保存。在使用过程中，不要将液氮罐口密封。应定期检查和补充液氮。液氮罐容量的大小不等，25～500 L，根据实际情况购置适宜容量的液氮罐；也可购置液氮运输瓶，便于运输液氮用。

(6)恒温水浴锅：为了保证培养用液质量，防止其微生物生长，凡与细胞直接接触的液体均应按要求贮存于 4℃或－20℃冰箱内；使用时，需有温度适合的水浴锅对其进行预热。有时，也要在恒温水浴锅内对一些材料进行处理。每次用完水浴锅，应将锅内的水倒掉、擦干。

(7)其他：培养室应配备电热恒温干燥箱和压力蒸汽消毒器，前者主要用于烘干和干热消毒玻璃器皿,后者用于许多种培养器具的消毒。

培养室应配备普通冰箱,以便将各种培养用液贮存在 4℃ 或更低的温度。有条件的,应配备超低温冰箱(−80℃以下)。

培养室需用普通天平(ordinary balance)、扭力天平(torsion balance)及分析天平(analytic balance)等,使用最多的是感量为 0.1 mg 的托盘式扭力天平,用于配制各种试剂。

常用细胞计数板(血细胞计数板,blood cell counting plate),广为采用。电子细胞计数仪可自动计数细胞悬浮液中的细胞数,省时省力,计数准确,适于大样品量分析。

组织细胞培养需用大量的各种瓶皿,有玻璃和塑料制品两种,根据需要进行选择;培养瓶多带有螺旋盖,有 15、30、50 和 100 mL 等不同规格,培养皿有直径为 30、60 和 100 mm 等不同规格,培养板有 4、6、24 和 96 孔;一般应有 3 套,一套正在用于细胞培养,一套正在洗刷,一套消毒灭菌后备用。此外,培养细胞还需冻存细胞的塑料安瓿、离心用的微量离心管(1~1.5 mL)和加样器(移液器)、塑料加样吸头(1~100 μL,200~1 000 μL)等。

培养室需备用解剖刀、解剖剪、虹膜剪(直、弯头)及中号镊子等,用于解剖动物、取材或在原代培养中切割组织。需备用几套,并做好刷洗和消毒。培养室还需备用洗刷器材,也可应用全自动洗涤机进行洗涤。

(二)组织细胞培养的准备工作

组织细胞培养中,清洗和消毒是一项极为重要的环节。其目的是清除大量培养用器材的杂质和各种微生物,不残留任何影响细胞生长的成分。

1.清洗器材

离体培养的细胞对任何有害物质(包括各种微生物、细胞残余物及非营养成分的化学物质)都十分敏感。因此,对新用的和重复使用的玻璃和塑料器皿,都要严格清洗。清洗工作量较大,可借助清洗工具,如超声波清洗机、虹吸式吸管冲洗器和培养瓶喷淋器等。

(1)玻璃器材清洗:组织细胞培养需用大量玻璃器材,清洗时要求其干净、透明,无油迹,不残留任何物质,否则,会对细胞产生毒性作用。清洗玻璃器皿包括浸泡、刷洗、泡酸和冲洗 4 个程序。

①浸泡(soak):新用或培养用后玻璃器皿首先都要浸泡在水中。新用的玻璃器皿常带有干涸在表面的灰尘、碱性杂质及对细胞有害的物质,可用自来水冲洗后,用 5% 稀盐酸浸泡过夜,以除去碱性物质和灰尘。培养用过的玻璃器皿常附有大量的蛋白质,故应立即在水中浸泡,瓶中灌满清水。

②刷洗(scrubbing):用毛刷沾洗涤剂洗刷器皿表明的杂质。刷洗次数太多,会损害器皿表面光洁度;同时,洗涤剂会给培养带来不利的影响(pH 增高)。因此,应选用

软毛刷和优质的洗涤剂。

③酸洗(acid cleaning):刷洗不掉的极微量的杂质经过硫酸清洁液浸泡后,可被除掉。这种清洁液对玻璃器皿无腐蚀作用,去污能力很强,是清洗过程中关键的一环。浸泡时,器皿内要充满清洁液,勿留气泡,浸泡 6 h 以上,一般浸泡过夜。

配制这种清洁液时,应注意安全,需带耐酸手套,穿耐酸围裙、胶水鞋,戴防护镜,注意保护面部,防止腐蚀衣服和烧伤皮肤。应在陶瓷或塑料容器内配制。在配制清洁液过程中,首先将重铬酸钾溶于水中(不能全部溶解),可加热或加酸时产热使其溶解。然后,缓慢加入浓硫酸(工业用)。注意,注入过急,产热量过大,易发生危险。清洁液呈红色,遇有机溶剂和水分增多时产生绿色,表明失效,应重新配制。

可根据需要,配制成不同强度的清洁液。常用清洁液有 3 种:强液,63 g 重铬酸钾、1 000 mL 浓硫酸和 200 mL 蒸馏水;次强液,120 g 重铬酸钾、200 mL 浓硫酸和 1 000 mL 蒸馏水;弱液,100 g 重铬酸钾、100 mL 浓硫酸和 1 000 mL 蒸馏水。

另一种硅酸钠洗液,使用较安全,可代替清洁液,但价格较贵。先配制这种洗液的 100 倍贮存液,即 80 g 硅酸钠和 9 g 偏磷酸钠,加热溶解在 1 000 mL 蒸馏水中;使用时,用蒸馏水稀释 100 倍即可。

④冲洗(douching):冲洗宜用洗涤装置,以保证冲洗效果。如用手工冲刷时,将每瓶灌满水,倒掉,反复 10 次以上,最后用蒸馏水冲洗 2～3 次,晾干。

(2)胶塞清洗:新胶塞带有滑石粉,先用自来水冲洗干净,再常规处理。常规清洗法是将经水浸的胶塞先用 2％ NaOH 煮沸 10～20 min,自来水冲洗;然后,用 1％稀盐酸浸泡 30 min;最后,用自来水冲洗和蒸馏水漂洗 2～3 次,晾干备用。

(3)塑料器皿清洗:新购买的塑料器皿,如经高压灭菌密封包装,打开即可使用,多为一次性使用。如需重复使用,需将用过的塑料器皿立即置清水中浸泡,或用流水冲洗干净,晾干;接着,用 2％ NaOH 煮沸 10～20 min,自来水充分冲洗;然后,用 5％稀盐酸溶液浸泡 30 min;最后,用自来水冲洗和蒸馏水漂洗干净,晾干后再用。

2.器材包装

经清洗晾干后的器材要严格包装(用包装纸、硫酸纸、棉布、铝饭盒及铝筒等),便于消毒和贮存。较大的瓶皿和滤器筒等,只包装瓶口,硫酸纸外面再加一层牛皮纸或棉布,用线绳扎紧即可。较小的培养瓶皿、注射器、胶塞及金属器械等,可装入饭盒内,也可用双层牛皮纸或布包裹起来。吸管和滴管先用少许脱脂棉将其接口端堵塞,松紧适度,然后装入消毒筒中(用纸和棉花垫底)。

3.器材消毒

组织细胞培养易受各种微生物污染。因此,操作者应格外注意,以防来自各种原因引起的污染。对于各种培养器械的消毒灭菌,可采取不同的方法:一是物理灭菌法包括紫外线、电离辐射、干热、湿热、离心和过滤等;二是化学灭菌法,使用化学消毒剂消毒。

(1)紫外线照射:紫外线照射(ultraviolet irradiation)可消毒空气、操作表面和一些不能使用其他方法消毒的培养器具(塑料培养皿、培养板等)。一般,消毒30~60 min,可消灭空气中大部分微生物。30 W紫外线灯离地面2 m,照射9 m²的操作室,每天照射2~3 h,期间可间隔30 min;照射工作台面不超过1.5 m,照射30 min左右为宜。

(2)电离辐射:应用电离辐射可适于不耐热的器具消毒,包括对金属、玻璃、塑料及陶瓷等器具的灭菌、消毒。特别是,在培养中所用的一次性器具,如培养瓶、培养皿、培养板、注射器、加样吸头和离心管等,均可用电离辐射灭菌、消毒。

(3)高温干热消毒:高温干热消毒(high and dry heat sterilization)是用电热恒温干燥箱消毒玻璃器皿。带有鼓风机的干燥箱可使箱内温度均匀,效果较好。鼓风与升温应同时开始,待温度达100℃时,可停止鼓风。在干热消毒时,温度应达到160℃。消毒后,温度降到100℃以下时,打开箱门;否则,过热的玻璃器皿会突然受到冷空气的侵入而损坏。

(4)高温湿热消毒:高温湿热消毒即高压蒸汽消毒(autoclave sterilization),是最有效的一种消毒方法,布类、胶塞、金属器械、玻璃器皿及培养用液等都可用此法进行灭菌、消毒。常用的压力蒸汽消毒器有外热源直接加热和内热源浸入式(电)加热两类,前者正被后者取代。使用压力蒸汽消毒器,不能装得过满,以保证消毒器内气体的流通;同时,可根据物品的种类按其说明书进行操作。经高温湿热消毒后的物件,应立即放到60~70℃烤箱内烘干,再贮存备用。

(5)滤过消毒:滤过消毒(filtered disinfection)是将液体或气体用微孔薄膜过滤,使大孔径的细菌等微生物颗粒阻留,以达到除掉细菌等微生物的目的。人工合成培养液、血清及蛋白酶溶液等,在高温下易变性失效,必须采用滤过消毒法除掉细菌等微生物。常用的滤器有Zeiss滤器、玻璃滤器和微孔滤膜滤器。

①Zeiss滤器(Zeiss filter):这种滤器为不锈钢结构,中间夹有一层石棉制成的一次性纤维滤板(有不同规格),是过滤血清等黏稠液体较理想的滤器。滤器可分为抽滤式和加压式两种。这种滤器的清洗较简单,先用自来水清洗,洗涤剂刷洗干净,自来水冲净,蒸馏水漂洗2~3次,最后用双蒸水漂洗1次,晾干包装。滤板使用一次后即可弃去,下次消毒前再安装新的滤板。

②玻璃滤器(glass filter):这种滤器以烧结玻璃为滤板,固定在一玻璃漏斗上,适于各种培养液除菌,但不宜滤过血清等黏稠液体。最常用G-5和G-6两型,用后必须用水抽洗,去除滤过液的残留物;然后,用硫酸(分析纯)过滤洗涤1次;最后,用蒸馏水和双蒸水反复抽洗数次。

③微孔滤膜滤器(millipore filter):这种滤器分为加压式和抽滤式两种,其滤膜以孔径大小分为 0.22、0.45 和 0.60 μm 三种,其中以 0.22 μm 滤膜过滤除菌最为保险;但浓度大,较黏稠的液体过滤应选用前两种滤膜。

(6)化学和抗生素消毒:化学消毒(chemical disinfection)是利用化学消毒剂消毒那些不能用物理消毒等方法消毒的物品和场地,如无菌室的空气、台面及操作者的皮肤等。化学消毒包括甲醛、环氧乙烷、乙醇、氯己定、戊二醛、乳酸和新洁尔灭等。

抗生素主要用于培养用液的消毒,是培养过程中预防微生物污染的重要手段,也是微生物污染不严重的"急救"方法。

三、细胞培养用液和培养基(液)

组织细胞培养除了需要培养基(液)外,还需要大量的培养用液,包括水、平衡盐溶液、消化液和缓冲液等。

(一)培养用液

1.水

水是细胞的主要化学成分和生存环境,细胞所需营养物质和代谢产物都必须溶解在水中,以保证细胞的吸收和排泄。细胞培养用液需用纯水配制,以防水中含有的杂质或极微量有毒物质和元素引起细胞中毒而死亡。实验室纯水多用玻璃蒸馏器将去离子水或外购蒸馏水重蒸,一般需要三次蒸馏水,以保证水的质量。蒸馏水贮存容器要装满、密封,防止空气混入造成污染,最好是现蒸现用,一般不超过 2 周。

2.平衡盐溶液

平衡盐溶液(balanced salt solution,BSS)是组织细胞培养中常用的基本液体,可以维持渗透压、调节 pH 及供给细胞生存所需的能量和无机离子成分,主要作为合成培养基(液)的基础及用于洗涤组织、细胞等。

常用的平衡盐溶液有 Ringer、PBS、Tyrode、Earle、Hank's、Dulbecco 和 D-Hank's 几种,其中,Earle 和 Hank's 液是配制各种培养液的基础溶液。Earle 和 Hank's 液有不同的缓冲系统,Earle 液含有较高浓度的 $NaHCO_3$,缓冲能力较强,需用 5% CO_2 平衡;Hank's 液缓冲能力较弱,宜利用空气平衡。Ca^{2+} 和 Mg^{2+} 是细胞膜的重要组成成分,在配制分散细胞的消化液和特殊用途的细胞洗涤液时,宜采用 Ca^{2+} 和 Mg^{2+} 含量较低的 Dulbecco 液和无 Ca^{2+} 和 Mg^{2+} 的 D-Hank's 液,以及更简单的 PBS 液。

平衡盐溶液主要由无机盐和葡萄糖组成。各种平衡盐溶液的主要区别在于 NaCl 的浓度、离子的浓度及缓冲系统不同,可根据需要选用适当的平衡盐溶液。平衡盐溶液中一般加入少量酚红作为其酸碱度变化的指示剂,以便于观察培养液 pH 的变化,溶液变酸时呈黄色,变碱时呈紫红色,中性时呈桃红色,借此观察培养液 pH 的变化。

3.消化液

使用消化液(alimentary juice,degestive juice)可分散原代培养时的组织和细胞及在传代中将细胞脱离附着的底物。在组织细胞培养中,常用的消化液有胰蛋白酶、二乙胺四乙酸二钠(EDTA)及胶原酶溶液等,可分别单独使用或混合使用。

(1)胰蛋白酶(trypsin)液:胰蛋白酶液主要水解细胞间的蛋白质和分散细胞。常用胰蛋白酶浓度为 0.25％,pH 为 7.2 左右。配制胰蛋白酶消化液应不含 Ca^{2+}、Mg^{2+} 和血清的 D-Hank's 液或 PBS 液,一旦细胞分散后可加入一些含血清的培养液以终止消化。配制时,用磁力搅拌器混匀、溶解,并过滤除菌,分装备用。

(2)EDTA 液:EDTA 主要能螯合 Ca^{2+} 和 Mg^{2+},使细胞分离,对细胞毒性小。常用浓度为 0.02％,配制时用不含 Ca^{2+} 和 Mg^{2+} 的平衡盐溶液,高压灭菌后即可使用。

胰蛋白酶和 EDTA 联合使用,可提高消化效率,但 EDTA 不能被血清中和,消化后要彻底清洗,否则细胞贴壁困难。

(3)胶原酶(collagenase)液:主要水解结缔组织中的胶原蛋白成分,作用缓和,无须机械振荡,但对上皮细胞损伤小。常用浓度为 0.1％～0.3％,最适 pH 为 6.5～7.2。对于一些较硬结缔组织,消化时间一般需要 4～48 h;对于容易消化的组织,37℃振荡消化 15～45 min 即可。胶原酶最好现用现配,放置时间越长,对 pH 影响越大,超过48 h 时,pH 可降至 6.5 以下。另外,其他操作(如过滤除菌)也可能影响胶原酶的 pH。胶原酶有多种同工酶,分为 Ⅰ、Ⅱ、Ⅲ、Ⅳ 和 Ⅴ 型及肝细胞专用酶,这几种同工酶都需要 Ca^{2+} 激活才能发挥活性,配制时所用缓冲液应含有 Ca^{2+}。

4.pH 调整液

常用的 pH 调整液有两种,即 $NaHCO_3$ 和 HEPES。

(1)$NaHCO_3$溶液:常用 $NaHCO_3$ 溶液浓度有 3.7％、5.6％ 和 7.5％ 三种。先用双蒸水溶解后,过滤除菌,也可高压灭菌,小瓶分装,4℃保存。调 pH 时,$NaHCO_3$要逐滴加入,边加边搅动培养液,以达到要求的 pH。

(2)HEPES(N-2-hydroxyethylpiperazine-N'-2-ethanesulfonic acid):HEPES 具有很强的缓冲能力,使用浓度常为 10～50 mmol/L,可根据实际需要配制一定的浓度。如配制 10 mmol/L HEPES 液,取 0.238 5 g HEPES,加入 100 mL 培养液内溶解,用1 mol/L NaOH 调至 pH 为 7.0～7.2,过滤除菌后使用。

(二)培养基(液)

培养基(液)是维持体外细胞生存和生长的基本溶液,是组织细胞培养时最重要的条件,可分为天然培养基和合成培养基两大类。

1.天然培养基

天然培养基(natural medium)主要指来自动物体液或利用组织分离提取的一类

培养基,如血浆、血清、淋巴液和鸡胚浸出液等。天然培养基具有营养成分丰富,培养效果良好等优点;缺点是成分复杂,来源受限。天然培养基/液的种类很多,包括生物性液体(血清);组织浸液(如胚胎浸液);凝固剂(如血浆等)。

血清(serum)是目前广泛使用的天然培养基,可来自多种动物,但主要来自牛血清,在培养某些细胞时用人血清或马血清等。牛血清分为小牛血清(出生 10~30 d)、新生牛血清(出生 24 h 之内)和胎牛血清,其中,胎牛血清品质最好。血清中含有各种血浆蛋白、多肽、脂肪、碳水化合物、生长因子、激素和无机盐等,对细胞的正常生长十分有利。但血清成分复杂,也含有一些对细胞有害的成分。因此,大部分血清在使用前进行灭活处理,即在 56℃灭活 30 min。血清灭活后,分装,贮存于−20℃,备用;应避免反复冻融。融化时,先置于 4℃融化,但不宜长时间存放,应尽快使用。与合成培养基混合使用时,其浓度一般为 5%~20%,常用为 10%。

2.合成培养基

合成培养基(synthesis medium)又称为组合培养基,通过顺序加入准确称量的高纯度化学试剂与蒸馏水配置而成,其所含的成分(包括微量元素在内)以及它们的量都是确切可知的。合成培养基一般用于实验室中进行的营养、代谢、遗传、鉴定和生物测序等定量要求较高的研究。

(1)基本培养基:基本培养基(minimal medium)也称通用培养基;当添加了一定比例的血清后,称为完全培养基。基本培养基主要包括氨基酸、维生素、碳水化合物、无机盐和其他成分。

氨基酸以必需氨基酸为主,并且是 L 型同分异构体;谷氨酰胺在溶液中不稳定,已配制超过 2 周的培养基需重新补加原含量相同的谷氨酰胺才能维持细胞良好的生长状态。维生素是细胞生长代谢中大多数酶或辅酶的组成成分,分为水溶性和脂溶性两类,配制培养基时应予注意。碳水化合物包括葡萄糖、核酸、脱氧核糖及丙酮酸钠等。培养基中的无机盐类,除平衡盐液中的 K^+ 和 Na^+ 外,有些培养基含有 Fe^{2+}、Ca^{2+}、Zn^{2+} 和 Cu^{2+} 等微量元素。有时,在少数合成培养基中加入一些代谢的中间产物、氧化还原剂、三磷酸腺苷和辅酶 A 等。

①目前,基本培养基已达数十种,最常见的有以下几种。

199 培养基:这种培养基是在 Earle 生理盐溶液的基础上,添加各种物质,如氨基酸、维生素、嘌呤、嘧啶、胆固醇和 ATP 等,多达 69 种成分。由于其成分较为复杂,现在应用不多。在 199 培养基的基础上,又研制了 109 合成培养基,其效果好于 199 培养基。

Eagle 培养基:这种培养基是根据氨基酸和维生素等物质的生理含量制备的一种基本培养基,后来研究制成了低限量 Eagle 培养基,即 MEM(minimum essential medium),含有 12 种必需氨基酸(精氨酸、胱氨酸、异亮氨酸、亮氨酸、赖氨酸、蛋氨酸、苯丙氨酸、苏氨酸、色氨酸、组氨酸、酪氨酸和缬氨酸)、谷氨酰胺、8 种维生素(烟酰胺、叶酸、核黄素、偏多酸钙、氯化胆碱、肌醇、吡多醛和硫胺素)、葡萄糖及必要的无机盐。其成分简单,易于添加某些特殊成分以适合一些细胞培养的需要。

DMEM(Dulbecco's modified Eagle medium):DMEM 是以 MEM 为基础,增加了各成分的用量,分为高糖型和低糖型两种,其葡萄糖含量分别为 4 500 和 1 000 g/L,前者适于生长较快、附着较难的肿瘤细胞。

IMDM(Iscove's modified Dulbecco's medium):IMDM 是 DMEM 改良的培养基,较 DMEM 增加了许多非必需氨基酸和维生素,含有 HEPES,为高糖型。IMDM 适于密度较低、生长较难的培养细胞,如细胞融合后杂交细胞和 DNA 转染后细胞的筛选。

RPMI 1640:这种培养基适合于许多种类细胞的生长,包括正常原代和传代培养细胞、肿瘤细胞等,是目前应用最为广泛的培养基的一种。

Ham 培养基:这种培养基先后研制出 3 种,即 HamF7、HamF10 和 HamF12。HamF7 适于小鼠二倍体细胞克隆化培养;HamF10 既适于小鼠二倍体细胞克隆化培养,也适于人二倍体细胞克隆化培养;HamF12 中加入了一些微量元素,并在少量血清的情况下,适于单细胞分离培养。

McCoy's 5A:这种培养基适于肉瘤细胞、原代细胞及较难培养的细胞生长。

②配制合成培养基,大体分为以下几个步骤。

将干粉培养基溶在欲配制的 2/3 三蒸水中,磁力搅拌器搅拌,充分溶解;按产品说明,补加适量 NaHCO₃ 和谷氨酰胺;加入适量抗生素;加入所需浓度的灭活胎牛或其他血清,补加三蒸水至终体积;一般,干粉培养基溶后有相对稳定的 pH,但配制用三蒸水、血清等,或用 CO₂ 加压过滤,使其 pH 略偏碱,用 HCl 溶液(新鲜配制)调整 pH;用 0.22 和 0.45 μm 滤膜过滤,高压灭菌消毒;分装,贴标签,加瓶塞,用 75% 酒精浸泡的玻璃纸加封,4℃存放。

(2)无血清培养基:无血清培养基(serum free medium)是不需要添加血清即可维持培养细胞长时间生长繁殖的合成培养基。虽然基础培养基加少量血清可以满足大部分细胞培养的要求,但血清成分复杂,含有一定的细胞毒性物质和抑制物质,而且在某些实验中,如观察某一种生长因子对一种细胞的作用,或测定某种细胞在培养过程中分泌某种物质(单克隆抗体、生长因子等)的能力,或大规模培养某种细胞以获取其分泌产物,就不能满足需要了,需用无血清培养基代替这些特殊实验的需要。

无血清培养基分为基础培养液及添加组分两部分,前者以 HamF12 和 DMEM 最为常用,一般以 1∶1 混合;后者包括促贴壁物质(纤连蛋白,FN;层粘连蛋白,LN)、促生长因子(EGF、NGF 和 ECGF 等)和激素(胰岛素等)、蛋白酶抑制剂(常用大豆胰酶抑制剂)、结合蛋白和转运蛋白(常见的转铁蛋白、牛血清白蛋白等)及微量元素(常见的硒)等。

在实验中应注意,培养的细胞转入无血清培养基要有一个适应过程,应逐步降低血清浓度,即从10%血清减少到5%、3%和1%,直至无血清,期间随时观察细胞的形态变化和生存情况。实验后,细胞已发生不同程度改变,不再保留。因此,细胞在转入无血清培养基前,应保留种子细胞。

(3)无蛋白培养基和限定化学成分培养基

①无蛋白培养基(protein free medium,PEM)是不含有动物蛋白的培养基。许多利用基因工程技术重组的蛋白质是用于人体的,因此,在实验或生产过程中不能使用含有动物蛋白的培养基,否则很难达到纯化的目的。许多无蛋白培养基添加了植物水解物以替代动物激素和生长因子等的作用。目前,已有适于CHO细胞生长的无蛋白培养基。

②限定化学成分培养基(chemical defined medium,CDM)是指其所有成分都是明确的,不含有动物蛋白,也不添加植物水解物,而使用一些已知结构与功能的小分子化合物(如短肽、植物激素等),有利于分析细胞的分泌产物。目前,已有适于293细胞、CHO细胞和杂交瘤细胞生长的限定化学成分培养基。无蛋白培养基和限定化学成分培养基仅适于悬浮生长的培养细胞。

四、组织细胞培养的基本操作技术

(一)培养室内的无菌操作

培养室内的无菌操作的目的是防止污染,也是组织细胞培养成功的关键。因此,力争最大限度的无菌操作,使其培养工作有条不紊和安全可靠地进行。

1.培养前准备

在开始实验前,制订好实验计划、所需器材和物品、操作程序及有关数据的计算等。在消毒器材和物品前,做好清点。

2.无菌消毒

无菌培养室每天都要用0.2%新洁尔灭拖洗地面1次,紫外线照射30～40 min。实验前,超净工作台面用75%酒精擦洗,然后紫外线照射30 min。紫外消毒时,工作台面上用品不要过多或重叠放置,否则会因为相互遮挡而降低紫外线的消毒效果。一些操作用具,如移液器、废液罐和试管架等用75%酒精擦洗后,置于台内,同时紫外线照射。培养的细胞和培养液应预先放在带盖容器中,或操作时随手携入,以防紫外线照射。

3.洗手和着装

进入无菌培养室,原则上与外科手术要求相同,剪指甲,用毛刷洗刷双手,然后用0.2%新洁尔灭(或75%酒精)擦洗,穿戴消毒隔离衣帽、乳胶手套和口罩。如果实验过程中手触及可能污染的物品以及出入培养室后都要重新用消毒液洗手。

4.无菌培养操作

实验所用物品需事先消毒。工作台面上的物品放置有序,布局合理,酒精灯放在中间,右手和左手使用的物品分别放在右侧和左侧。

实验时,首先点燃酒精灯;随后的一切操作,包括安装吸管、胶帽、打开或封闭瓶口等,均需经过火焰烧灼,或在火焰近处进行。但金属器械在火焰上烧灼的时间不宜过长,以防退火;烧过的器械冷却后才能使用,否则,夹取组织时容易使其造成损伤;吸过营养液后的吸管不能再用火焰烧灼,以免残存在管中的营养物质烧焦碳化后再被带入营养液中;酒精灯用95%以上的纯乙醇,防止不纯的酒精燃烧时产生的化学物质直接或间接地被带到培养液中。

操作时,动作要准确、敏捷,但不能太快,以防空气流动增加污染机会。不能用手触及已消毒的物品,如已接触,用火焰消毒,或更换备品。工作时应按一定顺序进行,尽量不要扰乱洁净空气的流动方向。细胞和组织在未处理前,不要过早暴露在空气中。培养液等在未用前,不要过早开瓶;培养液用过后,如不再重复使用,应马上密封瓶口,放回冰箱。培养用瓶开瓶后,应保持斜位或平放。吸取各种溶液时,均应单独使用吸管,以防扩大污染或混入杂质。面向操作野时勿大声讲话或咳嗽,以免喷出的唾沫把细菌等带入工作台面造成污染。

(二)培养细胞的取材

各种动物和人体的组织均可在体外培养,但其难易程度与组织类型、分化程度、供体年龄和培养方法等密切相关。如幼体组织(特别是胚胎组织)生长率高,分化程度低的组织比分化程度高的组织容易生长,肿瘤组织比正常组织容易培养等。

1.取材的基本要求

取出的组织应立即培养,如因故不能及时培养,可将其放入含血清培养液中密封置于4℃保存,时间不宜超过24 h。从体内取组织时应严格无菌操作,谨防污染,并避免紫外线照射或接触任何化学试剂及有害药物。从可能污染的区域(如肠道、坏死组织等)取组织时,可用含有抗生素的平衡盐溶液漂洗5~10 min后,再做培养处理。取材时尽量使用锋利的器械以减少对细胞的钝挫伤;对于带有血液、脂肪、结缔组织或坏死组织的样本,培养前应细心修剪,剔除非目的组织,修剪过程中为防止组织干燥,可加入少量培养液浸泡。为了便于后续鉴别原代组织与体外培养后的组织细胞差异,原代培养取组织时,应对组织来源、部位、取材时间和处理方法等情况做详细记录,并留存部分组织标本。原代培养应用营养丰富的培养液,最好添加胎牛血清。

2.取材所需器械和用品

(1)眼科组织弯剪、弯镊和手术刀。

(2)装有无血清培养基或Hank's液的小瓶以及提前配置消毒好或购买的瓶装的

磷酸盐缓冲液(PBS)。

(3)小烧杯(10 mL,50 mL),用前消毒。

(4)无菌培养皿。

3.常用组织细胞的取材

(1)取血:血液白细胞是最常用的培养材料。一般,多采用静脉抗凝血,也可从指尖或耳垂取微量血。取血时,常用肝素抗凝剂,其量以达到抗凝效果的最小量为宜,其浓度一般为20 IU/mL,采血前先用500 IU/mL浓度的肝素湿润针管。采血时要严格无菌操作。

(2)取内脏、胚胎、体液内细胞及实体瘤组织:人和动物体内的肿瘤及各脏器是组织培养较常用的培养材料。内脏除消化道外基本是无菌的,但有些实体瘤有坏死,并向外破溃,易被细菌污染。内脏和实体瘤取材时一定要明确所需组织类型和部位,去除不需要部分,如血管、神经和结缔组织等,取肿瘤组织时要尽可能取实质部分,避开坏死液化区域。但有些复发性、浸润性较强的肿瘤较难取到较纯的瘤组织,应给予特殊的注意和谨慎的操作。

在科学研究中组织细胞培养时多选用小鼠细胞。其取材过程大致如下:由于小鼠皮毛中易隐藏微生物,且不易消毒。一般地,将小鼠断头或颈椎脱臼处死后,手掐住鼠尾,将其浸入75%酒精中2~3 s,取出后放入无菌箱中的皿(碟)内,剖腹,取出所需脏器(除去不需要的血管、神经和结缔组织等)、胚胎、体液内细胞或实体瘤组织,置于无菌培养瓶(皿)中进行培养。

(3)取皮肤和黏膜组织:一般,皮肤和黏膜主要取自手术过程中切除的部分组织,其方法与外科取断层皮片手术方法一致,但面积一般2~3 mm²即可,且不要用碘酒消毒。切取皮肤和黏膜组织时,不要太厚,以免携带皮肤和黏膜下组织;另外,在切取前进行严格消毒和遵守无菌操作。

(4)取鸡胚组织:鸡胚是组织培养常被利用的材料,一般自行孵育。选择新鲜受精鸡蛋,擦掉其表面脏污,置37℃普通温箱中孵育,箱内同时放一盛水的平皿以维持培养箱内的湿度;孵育期间,每天翻动(180°)鸡蛋1次。一般,用9~12 d的鸡胚做实验。在无菌条件下,将鸡蛋放入小烧杯中,气室端(钝端)朝上,碘酒和酒精消毒蛋壳,用弯剪刀环行剪掉气室端蛋壳,切开卵膜,用弯头钝玻璃棒伸入头体间下方,轻轻挑起鸡胚,小心置入培养瓶(皿)中,备用。

(三)组织分离方法

组织取出后,用平衡盐溶液洗2~3次,以去掉血污;然后,将组织分离成0.5~1.0 mm直径的小块、细胞团或单个细胞,便于营养,细胞能够生长和繁殖。目前,分离组织的方法有机械和化学方法两种,可根据组织种类和培养要求,采用适宜的方法进行分离。

1.离心分离法

采用离心分离法分离血液、羊水、胸水和腹水等,制备细胞悬液,一般以500～
1 000 r/min离心5～10 min。如悬液量较大,可适当延长离心时间;离心速度过快或
时间过长,易挤压细胞,使之受损或死亡。

2.剪切分离组织法

首先,切取1 cm^{3}组织块,置入小烧杯中,左手斜持烧杯,右手持眼科剪刀,反复剪切
组织至1 mm^{3}大小为宜。再用吸管吸Hank's液,冲下附着在剪刀上组织小块;再加3～
5 mL Hank's液反复轻轻吹打片刻。低速离心,去上清,余下组织块即可做培养。

3.机械分散组织法

此法主要用于某些纤维少的软组织,如脑、胚胎及一些肿瘤组织细胞的分散。首
先,将组织放入注射器内通过针头压出;然后,再剪成一定大小的组织块,用吸管反复
吹打,并反复用剪刀剪切;收集脱落下来的细胞,也可通过不锈钢纱网挤压组织。这
种方法虽简单易行,但对组织细胞有一定的损伤。

4.消化分离法

此法是将切成小块的组织通过消化液处理,制成单细胞悬液,即消化液消化细胞
间质,分散细胞,但不损害细胞。根据不同组织,选用不同消化酶处理。

(1)胰蛋白酶:该酶适用于消化细胞间质较少的软组织,如胚胎、肝脏、肾脏及上
皮组织等,也适用于传代细胞。胰蛋白酶用不含Ca^{2+}和Mg^{2+}的平衡盐溶液和
Hank's液消化组织,其消化作用与pH、温度、组织块大小、组织硬度和胰蛋白浓度等
有关。常用胰蛋白浓度为0.25％～0.5％,pH为8～9,一般在37℃消化20～30 min,
组织块可消化60 min,使用量为被消化物的5～10倍。胰蛋白酶最好新鲜配制;某些
组织和细胞对胰蛋白酶耐受性差,可分次消化,并及时将已消化的细胞和组织分别放
入含有血清的培养液中。

另外,一种非酶性消化物EDTA(溶于不含Ca^{2+}和Mg^{2+}的平衡盐溶液,配成
0.02％的工作液),单独消化新鲜组织时少用,与胰蛋白酶联合应用效果理想。EDTA
适于消化传代细胞,消化5～10 min后,用平衡盐溶液洗2～3次,加入营养液,制成悬
液,进行培养。EDTA不受血清抑制,消化后需彻底漂洗,以免影响细胞生长。

(2)胶原酶:胶原酶对胶原成分有很强的消化作用,适于消化纤维性组织和癌组
织等,可用含Ca^{2+}和Mg^{2+}的平衡盐溶液配制或溶于含血清的培养液中,如与胰蛋白
酶合用效果更好。

(3)链霉蛋白酶(streptomyces proteinase):该酶消化范围广,粗制品消化癌组织,
分散效果好;不受血清影响,消化后应充分漂洗;不适于传代细胞消化用。

(四)细胞计数

1.细胞悬液

消化后的细胞加入培养液中,制成一定浓度的细胞悬液,计算其浓度,即细胞数/mL;同时,测定细胞存活状态。然后,根据拟分装的瓶数和所需浓度,将细胞悬液进一步稀释,进行培养。

2.活细胞染色

常用台盼蓝染液检查细胞存活情况。细胞染色后,其死细胞染成均匀的蓝色,活细胞不着色。

3.细胞计数

根据情况,决定是否用营养液稀释细胞悬液。如稀释时,应乘以稀释倍数。其做法是,用吸管吸取少许细胞悬液滴于计数板上,使悬液自由充满盖片下方间隙,勿留气泡。稍候片刻,镜下计算出四角大格内的细胞数,只计算压上线和右线的细胞。然后,按下式计算出细胞浓度:

$$原液细胞数/mL = 4 大格中细胞数/4 \times 10^4 \times 稀释倍数$$

接种细胞数量要适度,一般在 $1\sim 10^5$ 细胞/mL 营养液。在计数细胞前,用吸管轻轻反复吹打细胞悬液;如计算时仍见细胞团块,应按单个细胞计算。取样前,仍需用吸管稍吹打,以防细胞沉降;另外,向计数板滴入细胞悬液量不能过多和过少。

(五)原代培养和传代培养

1.原代培养

原代培养的方法很多,主要有组织块培养法和消化培养法两种。

(1)组织块培养法:这种培养法是将组织切成小块后,用眼科镊接种于培养瓶。用牙科探针或弯头吸管将组织块在瓶壁上均匀摆布,每小块间距 5 mm 左右。然后,轻轻将培养瓶翻转(也可不用翻转法,即摆放组织块后。向培养瓶内加少许培养液,培养 24 h 后补加培养液),瓶底朝上,向瓶内注入适量培养液,将其倾斜放置在 37℃温箱内。放置 2~4 h 待组织小块贴壁后,将培养瓶慢慢翻转平放,静止培养。部分种类的细胞在组织块贴壁培养 24 h 后,从组织块四周游出;但在接种后 1~3 d,游出细胞仍很少,贴壁不牢固。培养 3~5 d,需换液 1 次,去除漂浮的组织块和残留的血细胞。

(2)消化培养法:本法适于培养大量组织,细胞也可能在短时间内产量高,但步骤烦琐,易污染,消耗消化酶多。在消化组织块过程中,可随时吸取少量消化液在镜下观察,如组织已分散成细胞团或单个细胞,应终止消化;通过孔径 200 目的筛网,滤掉组织块,较大的组织块可加新的消化液继续消化。已过滤的消化液以 800~1 000 r/min 离心 5 min,去除上清,加含血清培养液,轻轻吹打,制成细胞悬液。

(3)器官培养:器官培养是指从供体取得器官或器官组织块后,不进行组织分离,直接在体外培养,保持其结构和功能,观察器官局部环境细胞的发育、生长、分化及细胞之间的相互影响和外部因子对其影响等方面的内容。但器官培养不能完全代替动物实验,而且受培养时间的限制。器官培养的氧供给是个很重要的问题。目前,已认识到,除皮肤外,大多器官碎片或器官在固体支持物上比在液体培养基中能更好地生长,其方法多种,包括凝固血浆基质培养法、琼脂基质培养法、漂浮法、网状支架培养法、交替暴露培养液和气相培养法。

2.传代培养

(1)传代培养:原代培养后,由于细胞的增殖和相互汇合,需要分离,传到新的培养瓶,进行传代培养。第一次传代培养的细胞是建立细胞系的关键时期,非常重要。应注意:细胞没有生长到足以覆盖培养瓶底壁的大部分表面(80%),不要急于传代;原代培养的细胞种类多,有不同的消化时间,而且较长于已建细胞系的消化时间,要精细处理;第一次传代的细胞,接种数量要多一些。

根据不同细胞,采取不同的方法进行传代,贴壁生长的细胞用消化法传代;部分贴壁生长,但贴壁不牢固的细胞,用直接吹打法传代;悬浮生长的细胞用直接吹打法,或离心沉淀法再分离传代,或直接用自然沉降法吸出上清后再吹打传代。

(2)细胞系的维持:细胞系的维持是通过换液、传代、再换液、再传代和细胞冻存过程实现的,但对一种细胞系有其自身的特点。需要注意:做好细胞系档案记录,包括组织来源、生物学特性、培养液要求、传代、换液时间和规律、细胞的遗传学标志、生长状态及常规病理染色标本等;减少传代时细胞密度的频繁增减,保持换液时间的规律性;多种细胞系维持传代时,严格操作程序,以防细胞之间的交叉污染;每一种细胞系应有足够的冻存储备;暂时不用的二倍体细胞系应冻存,以免传代太多,造成细胞衰老或发生生物学性状的改变。

(3)培养细胞的纯化:体外培养的细胞来源于动物和人的机体,而体内的细胞种类很多。因此,需要将体外培养的细胞进一步纯化,才能用于实验研究。细胞的纯化分为自然纯化和人工纯化两种,可根据不同细胞种类、来源及实验要求、目的而选择适宜的纯化方法。

自然纯化是利用某一种类细胞的增殖优势,排除其他细胞生长,靠自然的增殖潜力而留下生长优势细胞,去除其他细胞,达到细胞纯化的目的。

人工纯化是利用人为手段使某一种细胞生长环境处于有利的条件,抑制其他细胞的生长以达到纯化细胞的目的。人工纯化的方法有多种,主要包括酶消化法(利用上皮细胞和成纤维细胞对胰蛋白酶耐受性不同将两者分开)、机械刮除法(上皮细胞和成纤维细胞常分区或呈片状生长,采用此法去除不必要的细胞区域)、反复贴壁法(成纤维细胞贴壁快于上皮细胞,利用此法去除上皮细胞)、克隆法(将细胞分成单个细胞,分别克隆,从中选出需要的克隆)、培养基限定法(利用不同细胞对某种物质需要与否纯化细胞)及流式细胞仪分离法(根据细胞核酸含量、某些物质含量或细胞结构大小等参数纯化细胞)。

(六)培养细胞的生长状况观察

细胞经原代培养、传代和换液等操作后均需进行动态性观察。一般,应每日或隔日观察1次,对细胞生长过程出现的变化包括活细胞形态、数量改变和细胞移动情况等要及时记录、照相和采取相应措施进行处理,特别是如果能早期发现培养细胞出现的可能疑似为污染的情况,可以尽早地处理,最大限度地挽救回已污染的细胞并能防止污染的扩散,这样可以较为全面、细致地了解细胞生长变化概况。

(七)细胞冻存、复苏和运输

将细胞冷冻在−196℃液氮中,贮存时间几乎是无限的;但必须向培养液中加入防护剂可使冰点降低。在缓慢冷冻的条件下,可使细胞内水分在冻结前透出细胞外,贮存在−130℃以下低温中能减少冰晶的形成。最常用的保存剂为二甲基亚砜(dimethyl sulfoxide,DMSO)和甘油,对细胞无毒性,分子量小,溶解度大,易穿透细胞,常用10%(5%～15%)浓度最佳。为保持细胞最大的存活率,采用缓慢冻存、快速复苏(使之迅速通过细胞最易受损的−5～0℃)办法为宜。冻存1年后,再复苏1次,选取优良细胞再继续冻存。

1.冻存方法

选择生长良好的对数生长期细胞,于收集细胞24 h前换1次液。将培养细胞制备成悬液,使之达$5×10^6$～$5×10^7$/mL,离心,弃上清。取1 mL新鲜配制的10% DMSO培养液(1 mL DMSO＋9 mL 10%胎牛血清-RPMI 1640培养液),逐滴加入离心管中,用吸管轻轻吹打使细胞重悬,然后吸入冻存管内。标明细胞名称及冻存日期。

2.复苏方法

从液氮中取出冻存管细胞,迅速投入40℃水中(在500 mL烧杯中),不时摇动,力争2 min内融化。用酒精擦拭冻存管口(颈部),用吸管吸出悬液,注入离心管中,再滴加10 mL培养液。以500～1 000 r/min离心5 min,去上清液后再重复洗1次。用含牛血清培养液稀释后,装入培养瓶,37℃、5% CO_2饱和湿度下培养,次日更换1次培养液后,继续培养。

3.细胞运输

用充液法运输细胞比较简单易行。选生长状态良好的细胞,待接近或刚刚连接成片后,去掉培养液,充满新培养液。液量要达到培养瓶颈部,拧紧螺帽或塞胶塞,保留微量空气。妥善包装、运输,一般在4～5 d内运到目的地,对细胞活力影响不大。到达目的地后,倒出大部分培养液,保留维持细胞生长所需的液量,置37℃培养,次日传代。

(八)细胞培养污染的检测和排除

细胞培养污染就是混入培养环境中对细胞生长有害的成分和造成细胞不纯的异物,包括微生物(真菌、细菌、病毒和支原体)、化学物质(影响细胞生存、非细胞所需的化学成分)及细胞(非同种的其他细胞),但以微生物污染最为多见。不同的污染物对细胞的影响是不同的,支原体和病毒对细胞的影响是长期、缓慢和潜在的;霉菌和细菌繁殖迅速,可在很短时间内抑制细胞生长,或产生有毒物质杀灭细胞;重金属或其他化学试剂,有的毒性小可以排除,有些烃化物可致细胞突变。这里,主要介绍微生物污染的检测和排除。

1.微生物污染的途径和检测

对于细胞培养的微生物污染,主要通过空气、器材、实验操作、血清和组织标本等途径造成污染。体外培养细胞自身没有抵抗污染的能力,而且培养基中的抗生素抗污染能力有限,因而培养细胞一旦发生污染,多数将无法挽救。

(1)真菌的污染:污染培养细胞的真菌多为烟曲霉(*Aspergillus fumigatus*)、黑曲霉菌(*Aspergillus niger*)、毛霉菌(*Mucor*)、卵孢霉(*Oospora*)、假丝酵母菌(*Candida*)和酵母菌(*Yeast*)等。霉菌污染后,多在培养液中形成肉眼可见的白色或浅黄色漂浮物,短期内培养液多不混浊;倒置显微镜下可见细胞之间有纵横交错穿行的丝状、管状及树突状菌丝,悬浮漂荡在培养液中。假丝酵母菌和酵母菌呈卵圆形,散在于细胞周边和细胞之间生长。

(2)细菌的污染:污染培养细胞的细菌多为大肠杆菌(*Escherichia coli*)、假单胞菌(*Pseudomonas*)和葡萄球菌(*Staphylococcus*)等。一旦发生细菌污染,多数培养液短期内变黄、混浊;倒置显微镜下可见大量圆球状颗粒漂浮,有时在细胞表面和周围存在大量细菌。必要时,取少量培养液涂片染色检查其细菌种类;也可取少量培养液滴加入肉汤培养基内培养,以检测是否被细菌污染。当怀疑细胞有细菌污染,取 10 mL 细胞悬液,以 1 000 r/min 离心 5 min,取沉淀并加无抗生素培养液 2 mL 后培养。如受到污染,24 h 内出现阳性结果;如污染严重,大约每 20 min 细菌即可增殖一代,很快产生大量的细菌,几小时后培养液外观混浊。

(3)支原体的污染:支原体(mycoplasma)是一种介于细菌和病毒之间、能独立生活的微生物,无细胞壁,呈多形性,最小直径为 0.2 μm,可通过滤菌器。支原体污染后,细胞无明显变化,培养液一般不发生混浊。支原体是细胞培养中最常见的一种污染,不易察觉。因此,对支原体的污染必须严加防范,熟悉其基本特性和检查方法。常用的检测方法有相差显微镜检测(分为直接观察法和低张处理地衣红染色观察法)、DNA 荧光染色法、电镜检测、DNA 分子杂交检查或支原体培养等。

(4)病毒的污染:有些常用的传代细胞带有潜伏病毒(virus),动物组织进行细胞培养也存在潜伏病毒,应注意检查。一般,通过直接观察、动物接种检查、在异种组织培养物上检查、电镜观察、免疫学和 PCR 等方法确定病毒是否污染。

2.微生物污染预防和排除

微生物污染预防贯穿整个组织细胞培养的过程,包括器皿的准备、操作前和操作中及其他等方面,都应给予高度重视和积极预防。

培养的细胞一旦被污染,应及时处理,防止污染其他细胞。通常,污染的细胞经高压灭菌而弃掉。如有价值的细胞被污染,而且污染得较轻,可及时排除污染物,使其恢复正常。常用排除微生物污染的方法有抗生素排除法(有时,采用 5～10 倍常用量的冲击法,24～48 h 后更换常规培养液)、加温除菌法(如支原体污染的细胞置于41℃作用 5～10 min)、动物体内接种(受微生物污染的肿瘤细胞经皮下或腹腔接种体内,通过免疫系统消灭微生物,使肿瘤细胞继续生长)及与巨噬细胞共培养(吞噬和消化微生物)等。

第四节　流式细胞术的基本原理和应用

随着激光技术、电子检测技术、电子计算机技术和单克隆抗体制备技术的产生和发展,流式细胞术(flow cytometry,FCM)于 20 世纪 70 年代应运而生。显微镜技术的问世和发展为研究机体组织和细胞微细结构,乃至亚显微结构提供了可靠直观的形态和定位图像,因而奠定了细胞学的基础,并促进了细胞生物学的形成和发展。而流式细胞术的问世又为微观认识细胞提供了更为理想的检测手段,进一步发展了细胞生物学,拓宽了基础和临床医学等许多学科领域。

流式细胞术是应用流式细胞仪在单细胞或其他生物颗粒流动状态下对其进行快速、有效、多参数、定量分析物理和化学特性的一种高、精、新技术。流式细胞仪利用激光作为光源,产生散射光和荧光信号,由光电二极管或光电倍增管等检测器读取,这些光信号被转换成电子信号,由计算机进行分析。细胞群可根据其荧光或光散射特性进行分析和(或)纯化。流式细胞仪使用的荧光试剂包括荧光共轭抗体、核酸结合染料、活力染料、离子指示剂染料和荧光表达蛋白。在过去的 50 年中,流式细胞术取得了突飞猛进的发展,为免疫系统和其他细胞生物学领域的研究提供了前所未有的帮助。

一、流式细胞仪部件

流式细胞仪主要由光源(一般以氩离子激光器为光源)、液流系统(主要包括流动室和喷嘴等)、光学检测系统(包括各种透镜、滤光片、分光镜及光检测器等)、电子控制系统(包括电放大器、模数转换器和脉冲高度分析器等)、计算机系统(数据储存分析及输出各种图形和统计结果等部件)及细胞分选器组成(图 4-1)。

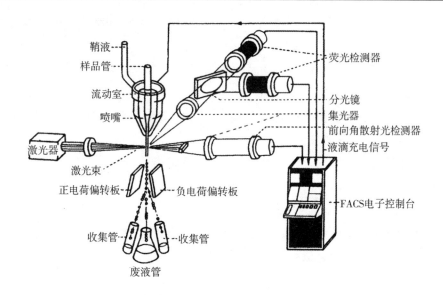

图 4-1 流式细胞仪结构示意图

二、基本原理

将制备的单细胞悬液(或经特异荧光素染色后)放入样品管中,在气体的压力下进入充满鞘液(磷酸盐缓冲液或生理盐水等)的流动室。当鞘液和细胞悬液存在一定压力差时,中心部位是排列有序的单列细胞,快速从喷嘴喷出,形成细胞液柱。在喷嘴下方,细胞液柱与入射的激光束垂直相交,其相交点即为测量区。细胞通过测量区受激光照射而向空间 360°的所有方向发射散射光或荧光。散射光主要有前向角散射光(称 0°散射光)和侧向散射光(亦称 90°散射光),其强弱与细胞的大小、形状、质膜和细胞内结构的折射率有关。荧光依据荧光素的不同发出不同波长的荧光,显示不同染色。

上述各种散射光或荧光信号通过各种光学镜接收,并由检测器(主要为光电倍增管)转变为电脉冲信号,再经整形、放大,由模数转换成数字信号,最后由计算机获取数据,经过贮存、处理和分析,可得到多种信息参数,输出各种图形(一维单参数直方图、二维点图和等高图以及假三维图等)及统计结果。细胞分选器可使指定的细胞从细胞群体中分离出来,细胞分选时,流动室在一定频率的超声振荡下,使喷嘴喷出的细胞液流变成断续的液滴;根据需要使不同类细胞充以不同电荷,这些细胞经过正负电场时即可分选出带正、负电荷或不带电荷的三种细胞群。

三、主要特点

(一)简便快速、不损伤细胞

检测速度快,由喷嘴喷出的细胞液流速度可达 7 m/s,每秒钟可分析 5 000~10 000 个细胞;样品处理简单,所有的人体或动物活细胞或经石蜡包埋的死细胞均可制备成为单细胞悬液,用于流式细胞仪测定;不损伤细胞,分析或分选后的细胞可再用于实验研究,如分选出多重染色的免疫细胞或同期细胞在无菌的情况下可继续培养。

(二)测量多参数

绝大多数流式细胞仪都可以同时收集两个方向散射光和两种以上波长的荧光信号,获得物理和化学的多种参数。

(三)灵敏度和分辨率高、分选细胞纯度和收获率高

流式细胞仪灵敏度和分辨率高,前向角散射可分辨 $0.3\ \mu m$ 的颗粒,荧光信号可分辨 $2\ 000\sim 3\ 000$ 个异硫氰酸荧光素分子所产生的荧光;分辨率一般用变异系数表示,前向角散射光和荧光分辨率一般在 2.0% 以下。分选细胞纯度和收获率高,一般分选纯度达 99% ,收获率在 90% 以上。

四、应用范围

流式细胞术在基础医学、临床医学和预防医学等多学科领域均显示出非常重要的作用,所测指标包括直接测得和间接测得两种。直接测得的指标包括细胞大小、形状、胞浆颗粒性、色素含量、蛋白荧光及氧化还原状态等;间接测得的指标需要应用荧光素间接获得,如 DNA 和 RNA 含量、DNA 倍体、碱基比例、总蛋白、碱性蛋白、染色质结构、细胞表面糖类、细胞表面抗原、膜结合钙离子、胞浆钙离子、膜的完整性和通透性、膜的流动性和微黏性、膜电位、细胞表面和胞内受体、细胞表面电荷、酶活性、内容物作用、DNA 合成、细胞质网络结构及细胞内 pH 等。因此,在基础医学和临床医学等诸多领域的研究中,如涉及上述指标,即可应用流式细胞仪测定。

这里,值得说明的是,多数流式细胞仪是一种零分辨率的仪器,只能测量一个细胞的总核酸、总蛋白量等,而不能测量细胞中某一特定部位的核酸或蛋白量等,这是这种仪器的不足之处。但是,由于现代荧光技术和多参数相关测量技术的发展,流式细胞仪能够选择性地针对细胞群体或组成群体的亚群进行定量分析,更准确地计算出每个细胞抗原决定簇的个数,以及更客观地测定细胞周期各时相的百分比和细胞周期动力学参数等,这些又具有其他检测手段无法比拟的优越性。如今的流式细胞仪具有更多的可检测荧光参数(从 1 或 2 至最多 30 个左右或更多),可同时测量同一个细胞上的所有参数,其检测速度快且具有单细胞水平检测能力,可以为细胞生物学家在统计方面提供便利,快速分析和表征数百万个细胞;但是流式细胞仪无法获得显微镜可提供的形态特征和亚细胞定位,也造成了一些观察上的不便。

五、样品制备

对于动物和人体各种细胞,或培养细胞、石蜡包埋组织细胞,均可经制备单细胞

悬液,通过流式细胞仪测定某些参数。单个细胞悬液需要进行细胞分散、固定和染色的程序,才能进行检测。

(一)细胞分散

组织细胞分散可采用机械法、化学法和蛋白酶消化法 3 种:①机械法是将组织撕开或剪碎,用钢网搓筛,滤网过滤,超声振荡和离心沉淀,达到分散细胞的目的,有些幼稚的胚胎性组织和腺管性组织(乳腺癌、淋巴组织等)可单纯用此法获得较好的分散效果;②化学法常用 EDTA 和柠檬酸钠螯合剂代替组织细胞间的阳离子,使组织解聚,细胞分散成单个,这种方法可保护细胞膜上某些特殊化学成分不受损伤,达到实验的要求;③蛋白酶消化法常用胰蛋白酶和胃蛋白酶水解组织细胞间的蛋白和黏多糖物质,破坏胶原纤维和弹性纤维,可分散多种细胞,在短时间内对细胞无伤害作用。

上述 3 种分散细胞的方法各有优缺点:①机械法简便,但易引起细胞损伤和丢失;②化学法作用温和,但有些物质能抑制细胞代谢;③蛋白酶消化法适用于含结缔组织成分较多的组织,但可消化细胞膜上的某些成分。在实际应用中,3 种方法常联合应用,既能使组织细胞达到最好的分散度,细胞受到的伤害又小。

(二)细胞固定

用流式细胞仪分析或分选活细胞时,不能使用固定剂处理样品;对于分析或分选的活细胞,有些染料摄入细胞后可以排出,但对细胞无伤害作用。除了分析或分选活细胞外,细胞均应适当固定。通常,细胞固定采用乙醇法、甲醛法和丙酮法 3 种;其中,乙醇法应用较多。此外,也可采用甲醇固定细胞。

1.乙醇法

应用乙醇固定细胞的程序如下:首先,用 PBS 洗去分散细胞时所用的消化酶液,调节每个样品的细胞数为 2×10^6 个/mL,通过 200 目尼龙网,加入 $-20℃$ 预冷的 70% 乙醇,混均,置于 $-20℃$ 冰箱内固定 18 h。细胞固定后,在 $-20℃$ 冰箱内可保存 1 个月,不影响测定结果。应用乙醇固定细胞常用于 Hoechst 33258、EB、PI 和 FITC 等染色法。

2.甲醛法

醛类固定剂(如戊二醛、甲醛)对插入性荧光染料与核酸结合有较强的干扰作用,并且与细胞作用后常产生较强的非特异性荧光。因此,在流式细胞测定中,使用插入性荧光染料时,不宜使用醛类固定剂。应用甲醛固定细胞时,可取适量单细胞悬液,加等量 8% 甲醛-盐水 G(葡萄糖 1.1 g、NaCl 8.0 g、KCl 0.4 g、$Na_2HPO_4 \cdot 12H_2O$ 0.39 g 和 KH_2PO_4 0.15 g,加蒸馏水至 1 000 mL,待完全溶解后,再依次加 $MgSO_4 \cdot 7H_2O$ 1.54 g 和 $CaCl_2 \cdot 2H_2O$ 0.16 g),置于 4℃ 冰箱内固定 12~18 h 即可。此法常用于吖黄素 Feulgen 染色。

3.丙酮法

应用丙酮法固定细胞时,将细胞悬浮于生理盐水中,慢慢加入冷丙酮,使其终浓度为 85%。此法常用于免疫荧光染色。

(三)样品染色

定量细胞荧光染色技术,要保证染料分子与细胞的结合成正比关系。然而,染色过程受 pH、温度和染液浓度的影响,这三者与某些金属离子均可引起荧光的淬灭。因此,在样品染色中应给予足够的注意。

1.核酸和蛋白质荧光染色

碘化丙啶(propidiun iodide,PI)可嵌入双股螺旋多核苷酸结构,常用来染色 DNA 和 RNA。PI 不能穿过活细胞膜,但能穿过死细胞膜,使其着色。PI 鉴别细胞死亡和存活的灵敏度很高,在流式细胞术中常用来测定细胞的活力。

标记 DNA 的荧光色素有许多种,其中,与 DNA 螺旋结构高度特异结合的染料包括普卡霉素(MI)等,不与 RNA 结合,而优先与 G-C 健结合。

对于 DNA 和 RNA 双重染色,常用 Hoechst 33258,为核酸特异性染料,与 A-T 键优先结合,并在 pH 2.0 时与 RNA 优先结合。因此,测定 DNA 时,需将溶液 pH 调至 7.0。这种染料对死细胞可立即染色,对活细胞是渐进性染色,在 10 min 内达到饱和。

细胞蛋白质可被多种染料染色,包括 FITC、PE 和 APC 等。在 DNA 和蛋白质双重染色时,可用乙醇固定已制备的细胞悬液,加 100 μL RNA 酶溶液(5 mg/mL),37℃保温 30 min 后,用冰浴终止 RNA 酶作用;用 PI 染液(50 μg/mL)避光染 15 min 后,再用 FITC 染液(1 μg/mL 乙醇溶液)染 10 min;用蒸馏水离心(1 000 r/min,5 min)1 次,其沉淀部分悬浮于生理盐水中;然后,通过流式细胞仪进行分析,被 PI 着色的 DNA 呈红色荧光,被 FITC 着色的蛋白质呈绿色荧光。

另外,过碘酸-Schiff(PAS)可用于多糖、黏多糖和黏蛋白染色,Rhodamine 123 (Rh123)可特异性标记细胞内线粒体。

2.免疫荧光染色

免疫荧光染色主要有间接和直接法两类。间接法可应用于多种未标记荧光色素的单克隆抗体,通过第二抗体进行荧光染色,其灵敏度较高,但操作复杂,背景染色增加,一般只能检测一种抗原,应用范围有限。直接法使用荧光色素标记的单克隆抗体进行染色,操作简便,背景染色低,信噪比大,应用范围广泛,尤其是不同荧光色素标记的单克隆抗体可以进行双色、三色和四色(如 CD3 PerCP、CD4 FITC、CD8 PE 和 CD45 APC),甚至十色以上的多色分析,使流式细胞术免疫表型分析的灵敏度和特异性大大提高。

第五节　实验性急性放射损伤 —— 小鼠 $LD_{50/15}$ 的测定

一、实验目的

(1)通过不同剂量 X 射线全身照射小鼠,观察其在 15 d 内死亡的百分率,并测其 $LD_{50/15}$。

(2)掌握由外照射复制实验性急性放射病(experimental acute radiation sickness)的一般方法及其照射动物的条件和程序。

二、基本原理

照射剂量是影响电离辐射生物效应的主要因素之一,与生物效应之间存在一定的正相关。总的规律是,剂量愈大,效应愈显著,但并不完全呈直线关系。电离辐射对多细胞机体,特别是高等动物引起的死亡率变化的剂量效应关系呈一条 S 形曲线。这种曲线表明,当死亡率在 50% 附近时,曲线有急剧的变化,即在此处剂量较小的变化就引起较明显的死亡率改变。因此,将引起被照机体死亡 50% 时的剂量称为半数致死剂量(LD_{50}),作为衡量机体放射敏感性的参数,其值愈小,机体的放射敏感性愈高。

三、照射条件和注意事项

(一)照射条件的选择

1.剂量率的选择

使用深部 X 射线治疗机全身照射小鼠,照射前应确定照射条件,进行剂量率和总剂量的选择,其剂量率主要受下列因素的影响。

(1)电流(mA):剂量率与管电流成正比,管电流越大,剂量率也越大。

(2)电压(kV):电压越高,电子能量也越大,释放出 X 射线能量越强。

(3)滤板:剂量率可随滤板密度与厚度的增加而降低。

(4)距离:剂量率与距离平方成反比。

(5)照射野大小:照射野面积较大时,中心部位的剂量率比边缘部位剂量率大。

综合上述因素,选择所需电流、电压、滤板、距离及照射野大小确定剂量率。然后,再根据实验需要照射的总剂量,计算出照射时间,即可进行照射。照射完毕,记录照射日期和照射条件等。

2.照射的注意事项

(1)应用外照射源(深部 X 射线治疗机)复制的放射病,其主要条件是保证受照射的机体剂量分布均匀一致,一般受照射机体中心部位和边缘的剂量强度相差不超过10%,即认为受照射机体接受的剂量强度是均匀的。

(2)照射时应先将动物固定在一定位置或装入带盖有孔的木匣内,置于照射野的范围内。

(3)对于大动物(狗、兔)必须逐一照射,小动物(大鼠、小鼠)可几只合并一组同时照射。

(4)照射动物用的木匣盖及侧壁应标志中心线,便于对准照射野的中心位置及距离。

(5)照射时切勿慌乱粗心,以免动物受惊或逃跑。

四、操作步骤

(一)动物分组与照射

取 100 只体重 19～25 g 雄性小鼠,随机分成 10 组,每组分别放入 2 个动物笼内饲养。在每组动物笼壁上标明照射剂量,依次各进行一次 X 射线全身照射,同时记录照射条件、时间和日期。

照射条件:电压 200 kV,电流 10 mA,滤板 0.5 mm 铜＋1.0 mm 铝,剂量率0.287 Gy/min。

照射后按规定时间记录。每天观察 1 次,记录小鼠的死亡数,共观察 15 d。

(二)实验统计

实验所得数据填入表 4-1 中。

表 4-1　小鼠 $LD_{50/15}$ 计算统计表

组别	照射剂量/ Gy	相邻两组 剂量比值	对数剂量	动物数	死亡数	死亡率/ %	概率单位
1	1.24		0.093	10	0		
2	1.56			10	1	10 (0.1)	3.72
3	1.96			10	1	10 (0.1)	3.72
4	2.46			10	2	20 (0.2)	4.16
5	3.08			10	2	20 (0.2)	4.16
6	3.86			10	5	50 (0.5)	5.00

组别	照射剂量/Gy	相邻两组剂量比值	对数剂量	动物数	死亡数	死亡率/%	概率单位
7	4.84			10	6	60 (0.6)	5.25
8	6.06			10	7	70 (0.7)	5.52
9	7.60			10	9	90 (0.9)	6.28
10	9.52			10	10	100 (1.0)	

(三)计算 LD$_{50/15}$和绘制死亡率曲线

利用目测概率单位法(visual probability unit method,visual probit method)和寇氏法求出小鼠 LD$_{50/15}$,并绘制出小鼠死亡率曲线。

1.目测概率单位法

(1)根据各组小鼠死亡率,从百分率与概率单位对照表中查到各组死亡率的概率单位(死亡率 0 和 100%者不列入计算)。

(2)取方格坐标纸,横坐标表示剂量对数,纵坐标表示概率单位。

(3)沿着各点的分布趋势,用直尺绘制出一条适合各点的直线,力求直线通过各点中间。

(4)从概率单位 5.0(死亡率 50%)通过所画直线找出相对应的对数剂量。再反对数,即为实际 LD$_{50/15}$的照射量。

2.寇氏法

(1)要求:①各组动物数相同;②各组剂量按等比级数分组;③最大剂量的死亡率为 100%,最小剂量的死亡率为 0。下式为相邻两组剂量比值的计算:

$$相邻两组剂量比值 = \lg^{-1}\frac{\lg 最大剂量 - \lg 最小剂量}{组数 - 1}$$

(2)寇氏法公式:

$$\lg LD_{50} = X_{k-d}\left(\sum pi - 0.5\right)$$

上式,X_k 为最大剂量的对数值;D 为相邻剂量比值的对数;$\sum pi$ 为各组死亡率的总和(以小数表示)。

(3)求 LD$_{50}$的可信限:标准误,

$$S\lg LD_{50} = d\sqrt{\sum Pg/n}$$

上式,P 为一个组的死亡率;g:1−p;d 为相邻剂量比值的对数;n 为每组动物数。

$\lg LD_{50}$的 95%可信限 = $\lg LD_{50} \pm 1.96 S\lg LD_{50}$

五、结果处理与讨论题

(一)计算 LD_{50}

根据小白鼠 $LD_{50/15}$ 计算统计表的数据,用目测概率单位法和寇氏法计算出小鼠 LD_{50},并绘制小白鼠死亡率曲线及求出小鼠 LD_{50} 的可信限。

(二)讨论题

(1)如何正确使用 X 射线机照射动物?

(2)怎样用随机方法对实验动物分组?

(3)测定 LD_{50} 有何意义?

第六节 小鼠骨髓造血干细胞剂量存活曲线的测定

一、实验目的

(1)掌握骨髓造血干细胞存活的体内测量技术 —— 脾结节计数法。

(2)掌握小鼠骨髓造血干细胞单细胞悬液的制备方法及小鼠尾静脉注射技术。

(3)计算存活分数(survival fraction,SF),绘制细胞的剂量存活曲线(dose survival curve),求出 D_0、D_{37}、n 值和 D_q 值。

二、基本原理

对于有增殖能力的细胞,如骨髓造血细胞及肿瘤细胞等,凡保留其增殖能力,称为存活细胞。在体内或离体培养条件下,一个存活细胞可繁殖成为一个细胞群体,称为细胞集落(colony)。

通过体内或体外测量技术可测定不同剂量照射后细胞的集落数,计算出各剂量点细胞的存活分数,并绘制该细胞的剂量存活曲线,求出相应的参数 D_{37}、D_0、n 和 D_q 值,以比较细胞的放射敏感性。引起细胞(或酶分子)63%死亡(或灭活)的照射剂量称为 D_{37} 剂量,在此剂量下有 37%的细胞(或酶分子)存活。D_0 为直线范围内使存活率下降 63%(即降至原存活率的 37%)所需剂量,为细胞的平均致死剂量,剂量存活曲线的直线部分斜率的倒数;D_0 值越小,斜率越大。n 值代表细胞内靶的个数,或所需击中靶的次数。D_q 值为准域剂量,表示肩区大小的参数,此值也大,表示细胞亚致死性损伤的修复能力越强。

$$存活分数(SF) = \frac{受照射后存活的细胞数或分子数}{未受照射存活的细胞数或分子数}$$

最常用的骨髓造血干细胞存活的体内测量技术是脾结节计数法。其方法如下:先以致死剂量照射动物,使其无内源性脾结节形成能力,称为受体。将受不同剂量照射同系小鼠(称为供体)的骨髓造血干细胞经尾静脉注入受致死剂量照射的受体动物体内。供体造血干细胞可在受体脾脏增殖形成集落,称为脾集落或脾结节。因此时受致死剂量照射的受体小鼠体内已无内源性造血干细胞存在,故移植后在受体小鼠脾脏形成的脾结节则全部来自供体。9~14 d后,受体动物脾脏可形成肉眼可见的结节,一般需 10^4 个正常骨髓细胞形成一个结节,一个结节代表一个存活细胞。通过实验可测定出不同剂量照射后各组动物的脾结节数,计算出存活分数,可绘制出骨髓造血干细胞的剂量存活曲线。

$$SF = \frac{N_x / C_x}{N_c / C_c}$$

式中,N_x 和 C_x 分别代表受某一剂量照射供体细胞形成的结节数及注入的细胞数,N_c 和 C_c 分别代表未受照射供体细胞形成的结节数及注入的细胞数。以未受照射动物骨髓细胞形成的脾结节数为100%,便可计算出受不同剂量照射后骨髓细胞的存活分数。

三、实验材料

1.动物和试剂

供体:健康 ICR 小鼠,体重 22±2 g;受体:健康 ICR 小鼠,体重 24±2 g。

试剂:RPMI 1640 培养液、白细胞稀释液和75%的酒精。

苦味酸-甲醛固定液(Bouin's)用于固定有脾结节的脾脏,配方:饱和苦味酸液(15 mL)、甲醛(5 mL)和冰醋酸(1 mL)。

2.器 材

器材:深部 X 射线治疗机、解剖显微镜、注射器、血细胞计数板、玻片、纱布、小鼠尾静脉注射固定架、加样枪和枪头。

四、操作步骤

1.骨髓造血干细胞单细胞悬液制备(供体)

(1)杀鼠取股骨:受 0、1、2、3 和 5 Gy照射的供体小鼠,在照后 24 h 颈椎脱臼处死,从腹部剪开肢体皮肤和肌肉(注意不要弄断股骨),无菌条件下取出一侧股骨,用无菌纱布除掉附着的肌肉。

(2)制备骨髓单细胞悬液:剪去股骨两端,用注射器吸取 4 mL 培养液,由股骨一端刺入,冲洗骨髓腔至培养皿中(如果不通,则继续往下剪),反复冲洗 3~5 次,将骨髓腔内的全部骨髓细胞冲入培养皿中,移入离心管中,封口,1 500 r/min,离心 5 min。然后,吹打细胞,制备单细胞悬液。按白细胞计数法计数有核细胞数,调细胞数为 $5×10^5$/mL。置离心管于冰上,保存细胞备用。

2.受体小鼠的准备及骨髓细胞输注

(1)受体照射:受体小鼠接受 8.5 Gy X 射线或用射线全身照射,照后 2～4 h 行骨髓细胞输注。

(2)骨髓细胞输注:将备用供体骨髓细胞悬液充分混匀后,吸入 1 mL 注射器中,经尾静脉输注入受体中。每只鼠输入 0.2 mL 悬液,含骨髓细胞 10^5 个。

3.脾结节计数

骨髓细胞输注后 9 d,杀鼠取脾脏,置入 Bouin's 液中固定 12 h 后,解剖显微镜下或用放大镜计数脾结节数。

4.注意事项

(1)注意无菌操作。供体骨髓细胞在体外保存时间不得超过 2～3 h。

(2)输注时供体细胞悬液要充分混匀。

(2)受体小鼠不宜过小,体重以 24±2 g 为宜。

五、结果处理与讨论题

(一)实验结果处理

1.实验结果

其结果记录于表 4-2 和表 4-3 中。

表 4-2　实验结果记录表

组别	供体		受体		存活分数
	照射剂量/Gy	有核细胞数/$×10^7$/根股骨	照射剂量/Gy	注入细胞数/$1×10^5$/0.2 mL	某剂量脾结节数/0 剂量脾结节数
1	0		8.5		
2	1.0		8.5		
3	2.0		8.5		
4	3.0		8.5		
5	5.0				

表 4-3　实验结果记录表

照射剂量/Gy	脾脏个数	细胞存活数 CFU-S/10^5 Cells	存活数/%	存活分数
1640 培养液				
0				
1.0				
2.0				
3.0				
5.0				

2.绘制剂量存活曲线

(1)按直线回归方程计算出 Y、a 和 b 值:数据处理中,欲观察两组参数是否有相关趋势,需先绘制散点图,观察是否有线性趋势;若无,但曲线呈特殊表现,考虑通过剂量变换方法,将曲线直线化,剂量效应曲线就是应用这种方法。平面坐标表现为双曲线型,则作对数相关,求出 r 值。直线回归分析的任务是指出描述两变量间的直线方程,以确定一条最接近各点的直线,这个方程为直线回归方程,这条直线就叫作回归直线。直线的方程为 $Y = a + bX$。

(2)用给定的两个 X 值,按 $Y = a + bX$ 公式求出相应的两个 Y 理论值,用两个 X 及相应 Y 值作图(图 4-2),求出 D_0、D_{37}、n 和 D_q 值。

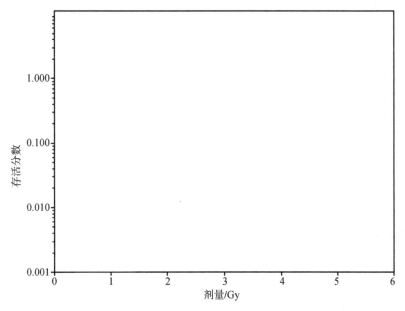

图 4-2　小鼠骨髓造血干细胞剂量存活曲线

（3）通过 GraphPad Prism v5.0 软件，对剂量和存活分数数据进行拟合，绘制剂量存活曲线，并求出各相应参数值。

(二)讨论题

（1）简述细胞剂量存活曲线的实验原理。

（2）绘制细胞剂量存活曲线，求 D_{37}、D_0、n 和 D_q 值，并解释其概念和生物学意义。

第七节　电离辐射对小鼠胸腺细胞 DNA 损伤的影响

一、实验目的

（1）了解单细胞凝胶电泳（single cell electrophoresis，SCGE）的原理，并掌握其检测 DNA 损伤的方法。

（2）观察电离辐射对 DNA 结构损伤的种类。

（3）进一步理解电离辐射引起 DNA 损伤的生物学意义。

二、基本原理

SCGE 又称彗星实验（comet assay）。当不同因素诱发细胞 DNA 损伤后，导致 DNA 的高级结构改变，如超螺旋松散；当实验中的细胞原位发生裂解（碱裂解）或 DNA 解链时，损伤的 DNA 在电泳过程中将从核中溢出，朝着阳极方向泳动后产生一个尾状带，而未损伤的 DNA 部分则保持球形，这二者共同形成一种"彗星"形状。使用与 DNA 相互作用的荧光染料进行染色使结果可视，一定范围内"彗星"的长度代表 DNA 迁移距离，荧光强度或光密度代表 DNA 的量，最终形成的 DNA 彗星尾形状和迁移模式（包括碱性彗星尾长度、尾部 DNA 百分比以及尾矩等数据）可使用图像分析软件进行计算，从而可以定量评估细胞中的 DNA 损伤状况。根据裂解方式的不同，彗星实验又可分为中性彗星实验和碱性彗星实验，中性彗星实验被代表性地应用于双链断裂检测，而碱性彗星实验由于具有更高灵敏度而用于检测包括单链或双链断裂在内的少量损伤。

三、实验材料

(一)动物和试剂

雄性健康昆明小鼠 16 只，体重 20±2 g。

裂解液；凝胶 Comet LMAgarose（LMA），需 4℃ 保存；SCGE 专用载玻片

Trevigen CometSlideTM 和 200 mol/L EDTA,pH=10。

试剂:SYBR 染色液;中性电泳液,Tris base(121.14 g/mol)12.114 g,醋酸钠(136.08 g/mol)40.824 g,三蒸水 1 L,冰醋酸 2 mL。

DNA 沉淀溶液,乙酸铵溶液(乙酸铵 5.78 g,用三蒸水定容至 10 mL)6.7 mL,无水乙醇 43.3 mL。

(二)器 材

深部 X 射线治疗机、Cytation3 活细胞分析系统、电泳仪。眼科剪刀、眼科镊子、毛玻片、60 mm×12 mm 平皿、10 mL 刻度离心管、计数板、加样器和加样头。

四、操作步骤

(一)动物分组与照射

取随机分为假照射对照组及 1.0、2.0 和 4.0 Gy X 射线全身照射组。

(二)制备胸腺细胞单细胞悬液

照射后 12 h,断头处死小鼠,迅速取出胸腺,制备单细胞悬液,调细胞数为 1×10^7/mL。

(三)试剂准备

准备的试剂包括裂解液提前预冷、LMA grose 金属浴融化后转移至 37℃ 水浴锅并维持此温度及配制中性电泳液并预冷。

(四)胶板制备

将 LMAgarose 和细胞按照 10∶1 的体积比混合均匀后,吸取 50 μL 的凝胶-细胞悬液滴加在 cometslide 圆孔中,并将悬液均匀涂布在圆孔中,随后将 cometslide 放入 4℃约 20 min,至凝胶周围形成一个 0.5 mm 的亮环。

(五)细胞裂解与电泳

将 cometslide 完全浸入裂解液中,4℃ 条件下浸泡 30 min。用三蒸水将 cometslide 上的裂解液冲洗干净,完全浸入预冷的中性电泳液中,浸泡 30 min。冰水浴中 21 V 恒压电泳 1 h。

(六)DNA 沉淀与染色

电泳后用三蒸水将 cometslide 上的中性电泳液冲洗干净,随后完全浸入 NA 沉淀溶液中,室温下浸泡 30 min。用三蒸水将 cometslide 上的 DNA 沉淀溶液冲洗干净,用纸巾拭净凝胶周围的水,滴加 SYBR 染色液,染色 8 min 后用三蒸水洗净多余的染色液,晾干。

(七)镜下观察与数据分析

用 Cytation 3 活细胞分析系统拍摄至少 100 个细胞的图像,用机器自带软件测量彗尾、彗头长度和荧光强度值。

五、结果处理与讨论

(一)实验结果处理

实验结果记录于表 4-4 中。

表 4-4　小鼠不同剂量 X 射线全身照射后胸腺细胞 DNA 损伤的影响

组别	个体编号	彗星尾部长度	彗星尾部荧光强度值	彗星尾部长度/彗星头部长度	彗星尾部荧光强度值/彗星头部荧光强度值
假照组	1				
	2				
	3				
	4				
	5				
1.0 Gy 组	1～5				
2.0 Gy 组	1～5				
4.0 Gy 组	1～5				

注:假照组和 1.0、2.0 和 4.0 Gy 组分别为 5 例;在填写实验结果时,可重新做表,将 1.0、2.0 和 4.0 Gy 组同假照组一样,每例分别为上下排列,再填写数据。

(二)讨论题

(1)电离辐射所致 DNA 损伤有哪些生物学意义?

(2)试述单细胞凝胶电泳的原理及其评价方法。

第八节　电离辐射对 γH2AX 焦点形成的影响

一、实验目的

通过本实验加深理解电离辐射对细胞 DNA 损伤的检测方法,掌握免疫荧光染色测定 DNA 损伤标志物 γH2AX 焦点形成的方法。

二、基本原理

DNA 双链断裂(DNA double strand break,DSB)是电离辐射引起 DNA 损伤中主

要的和常见的形式。在细胞 DNA 双链发生断裂时,磷脂酰肌醇 3 激酶(PI3K)相关激酶(phosphatidylinositol 3-kinase-related kinase,PIKK)家族成员中的 ATM(ataxia-telangiectasia mutated protein)、ATR(ATM and RAD3-related protein)等使组蛋白 H2AX 上的第 139 位丝氨酸(Ser139)发生磷酸化修饰,形成磷酸化的 H2AX,即 γH2AX。γH2AX 在 DSB 位点累积,同时募集多种参与 DNA 损伤修复的分子,形成修复灶,共同参与早期 DNA 损伤修复。

1998 年,γH2AX 被首次报道可作为细胞 DNA 双链断裂的快速又敏感的信号分子,随后的大量研究发现,在电离辐射发生大约 30 min 后 γH2AX 焦点数量达到峰值,在 24 h 内迅速下降并在几天内下降到基线水平,具体时间取决于相应的辐射剂量,焦点数量也与辐射剂量相关。γH2AX 含量水平可以清楚地反映出 DNA 的损伤程度及修复情况,成为一种重要的 DNA 损伤标记物。

目前,检测 γH2AX 的方法主要包括免疫荧光法、酶联免疫吸附测定法和免疫印迹法等。其中,免疫荧光法主要利用 γH2AX 单克隆抗体作为一抗识别并特异性地与细胞内 DSB 位点处的 γH2AX 相结合,再加入标记有荧光素的二抗,与一抗形成夹心结构,利用荧光显微镜或流式细胞术采集荧光信号,即可分析目标细胞内 γH2AX 含量。荧光显微镜观察是最直观且最便捷的检测技术,既可以对细胞内 γH2AX 焦点计数,又可定性获得其荧光强度大小,从而比较不同剂量下细胞内的 γH2AX 含量。

三、实验材料

(一)细胞培养和照射条件

人宫颈癌 HeLa 细胞,利用 RPMI 1640 培养液(含 10％胎牛血清和 1％青链霉素),置于 37℃、5％ CO_2 的细胞培养箱中培养。使用 X 射线生物辐照仪或深部 X 射线治疗机进行细胞照射。

(二)试剂和器材

实验试剂包括 PBS、0.25％胰蛋白酶溶液、4％多聚甲醛、封闭液(5％ BSA/PBS)、0.5％ Triton X-100、抗体稀释液(1％ BSA/PBS)、γH2AX 抗体及相应二抗和 DAPI、10％甘油。35 mm 细胞培养皿、载玻片、实验器材包括盖玻片、离心管、加样器和加样头、摇床、荧光显微镜或激光共聚焦显微镜。

四、操作步骤

1.细胞接种与照射

将预先灭菌的盖玻片放置于 35 mm 的细胞培养皿中,HeLa 细胞接种到皿内,培养 24 h。

待细胞贴壁良好后,将细胞分为照射组和对照组,照射组给予 4 Gy X 射线照射处理,对照组未照射(0 Gy);照射后 0.5 h、1 h、3 h 和 6 h 分别收集细胞样本。

2.固　定

吸除培养液,用 PBS 洗涤 3 次。加入 4％多聚甲醛,室温固定 15 min。固定液的用量充分盖住样品即可。吸除固定液,用 PBS 洗涤 3 次,每次 5 min。

3.通透和封闭

通透:利用 PBS 配制 0.1％～0.25％ Triton X-100,加入培养皿中室温孵育 10 min。通透后用 PBS 洗涤 3 次,每次 5 min。

封闭:加入封闭液(5％ BSA),室温封闭 60 min。免疫染色封闭液的用量充分盖住样品即可。

4.孵育一抗和洗涤

孵育一抗:吸除封闭液,加入 1％ BSA 配制的一抗 γH2AX,室温孵育 1 h 或 4℃孵育过夜。一抗用量充分盖住样品即可。

洗涤:回收一抗。PBS 洗涤 3 次,每次 5 min。每次洗涤时须尽量吸尽残余液体。

5.孵育荧光二抗和洗涤

孵育荧光二抗:利用 1％ BSA 配制二抗,将其均匀地滴在盖玻片上,室温避光孵育 1 h。

洗涤:回收二抗。PBS 洗涤 3 次,每次 5 min。每次洗涤时须尽量吸尽残余液体。

6.细胞核染色和洗涤

细胞核染色:将细胞核染色液 DAPI 均匀地滴在盖玻片上,室温染色 5～10 min 左右。

洗涤:吸除 DAPI,PBS 洗涤 3 次,每次 5 min。每次洗涤时须尽量吸尽残余液体。

7.封片和显微镜观察

封片:吸取利用 PBS 稀释的 10％甘油滴加在载玻片的中央位置,然后将盖玻片接种细胞侧倒扣在甘油上,避免产生气泡,湿盒内 4℃保存。

显微镜观察:使用荧光显微镜或激光共聚焦显微镜观察玻片并拍照分析。利用肉眼或软件(Image J 或 Metamorph)计数一定数量细胞核内 γH2AX 焦点数量,通过公式计算细胞中平均焦点数:

$$细胞中平均焦点数(foci/cell) = γH2AX 焦点数量 / 细胞核个数$$

五、结果处理与讨论题

(一)结果处理

将实验数据和计算结果填入表 4-5 中。

表 4-5 电离辐射对 γH2AX 焦点形成的影响(foci/cell)

组别	照射后时间点/h			
	0.5	1	3	6
0 Gy				
4 Gy				

(二)注意事项

(1)细胞悬液中细胞应充分分散成为单细胞,细胞培养过程中应防止细胞污染。

(2)固定液对人体有害,操作时请特别小心,并注意有效防护以避免直接接触人体或吸入体内。

(3)免疫荧光染色时,请注意回收使用过的一抗和二抗,回收后可以重复使用,如果出现浑浊、沉淀等异常现象,应停止使用。

(4)每次使用洗涤液洗涤时须尽量吸尽残余液体,同时要保持样品表面有些湿润,不能干掉,最后一次洗涤完时吸尽洗涤液。

(三)讨论题

(1)试述电离辐射诱导 γH2AX 焦点形成的基本原理。

(2)检测 γH2AX 焦点的实验方法有哪些?

(3)测定 γH2AX 焦点的意义是什么?

第九节 电离辐射对氧化应激的影响

一、实验目的

(1)加深理解电离辐射对机体氧化应激反应的影响。

(2)掌握酶标仪测定蛋白含量及组织中超氧化物歧化酶(superoxide dismutase,SOD)和丙二醛(malondialdehyde,MDA)的方法。

(3)掌握倒置荧光显微镜测定细胞内活性氧(ROS)含量及线粒体膜电位变化的方法。

二、基本原理

电离辐射可使机体内的水分子电离,形成自由基、羟基和过氧化物,细胞内 ROS 大量蓄积,导致胞内氧化/抗氧化反应之间的平衡受到破坏,产生氧化应激。胞内过量 ROS 诱导多不饱和脂肪酸发生脂质过氧化反应,形成脂质过氧化产物,如 MDA 等,MDA 含量的变化可反映机体脂质过氧化水平,从而间接反映机体氧化应激水平。作为对抗氧自由基的第一道防线,SOD 酶通过其活性控制各种 ROS 水平,维持细胞内的 ROS 平衡。

SOD 是一种重要的抗氧化酶,其主要作用是与超氧阴离子反应,生成过氧化氢,过氧化氢在过氧化酶(catalase,CAT)和谷胱甘肽过氧化物酶(glutathione peroxidase,GSH-Px)的作用下变成 H_2O。当组织样品中含有 SOD,则与超氧阴离子自由基发生反应,使在显色剂作用下形成亚硝酸盐(呈紫红色)减少,应用酶标仪测其吸光度 A 值,经公式计算出 SOD 活力。

MDA 是脂质过氧化物的最终产物,具有强交联性,能与含游离氨基的蛋白质和核酸等交联,干扰其功能,使生物膜变性、细胞突变、衰老或死亡。机体通过酶系统与非酶系统产生氧自由基,攻击生物膜中的多不饱和脂肪酸(polyunsaturated fatty acid,PUFA),引发脂质过氧化作用,并因此形成脂质过氧化物 MDA 等。MDA 可与硫代巴比妥酸(thibabituric acid,TBA)缩合,形成红色产物,在 532 nm 处有最大吸收峰。根据此原理,利用 MDA 检测试剂盒,用酶标仪在 532 nm 处检测 MDA 吸光度 A 值,公式计算 MDA 含量。

三、实验材料

(一)动 物

实验动物为 20 ± 2 g 的昆明成年雄性小鼠 12 只,随机分组分为 X 射线 8 Gy 照射组和对照组,每组各 6 只。

(二)试 剂

实验试剂包括 RPMI 1640 培养液、PBS、荧光探针 DCFH-DA 活性氧检测的试剂盒、BCA 蛋白浓度测定试剂盒、WST 总 SOD 活性检测试剂盒、MDA 检测试剂盒和生理盐水等。

(三)器 材

实验器材包括深部 X 射线治疗机(或生物辐照仪)、酶标仪、恒温水浴锅、离心机、超声粉碎机、振荡器、移液加样器(10、100、200 和 1 000 μL 量程)各 1 个、电子天平、手术剪、镊子、毛玻片、6 孔及 96 孔细胞培养板、6 cm 细胞培养皿、2 mL 注射器、10 mL 试管和试管架等。

四、操作步骤

(一)电离辐射对小鼠胸腺细胞 ROS 含量的影响

1.胸腺细胞悬液制备

在照射后 30 min,断头处死小鼠,迅速取出胸腺,放入盛有 RPMI 1640 培养液的平皿中,用毛玻片轻轻挤压,制备单细胞悬液,计细胞数,调细胞浓度为 5×10 个/mL。

2.装载探针

按照 1 : 1 000 用无血清培养液稀释 DCFH-DA，使终浓度为 10 μmol/L。细胞收集后悬浮于稀释好的 DCFH-DA 中，细胞浓度为 1×10^{6}/mL，37℃ 细胞培养箱内孵育 20 min。每隔 3~5 min 颠倒混匀 1 次，使探针和细胞充分接触。用无血清细胞培养液洗涤细胞 3 次，以充分去除未进入细胞内的 DCFH-DA。

3.检　测

用荧光分光光度计、荧光酶标仪检测吸光度 A 或用流式细胞仪检测荧光强度；也可倒置荧光显微镜直接观察绿色荧光强度，拍照后进行荧光强度分析。

（二）结果处理

（1）将各组吸光度值（或荧光强度值）计入表 4-6 中。

表 4-6　ROS 荧光强度

组　别	样品编号						$\overline{x} \pm s$
	1	2	3	4	5	6	
对照组							
照射组							

（2）采用 SPSS 软件 24.0，Student's t 检验进行统计学处理。

（二）电离辐射对小鼠组织 SOD 和 MDA 活性的影响

1.配制组织匀浆

小鼠照后 24 h，采用颈椎脱臼法处死小鼠，剪开腹膜，取部分肝脏、肺脏或肾脏组织，称重，用剪刀剪碎后，用生理盐水配成 10% 浓度（重量/体积比），置于 15 mL 离心管中采用超声粉碎仪粉碎 3 次，每次 10 s，3 000 r/min 离心 10 min，取出上清，备用。

2.蛋白含量测定

（1）按表 4-7 进行操作：将标准品（0.5 mg/mL）按 0、1、2、4、8、12、16 和 20 μL 加到 96 孔板的标准品孔中，加标准品稀释液补足到 20 μL，相当于标准品浓度分别为 0、0.025、0.05、0.1、0.2、0.3、0.4 和 0.5 mg/mL。加 5 μL 样品到 96 孔板的样品孔中，补足至 20 μL。混匀，在 595 nm 处，测定吸光度 A 值。

表 4-7　蛋白含量测定

试剂/μL	标准管								样品管
	1	2	3	4	5	6	7	8	0
标准液	0	1	2	4	8	12	16	20	0
生理盐水	20	19	18	16	12	8	4	0	15
10%组织匀浆	—	—	—	—	—				5
BCA 工作液	200	200	200	200	200	200	200	200	200

（2）计算：以标准管 A 值结果及其相应浓度求出回归方程式 $Y=a+bX$，再依据回归方程和样品 A 值计算样品中蛋白含量（mg/mL）。

3.SOD 活性测定

（1）WST-8/酶工作液的配制：按照每个检测样本均匀混合 151 μL SOD 检测缓冲液、8 μL WST-8 和 1 μL 酶溶液，配制成 160 μL WST-8/酶工作液。

反应启动液的配制：将反应启动液的储存液稀释成 1×工作液，如每 1 μL 反应启动液（40×）加入 39 μL SOD 检测缓冲液的比例进行稀释。

（2）按照表 4-8 进行加样：在 450 nm 处，测定 A 值，空白调零。

表 4-8　SOD 活性测定

试　　剂	样品管	空白对照 1	空白对照 2	空白对照 3*
10％匀浆上清/μL	20	—	—	20
SOD 检测缓冲液		20	40	20
WST-8/酶工作液	160	160	160	160
反应启动液	20	20	—	—

* 如果样品有颜色或含有抗氧化物质，则需设置空白对照 3。

（3）计　算

$$抑制百分率=\frac{\left[\begin{array}{c}(A\,空白对照\,1-A\,空白对照\,2)\\-(A\,样品-A\,空白对照\,3)\end{array}\right]}{(A\,空白对照\,1-A\,空白对照\,2)}\times100\%$$

酶活力单位（unit）定义：抑制百分率为 50％时，反应体系中的 SOD 酶活力定义为一个酶活力单位（unit）。

SOD 酶活力的计算公式：

$$待测样品中\,SOD\,酶活力单位=\frac{抑制百分率}{(1-抑制百分率)}(unit)$$

最后，通过单位重量的蛋白含量来表示最初样品中的 SOD 酶活力（IU/mg）。

4.MDA 含量测定

（1）TBA 储存液的配制：25 mg TBA 用 6.76 mL TBA 配制液配制，终浓度为 0.37％。

MDA 检测工作液的配制：按照每个检测样本均匀混合 150 μL TBA 稀释液、50 μL TBA 储存液和 3 μL 抗氧化剂。

（2）按表 4-9 进行操作：将标准品（100 μmol/L）按 0、1、2、4、8、12、16 和 20 μL 加到 96 孔板的标准品孔中，加标准品稀释液补足到 20 μL，相当于标准品浓度分别为 1、2、5、10、20、50 和 100 μmol/L。

· 142 ·

表 4-9　MDA 含量测定

试剂/μL	标准管							样品管
	1	2	3	4	5	6	7	
标准液	1	2	5	10	20	50	100	—
生理盐水	99	98	95	90	80	50	—	—
10%组织匀浆	—	—	—	—	—	—	—	100
MDA 检测工作液	200	200	200	200	200	200	200	200

（3）混匀后，100℃或沸水浴加热 15 min。

（4）水浴冷却至室温，1 000 g 室温离心 10 min。取 200 μL 上清加入 96 孔板中，随后用酶标仪在 532 nm 测定吸光度 A。

（5）计算：以标准管 A 值结果及其相应浓度求出回归方程式 $Y = a + bX$，再依据回归方程和样品 A 值计算出样品溶液中的 MDA 含量后，通过单位重量的蛋白含量来表示最初样品中的 MDA 含量（μmol/mg 蛋白）。

5.结果处理

（1）各组将实验结果计入表 4-10 和表 4-11 中。

表 4-10　组织样品 SOD 活性　　　　　　　　　　（单位：IU/mg）

组　　别	样品编号						$\bar{x} \pm s$
	1	2	3	4	5	6	
对照组							
照射组							

表 4-11　组织样品 MDA 含量　　　　　　　　　　（单位：μmol/mg）

组　　别	样品编号						$\bar{x} \pm s$
	1	2	3	4	5	6	
对照组							
照射组							

（2）采用 SPSS 软件 24.0，Student's t 检验进行统计处理。

（一）电离辐射小鼠胸腺细胞线粒体膜电位变化的影响

1.胸腺细胞悬液制备

在照射后 30 min，断头处死小鼠，迅速取出胸腺，放入盛有 RPMI 1640 培养液的平皿中，用毛玻片轻轻挤压，制备单细胞悬液，计细胞数，调细胞浓度为 5×10 个/mL。

2.线粒体染色

（1）Mito-Tracker Red 工作液的配制：取少量 200 μmol/L Mito-Tracker Red 储存液按照 1∶1 000～1∶10 000 的比例加入细胞培养液中，使最终浓度为 20～200 nmol/L。

（2）取 1 mL 细胞悬液 1 000 g 离心 5 min,弃上清,用 37℃预热的 Mito-Tracker Red 工作液轻轻重悬细胞,37℃孵育 15～30 min。

（3）孵育结束后,1 000 g 离心 5 min,弃上清,加入 37℃预温育的新鲜细胞培养液重悬细胞。

（4）细胞固定:在染色后,用 37℃温育的新鲜细胞培养液或 PBS 洗涤细胞,小心吸除洗涤用的培养液,加入 4%多聚甲醛固定液,室温固定 15～30 min。固定完成后用 PBS 洗涤 2～3 次。

（5）将固定后的细胞加入含约 0.2% Triton X-100 的 PBS,室温孵育 10～15 min。然后用 PBS 洗涤 2～3 次。

3.检　测

用倒置荧光显微镜、流式细胞仪或荧光酶标仪进行观察、分析或检测。

4.结果处理

（1）将各组吸光度值（或荧光强度值）计入表 4-12 中。

表 4-12　线粒体膜通透性检测

组别	样品编号						$\overline{x}\pm s$
	1	2	3	4	5	6	
对照组							
照射组							

（2）采用 SPSS 软件 24.0,Student's t 检验进行统计学处理。

五、讨论题

（1）机体受到电离辐射照后,体内氧化反应发生了哪些改变？这些变化对机体有何影响？

（2）哪些指标可以体现电离辐射诱导机体产生了氧化应激反应？

（3）试述检测组织中 SOD 活性和 MDA 含量的基本原理。

第十节　电离辐射对胸腺细胞周期进程的影响

一、实验目的

（1）了解电离辐射对细胞周期进程（cell cycle progression）的影响。

（2）了解流式细胞术（flow cytometry，FCM）的基本原理，初步掌握流式细胞术检测细胞周期的方法。

二、基本原理

增殖的细胞中 DNA 含量随着细胞增殖周期各时相而发生变化。G_0 期细胞被认为是不参与增殖周期循环的一群细胞，即为静止期细胞，其 DNA 含量为较恒定的 2C 值。G_1 期细胞是具有增殖活性、参与细胞周期循环的一群细胞，其 DNA 含量与 G_0 期细胞 DNA 含量相同，均为 2C 值。当细胞进入 S 期后，DNA 含量逐渐增加，从 2C 到 4C，直到 DNA 倍增结束，进入 G_2 期，最终进入 M 期。在 M 期分裂为两个子细胞之前，G_2 和 M 期细胞的 DNA 含量均为恒定的 4C 值，即为四倍体细胞群。

本实验采用碘化丙啶（propiolium iodide，PI）对 DNA 进行特异荧光染色，流式细胞术方法对电离辐射引起的胸腺细胞周期变化进行检测。该方法的突出特点为简便、快速。

PI 与 DNA 的结合方式为嵌入双链 DNA 和 RNA 的碱基对中与之结合，无碱基特异性。为了获得特异的 DNA 分布，染色前必须用 RNA 酶处理细胞，排除双链 RNA 的干扰。另外，PI 不能进入完整的细胞膜，因此，利用 PI 进行细胞周期检测时，必须对细胞进行处理，增加细胞膜通透性。常用的方法有用 70% 冷乙醇固定细胞或用细胞膜表面清洁剂处理细胞。

PI 与 DNA 结合时，PI 的结合量与 DNA 含量成正比。因此，当 DNA 上结合的 PI 经激发光发出的荧光强度与 DNA 含量成正比。根据以上原理，采用 FCM 对 DNA 进行定量分析时，可将一个细胞群在直方图上分为 G_0/G_1、S 和 G_2+M 三部分。G_0/G_1 和 G_2+M 细胞峰的 DNA 分布均为正态分布，S 期可认为是一个加宽的正态分布。

三、实验材料

（一）动物和试剂

实验用雄性健康昆明小鼠 16 只，体重 20 ± 2 g。

实验试剂包括 RPMI 1640 培养液、0.01 mol/L PBS、0.1 mg/mL RNase 和 PI（0.05 mg/mL，含 0.03% Triton X-100）。

（二）器　材

实验器材包括深部 X 射线治疗机、流式细胞仪和双目显微镜。眼科剪刀、眼科镊子、毛玻片、60 mm×12 mm 平皿滴管、10 mL 刻度离心管、计数板、加样器和加样头。

四、操作步骤

(一)动物分组与照射

取雄性健康昆明小鼠 16 只,体重 20 ± 2 g,随机分为假照组及 1.0、2.0 和 4.0 Gy X 射线全身照射组。

(二)胸腺细胞悬液和样品制备

1.胸腺细胞悬液制备

在照射后 12 h,断头处死小鼠,迅速取出胸腺,放入盛有 RPMI 1640 培养液的平皿中,用毛玻片轻轻挤压,制备单细胞悬液,计细胞数,调细胞浓度为 5×10^5 个/mL。

2.样品制备

每份样品取细胞悬液 100 μL,加 RNase(0.1 mg/mL)100 μL,37℃反应 30 min。0.01 mol/L PBS 洗 2 次,加 PI(0.05 mg/mL,含 0.03% Triton X-100)0.2 mL,4℃避光染色 30 min。

(三)FCM 检测和数据分析

1.FCM 检测

用 Cellquest 软件收集 10 000 个细胞,FCM 检测。

2.数据分析

细胞周期数据用 ModFit 软件分析,记录细胞周期各时相的细胞百分数。

五、结果处理与讨论题

(一)实验结果处理

实验结果记录于表 4-13 中。

表 4-13　不同剂量 X 射线全身照射对小鼠胸腺细胞周期进程的影响　　　(单位:%)

组　　别	个体编号	G_0/G_1	S	G_2+M
假照组	1			
	2			
	3			
	4			
	5			
	$\bar{x}\pm s$			

组　　别	个体编号	G_0/G_1	S	G_2+M
1.0 Gy 组	1～5			
	$\bar{x}\pm s$			
2.0 Gy 组	1～5			
	$\bar{x}\pm s$			
4.0 Gy 组	1～5			
	$\bar{x}\pm s$			

假照组和 1.0、2.0 和 4.0 Gy 组分别为 5 例。在填写实验结果时,可重新做表,将 1.0、2.0 和 4.0 Gy 组同假照组一样,每例分别上下排列,再填写数据。

(二)讨论题

(1)简述电离辐射所致细胞周期 G_1 期和 G_2 期阻滞的分子机制。

(2)简述 PI 单染流式细胞仪检测细胞周期进程的基本原理。

第十一节　电离辐射对小鼠胸腺细胞凋亡的影响

一、实验目的

(1)了解电离辐射对细胞凋亡(apoptosis)的影响。

(2)了解流式细胞术的基本原理,初步掌握流式细胞术检测细胞凋亡的方法。

二、基本原理

在细胞凋亡过程中,细胞内发生一系列形态学和生物化学变化,表现为染色质固缩、边缘化、核膜完整而胞体变小、DNA 裂解及形成大小约 180 bp 或其整倍数的片段,最终形成凋亡小体,被邻近巨噬细胞吞噬就地清除。由于细胞凋亡在疾病发生发展中的重要作用及其在治疗上的潜在意义,细胞凋亡已成为生物医学各领域研究的热点和前沿之一,其研究手段和检测方法很多。

本实验分别采用 Annexin V/FITC 和碘化丙啶(propiolium iodide,PI)对磷脂酰丝氨酸(PS)和 DNA 进行特异荧光染色,采用流式细胞术(FCM)对电离辐射引起的胸腺细胞凋亡变化进行检测。该方法简便、快速,适用于细胞凋亡的相关分析。

Annexin V 为胞内蛋白膜联蛋白家族成员,以钙离子依赖的方式选择性地与磷脂酰丝氨酸(PS)结合。PS 正常分布在细胞膜内侧,即与细胞质相邻的一侧。在细胞发生凋亡的早期,不同类型的细胞都会把 PS 外翻到细胞膜外侧。用带有 FITC 标记的 Annexin V,即 Annexin V/FITC,就可以通过流式细胞仪或荧光显微镜检测到 PS 外翻这一细胞凋亡的重要特征。碘化丙啶(propidium iodide,PI)是一种可对 DNA 染色的细胞核染色试剂,在嵌入 DNA 后释放红色荧光。PI 不能穿透完整的细胞膜,但可以穿透坏死细胞或凋亡晚期丧失细胞膜完整性的细胞。因此,将 Annexin V 与 PI 联合使用时,PI 被排除在活细胞(Annexin V^-/PI^-)和早期凋亡细胞(Annexin V^+/PI^-)外,而晚期凋亡细胞和坏死细胞同时被 FITC 和 PI 结合染色呈现双阳性(Annexin V^+/PI^+)。

三、实验材料

(一)动物和试剂
实验用雄性健康昆明小鼠 16 只,体重 20 ± 2 g。

实验试剂包括 RPMI 1640 培养液、0.01 mol/L PBS 及 Annexin V-FITC/PI 细胞凋亡检测试剂盒。

(二)器　材
实验器材包括深部 X 射线治疗机、流式细胞仪和双目显微镜及眼科剪刀、眼科镊子、毛玻片、60 mm×12 mm 平皿、滴管、10 mL 刻度离心管、计数板、移液器和吸头。

四、操作步骤

(一)动物分组与照射
取雄性健康昆明小鼠 16 只,体重 20 ± 2 g,随机分为对照组及 1.0、2.0 和 4.0 Gy X 射线全身照射组,每组 4 只。

(二)胸腺细胞悬液和样品制备
1.胸腺细胞悬液制备

在照射后 24 h,断头处死小鼠,迅速取出胸腺,放入盛有 RPMI 1640 培养液的平皿中,用毛玻片轻轻挤压,制备单细胞悬液,计细胞数,调细胞数为 1×10^6 个/mL。

2.样品制备

每份样品取细胞悬液 100 μL(细胞总数为 1×10^5 个)至一新管中,加入 5 μL Annexin V/FITC 和 5 μL PI,轻轻混匀,室温避光孵育 15 min,每管加入 400 μL 1× binding buffer 工作液,混匀后使用流式细胞仪检测(1 h 内检测)。

(三)FCM 检测和数据分析

1.FCM 检测

用 Cellquest 软件收集细胞 1×10^4 个,FCM 检测。

2.数据分析

采用 ModFit 软件分析细胞凋亡情况,记录早期凋亡、晚期凋亡和坏死的细胞百分数。

五、结果处理与讨论题

(一)实验结果处理

实验结果记录于表 4-14 中。

对照组及 1.0、2.0 和 4.0 Gy 组分别为 4 例。在填写实验结果时,可重新做表,将 1.0、2.0 和 4.0 Gy 组同对照组一样,每例分别上下排列,再填写数据。

表 4-14 不同剂量 X 射线全身照射对小鼠胸腺细胞凋亡的影响 (单位:%)

组 别	个体编号	细胞凋亡
假照组	1	
	2	
	3	
	4	
	$\overline{x} \pm s$	
1.0 Gy 组	1~4	
	$\overline{x} \pm s$	
2.0 Gy 组	1~4	
	$\overline{x} \pm s$	
4.0 Gy 组	1~4	
	$\overline{x} \pm s$	

(二)讨论题

(1)简述电离辐射所致细胞凋亡的分子机制。

(2)细胞凋亡与细胞坏死(necrosis)有何不同? 细胞凋亡的生物学意义有哪些?

第十二节　电离辐射对细胞克隆形成的影响

一、实验目的

(1)加深学生对电离辐射细胞生物效应的理解,使其进一步了解电离辐射对细胞增殖的影响。

(2)掌握细胞集落形成实验技术。

二、基本原理

单个细胞在体外持续增殖 6 代以上,其后代所组成的细胞群体称为克隆(clone)或集落(colony)。从单细胞悬液中取出一定数量的细胞,接种于培养皿内,在 37℃、5% CO_2 的培养条件下,经过 10～14 d 即可形成集落。一般,每个集落含有 50 个以上的细胞,即 1 个存活细胞经过 5 代以上增殖而形成的集落,大小在 0.3～1.0 mm 之间。一个集落代表 1 个存活细胞。通过计数克隆形成率,可对电离辐射对单个细胞的增殖潜力做定量分析。本法适用于贴壁生长的细胞。

三、实验材料

试剂及耗材:RPMI 1640 细胞培养基、胎牛血清、0.25% 胰蛋白酶溶液、PBS(pH＝7.4)、结晶紫染液、6 cm 直径细胞培养皿、6 孔细胞培养板、吸管、CO_2 孵箱、倒置荧光显微镜和深部 X 射线治疗机(或生物辐照仪)等。

细胞:人非小细胞肺癌细胞 H1299(辐射抗性较强)、人肺癌细胞 H460(辐射敏感性较强)和正常细胞(HIEC)。

四、操作步骤

(一)制备细胞悬液

取对数生长期的单层培养细胞,用 0.25% 胰蛋白酶溶液消化,并吹打成单个细胞,再将细胞悬浮在含 10% 胎牛血清 RPMI 1640 培养液中备用。

(二)接种细胞

(1)对于辐射抗性较强的 H1299 细胞,按照每孔 500 个细胞接种于含 2 mL 预温 37℃培养液的孔板中,然后以十字方向轻轻摇动培养皿,使细胞分散均匀。

(2)对于辐射敏感性较强的 H460 细胞,按照照射 0 Gy 组 300 个细胞、2 Gy 组

500 个细胞、4 Gy 组 2 000 个细胞、6 Gy 组 5 000 个细胞、8 Gy 组 10 000 个细胞接种至 6 cm 直径的细胞培养皿中。

(三)培养与照射

将细胞培养板和培养皿移入 CO_2 孵箱中,在 37℃、5% CO_2 及饱和湿度环境下培养,待细胞完全贴壁后,进行各种实验处理。用深部 X 射线治疗机(或生物辐照仪)按照预定剂量(0、2、4、6 和 8 Gy)照射细胞。辐照后,继续在孵箱中静止培养细胞 10~14 d。

(四)染　色

当培养皿中出现肉眼可见的克隆时,终止培养。弃去培养液,用 PBS 液小心浸洗数次后,加甲醇固定 15 min 后。弃去固定液,加适量结晶紫液染色 10~30 min,然后流水缓慢洗去染色液,放置干燥。

(五)计　数

将细胞培养板或培养皿倒置,并叠加一张带网络的透明胶片,用肉眼直接计克隆数,或在显微镜下计数大于 50 个细胞的克隆数,然后按下列公式计算克隆形成率:

$$克隆形成率(\%)=克隆数/接种细胞数×100\%$$

五、结果处理与讨论题

(一)结果处理

将各实验所得数据及其计算结果填入表 4-15 中。

表 4-15　电离辐射对细胞克隆形成率的影响

组　别	0 Gy	2 Gy	4 Gy	6 Gy	8 Gy
H1299 细胞					
H460 细胞					
HIEC 细胞					

(二)注意事项

(1)细胞悬液中的细胞应充分分散,单个细胞百分率至少在 90% 以上;否则,实验误差较大。

(2)在培养早期,不要摇动培养皿;在培养期间,要根据培养液 pH 的变化适时更换培养液。

(3)细胞克隆培养时间较长,应注意清洁 CO_2 孵箱,防止细菌或真菌污染。

(三)讨论题

(1)试述细胞克隆形成的基本原理。

（2）细胞克隆形成实验应注意哪些问题？

第十三节　电离辐射对小鼠胸腺细胞 p16 基因表达的影响

一、实验目的

（1）了解 PCR 技术基本理论和 PCR 引物设计原则和步骤。

（2）掌握总 RNA 提取、RT-PCR 和 qPCR 的实验方法。

（3）基本掌握电泳方法和凝胶成像仪的使用。

（4）掌握电离辐射引起细胞发生 G_1 期阻滞（G_1 arrest）的 p16 相关分子机制。

二、基本原理

电离辐射可诱导细胞发生 G_1 期阻滞，其意义在于使受损伤的 DNA 得以修复，维持细胞基因组稳定性。目前，研究发现主要有两条负向调控通路，即 p53-p21/pRb 通路和 p16/cyclin D/CDK4/pRb 通路在 G_1→S 期转换中起重要作用。中等剂量电离辐射可诱导胸腺细胞发生 G_1 期阻滞，其分子机制可能主要与 p53/p21 通路有关，而独立于 p53 之外的 p16 通路在细胞周期进程中亦具有重要意义。p16 基因是继 p53 基因之后发现的一个多重肿瘤抑制基因，p16 也是细胞周期蛋白抑制因子之一，直接作用于 CDK/cyclin D 复合体，与 cyclin D 竞争结合 CDK4、CDK6，导致 CDK/cyclin D 解离，抑制 Rb 磷酸化，使细胞周期阻滞，从而抑制细胞的生长和分化。X 射线照射后诱导 p16 mRNA 和蛋白表达增加，是 p16/cyclin D/CDK4 负向调控通路在胸腺细胞 G_1 期阻滞中发挥作用的关键。

本实验采用反转录聚合酶链式反应（reverse transcription-polymerase chain reaction，RT-PCR）和实时定量 PCR（quantitative real time PCR，qRT-PCR）的方法检测电离辐射后，小鼠胸腺细胞 p16 及其相关基因表达水平的变化。其原理是：RT-PCR 是将 RNA 的反转录和 cDNA 的聚合酶链式扩增相结合的技术；首先，经反转录酶作用使 RNA 合成 cDNA；再以 cDNA 为模板，扩增合成目的片段。RT-PCR 技术灵敏而且用途广泛，可用于检测细胞中基因表达水平，细胞中 RNA 病毒的含量和直接克隆特定基因的 cDNA 序列。qPCR 在 PCR 过程中加入荧光基团，根据荧光信号的变化实时监测扩增产物的变化，并通过 C_t 值（C_q 值）和标准曲线的分析对起始模板进行定量分析。在 qPCR 进程中，随着产物的积累，荧光信号的强度等比加强。每经过一次循环，收集一次荧光信号，即可得到一条荧光扩增曲线，根据荧光强度的变化即可监测产物量的变化。荧光扩增曲线可分为三个阶段,即荧光背景信号阶段、荧光信号指数扩增阶段和平台期。在荧光信号指数扩增阶段,PCR 产物量的对数值与起始模板量之间存在线性关系,因此,可以在该阶段进行定量分析。目前,qPCR 技术已在生物医药和食品等行业有广泛应用,如疾病的早期诊断、肿瘤的诊断与研究、食品病原微生物的检测、转基因食品检测和基因扩增等。

三、实验材料

(一)动物和试剂

实验用雌性健康昆明小鼠 20 只,体重 20 ± 2 g。

实验试剂包括 PBS 缓冲液、总 RNA 提取试剂、焦碳酸二乙酯(diethypyrocarbonate,DEPC)处理过的水、氯仿、异丙醇、乙醇、PCR 特异性引物(内参基因和 p16 相关基因)、逆转录试剂盒、$2\times$PCR 预混液、$2\times$qPCR 预混液和琼脂糖。

(二)器 材

实验器材包括深部 X 射线治疗机、高速离心机、紫外分光光度计、PCR 仪、qPCR 仪、电泳仪和凝胶成像仪及眼科剪刀、眼科镊子、毛玻片、60 mm$\times$12 mm 平皿、10 mL 刻度离心管、计数板、双目显微镜和加样器;大、中和小加样头及 1.5 和 0.5 mL 离心管,PCR 管和 8 联排管,高压灭菌处理。

四、操作步骤

(一)PCR 引物设计

(1)本实验需设计小鼠内参基因与 p16 基因。以小鼠的 p16 为例,进入 NCBI 界面,选择 Nucleotide 后,输入 p16,点击 Search 之后再点击右侧的物种选项进行筛选(小鼠为 Mus Musculus),然后选择序列最长的小鼠 p16 的 mRNA 点击进入。

(2)在页面上点击 CDS 按键后,再点击右下方的 FASTA 按键,最终获得目的基因编码序列(coding sequence,CDS)。

(3)进入 Primer3 version 4.0 网站,出现设计引物的主页面,随后输入编码序列,避免多个重复碱基出现,避免 4 个或超过 4 个 G 出现在引物序列中。按照引物要求设置参数,如产物长度:不应该超过 500 bp,最好 200~400 bp;GC%:40%~60%,最好为 50%~55%;引物长度:18~25 bp,最好为 20 bp;Tm 值:55~60℃,最好为 60℃。

(4)点击【pick primers】按钮,可获得若干对引物,并按照 $5'-3'$ 的顺序,包含引物和产物的一些基本参数,设计好引物后,要进行 NCBI blast 引物验证,进入 http://blast.ncbi.nlm.nih.gov/Blast.cgi 数据库,点击 primer-BLAST 选项。

(5)进入 primer-BLAST 页面后,在下面框中,按照 $5'-3'$ 顺序,分别输入上游引物和下游引物,在 Primer Pair Specificity Checking Parameters 选项中,选择物种数据库 Musculus,点击 Get Primer 按钮,开始比对,出现结果。选择引物的原则是:列表中大部分是目的基因,说明引物特异性高;但是,可能物种不同,说明该基因在不同物种中保守。

(二)动物分组与照射

取健康雌性昆明小鼠,20±2 g。随机分为假照射对照组与 1.0、2.0 和 4.0 Gy X 射线照射组;实验前 12~24 h,按 1 Gy/min 的常规条件全身照射小鼠。

(三)胸腺细胞单细胞悬液制备

辐照后 12~24 h,断头处死小鼠,迅速取出胸腺。

(四)总 RNA 提取

1.RNA 提取的准备工作

(1)RNase 是导致 RNA 降解最主要的物质,非常稳定。在一些极端的条件可暂时失活,但限制因素去除后又迅速复性。常规的高温高压蒸汽灭菌方法和蛋白抑制剂不能使所有的 RNase 完全失活。RNase 广泛存在于人的皮肤上,因此制备 RNA 时必须戴手套。

(2)拟使用的离心管、移液器吸头以及其他器皿未被 RNase 污染。金属和玻璃制品可在 200℃烘烤 2 h 以上。塑料制品和水可用 0.01% 的 DEPC 水浸泡过夜,高压灭菌。所有溶液应使用 DEPC 处理后的水配制。

(3)总 RNA 提取试剂适用于从细胞和组织中快速分离 RNA/DNA/蛋白质,且含有苯酚,如不慎接触皮肤,应立即用大量流水冲洗。

2.总 RNA 提取的步骤

(1)取出的胸腺移入 1.5 mL 离心管中,按 50~100 mg 组织加入 1 mL 总 RNA 提取试剂,充分研磨匀浆,室温放置 5 min,使核酸和蛋白质复合体完全分离(若样品中含有较多组织碎片或多糖等不溶物质。可于 4℃、12 000 g 离心 10 min,取上清液进行下一步操作)。

(2)按每使用 1 mL 总 RNA 提取试剂加入 0.2 mL 氯仿,剧烈震荡混匀 15 s,室温放置 3~5 min。

(3)以 12 000 g 离心(4℃,15 min),样品将分为三层:下层为绿色有机相,上层为无色水相,中间层为白色的 DNA 和蛋白质。小心将上层无色水相(含有 RNA)移至另一个离心管中,切勿吸起下层。

(4)加入等体积(约 0.5 mL)异丙醇,混合后室温沉淀 30 min;再 4℃、12 000 g 离心 10 min,收集白色 RNA 沉淀,小心弃上清,千万不要把 RNA 沉淀倒出,加入 1 mL 75%乙醇洗涤 RNA 沉淀,4℃、12 000 g 离心 10 min。

(5)弃上清,室温空气蒸发残余的乙醇,或真空干燥 5~10 min,时间不宜太长,以免 RNA 沉淀难以溶解。加入适量 DEPC 水溶解总 RNA;如沉淀难溶,置 55～60℃环境 5～10 min。－70℃保存备用。

3.测定 RNA 浓度和纯度

打开微孔板核酸蛋白分析仪(TaKe3)软件后,选择核酸定量模式,设置好样品类型、孔类型、本底(空白)和样品等板布局后,通常取 2 μL RNA 加入 TaKe3 微量检测板的加样点上,最后进行检测并保存数据。测定 A_{260}/A_{280} 结果应在 1.8～2.0 之间,表示 RNA 纯度很高,低于 1.8 说明蛋白污染,高于 2.0 表示有 DNA 污染,低于1.5表明有明显的有机物,如糖、肽和苯酚等的污染。

RNA 的量的计算公式:$40 \times A_{260} \times$ 稀释倍数(ng/μL)。

(五)cDNA 的制备

(1)总 RNA 的量,反应需 1 μg 的总 RNA,由上一步测得的结果可以计算出所需 1 μg 相应的 RNA 溶液体积。

(2)逆转录试剂盒使用高效快捷,用于第一链 cDNA 的合成,同时也包含了基因组 DNA 去除步骤。在 RNA 的提取过程中,基因组 DNA(gDNA)的污染对下游实验的进行具有重要影响,会导致假阳性的出现以及对基因表达水平的错误判断。因此,高效地去除 gDNA 对于保证实验数据的准确性是最有效合理的方法。反转录试剂盒中包含合成第一链 cDNA 所需的逆转录酶,连同反应缓冲液、RNA 酶抑制剂、dNTPs、Oligo(dT)引物和随机引物,除 RNA 模板外的所有试剂,可随时取用。

(3)解冻试剂,并摇晃混匀液体。解冻的试剂放于冰上,在 PCR 管里依次加入 4 μL RT 预混液、1 μg 相应的总 RNA 溶液,加至最终体积为 20 μL。

(4)在 PCR 仪上设定程序,即 37℃、15 min,60℃、10 min,95℃、3 min,结束。向得到的 RT 反应液(20 μL)中加入 80 μL 的 RNase free water 进行稀释,可直接利用到 PCR 反应中,也可以保存到－20℃冰箱中备用(cDNA 模板)。

(六)PCR 反应

(1)2×PCR 预混液是将 PCR 反应所需的 HotStart Taq Plus 酶、dNTPs、$MgCl_2$ 以及反应缓冲液预先配制成 2 倍浓度的混合物,使用时只需加入模板和引物并稀释到 1 倍浓度即可进行 PCR 反应。

(2)具体 25 μL 反应体系为 12.5 μL 2×PCR 预混液、3 μL 稀释后的 cDNA 模板、1 μL上游引物(10 μmol/L)、1 μL 下游引物(10 μmol/L)、7.5 μL RNase-free ddH₂O;在 PCR 仪上设定程序,95℃/5 min→(95℃/15 s→55～60℃/15 s→72℃/30 s)×33～72℃/1 min→10℃保存。

(3)所得的 PCR 产物可用于后续实验或保存于－20℃。

(七)凝胶电泳

PCR 扩增完毕后,取 PCR 产物 10 μL,用 2%琼脂糖凝胶电泳 30～40 min,以 DL2000 为分子量 marker,利用凝胶成像仪检测扩增结果。

(八)qPCR 反应

(1)SYBR qPCR 预混液中已经将 DNA 聚合酶、精心优化的反应 Buffer、dNTPs 和 SYBR Green Ⅰ等试剂预混在一起,是一种 2×浓度的预混型试剂。

(2)使用前请上下颠倒轻轻混合均匀,避免起泡,并经轻微离心后使用。反应液的配制、分装使用新的(无污染的)枪头、离心管等,避免污染。

(3)具体 20 μL 反应体系为 10 μL 2×SYBR qPCR 预混液、2 μL 稀释后的 cDNA 模板、0.5 μL 上游引物(10 μmol/L)、0.5 μL 下游引物(10 μmol/L)及 7.2 μL RNase-free ddH$_2$O;在 PCR 仪上设定程序,95℃/1 min→(95℃/20 s→55～60℃/1 min)×45～72℃/1 min→10℃保存。

五、结果处理与讨论题

(一)实验结果处理

1.PCR 结果分析

通过凝胶成像仪分析对目的带和内参引物 β-actin 扩增条带进行灰度分析,比较随照射剂量的增加,目的基因的表达有何区别。将结果填于表 4-16 中。

表 4-16　小鼠受不同剂量 X 射线全身照射后胸腺细胞 p16 基因表达的变化

组　别	个体编号	基因表达差异	$\overline{x} \pm s$
对照组	1		
	2		
	3		
	4		
1.0 Gy 组	1～4		
2.0 Gy 组	1～4		
4.0 Gy 组	1～4		

对照组和1.0、2.0 和 2.0 Gy组分别为 4 例。在填写实验结果时,可重新做表,将1.0、2.0 和 2.0 Gy 组同假照组一样,每例分别上下排列,再填写数据。

2.qPCR 结果分析

所得的 qPCR 结果包含扩增曲线、融解曲线和标准曲线。前者有计算 N_0 所需要

的 C_q/C_t 值,后两者与 NTC、NRT 都是确保 C_q/C_t 值可用的数据。TC 和 NRT 分别指的是无模板对照(体系中的 cDNA 用水替代)和 no-reverse transcription controls (体系中的 cDNA 用未进行反转录的 RNA 替代),分别用于排除基因组 DNA 的污染和非预期的扩增产物(如引物二聚体)。

阈值循环数 threshold cycle(C_t)/C_q 值,荧光信号达到荧光阈值时 PCR 循环数。仪器软件通常将第 3～15 个循环的荧光值设为基线(baseline)。阈值(threshold)一般是基线的标准偏差的 10 倍。模板的 C_q 值与该模板的起始拷贝数的对数存在一定线性关系,起始模板量浓度越高,C_q 值越小;起始模板量浓度越低,C_q 值越大。C_q/C_t 的合理范围为 15～35。太大或者太小都会导致定量结果的不准确。

日常实验中相对定量时常用的方法是比较 C_q 值法,即 $2^{-\Delta\Delta C_t}$ 法,其具体算法为 $^{\Delta}C_q$(实验组)$=C_q$(实验组中目的基因)$-C_q$(实验组中内参基因),$^{\Delta}C_q$(对照组)$=C_q$(对照组中目的基因)$-C_q$(对照组中内参基因);$^{\Delta\Delta}C_q=^{\Delta}C_q$(实验组)$^{\Delta}C_q$(对照组)。按照上述公式计算出相应值后,完成结果填于表 4-17 中。

表 4-17　小鼠受不同剂量 X 射线全身照射后胸腺细胞 p16 基因表达的变化

组　别	个体编号	p16 C_q 值	目的基因 C_q 值	$^{\Delta}C_q$	$^{\Delta\Delta}C_q$	$2^{-\Delta\Delta C_q}$
对照组	1					
	2					
	3					
	4					
1.0 Gy 组	1～4					
2.0 Gy 组	1～4					
4.0 Gy 组	1～4					

对照组及 1.0、2.0 和 2.0 Gy 组分别为 4 例。在填写实验结果时,可重新做表,将 1.0、2.0 和 2.0 Gy 组同对照组一样,每例分别上下排列,再填写数据。

(二)讨论题

(1)电离辐射引起细胞周期 G_1 期阻滞的主要分子机制有哪些?

(2)电离辐射引起细胞周期 G_1 期阻滞有何意义?

(3)G_1 期阻滞和 G_2 期阻滞有何不同?

第十四节　电离辐射对小鼠胸腺细胞增殖能力的影响

一、实验目的

(1)初步掌握胸腺淋巴细胞(thymus lymphocyte)的体外培养方法。
(2)了解电离辐射对 DNA 合成代谢的影响。
(3)加深了解淋巴细胞的辐射敏感性。

二、基本原理

细胞的放射敏感性与其增殖能力密切相关。胸腺是 T 细胞分化、成熟和增殖的中枢免疫器官。在胸腺,存在大量的较幼稚的 T 细胞,并具有很高的辐射敏感性。细胞在进行分裂之前,需要复制 DNA,脱氧胸腺嘧啶核苷(TdR)是 DNA 所特有的合成原料。通过测定细胞掺入放射性核素(^{3}H)标记 TdR(^{3}H-TdR)量,即可反映其 DNA 的合成情况,进而反映受照后细胞的增殖能力。

三、实验材料

(一)动物和试剂
实验动物:健康雄性小鼠,体重 20±3 g。
实验试剂:含 10%小牛血清的 RPMI 1640 培养液、白细胞稀释液(2%的冰醋酸,50 mL)和 ^{3}H-TdR。
闪烁液:2.5-二苯基噁唑(PPO,5 g)、1,4-双(5-苯基噁唑基-2)-苯(POPOP,0.2 g)、无水乙醇(200 mL)和甲苯(800 mL),或 PPO(4 g)、POPOP(0.2 g)和二甲苯(1 000 mL)。

(二)器　材
实验器材:深部 X 射线治疗机、离心机、显微镜、细胞收集器、液体闪烁计数仪、恒温箱、恒温干燥箱和 CO_2 孵箱。
另外,实验器材包括加样器、加样头、96 孔培养板、血细胞计数板、平皿、毛玻璃片、吸管、液闪瓶、尼龙网和 49 型纤维滤膜。

四、操作步骤

(一)动物分组与照射
选健康雄性小鼠 6 只,体重 20±3 g,随机分为两组,每组 3 只;其中一组进行 X 射线全身照射,剂量 3 Gy,另一组以同样的方式进行假照射。照后 48 h,断头处死小鼠。

（二）胸腺细胞悬液的制备

取小鼠胸腺,放入盛有 RPMI 1640 培养液的平皿内,毛玻璃片研磨,吸管吸入10 mL 刻度离心管内,反复吹打数次,以 1 000 r/min 离心 5 min,弃掉上清,指弹法悬起细胞。沉淀细胞用含 10% 小牛血清的 RPMI 1640 培养液 1 mL,悬起。经 200 目尼龙网过滤后,即成单细胞悬液。

计数:取 100 μL 单细胞悬液,加 0.9 mL 白细胞稀释液,显微镜下计数每毫升所含的细胞数,按下列公式计算：

$$细胞数(个/mL)=4 个角大方格细胞总数/4\times10^4\times稀释倍数$$

用含 10% 小牛血清的 RPMI 1640 培养液将细胞浓度调成 1×10^7个/mL。

（三）细胞的接种与培养

用移液器将调好浓度的细胞悬液接种在 96 孔培养板上,每孔 100 μL,每份样品 3 重样;同时,加 0.5 μCi(1.85×10^4 Bq)的 100 μL ^{3}H-TdR,接种细胞在 37℃ 恒温、5% CO_2 培养箱内培养 4 h,然后收集细胞。

（四）细胞收获与测定

用多头细胞收集器将细胞收获于 49 型纤维滤膜上,在 60℃ 恒温干燥箱内放置 30 min。烘干后,按顺序取下含细胞的纸片,放入装有 5 mL 闪烁液的测量瓶内,用液闪计数仪进行测量。

五、结果处理与讨论题

（一）实验结果处理

将测定结果记录在表 4-18 中。

表 4-18　小白鼠受照后胸腺细胞^{3}H-TdR 掺入结果记录表（cpm/孔）

	1	2	3	$\overline{x}\pm s$
假照组				
照射组				

填入表中的 cpm 值为样品 cpm-本底的 cpm 的每一样本 3 重样的平均值。

（二）讨论题

(1)大剂量电离辐射对小鼠胸腺细胞 DNA 合成代谢有何影响？其可能机制是什么？

(2)简述淋巴细胞的辐射敏感性。

第十五节　电离辐射对淋巴细胞转化(形态法)的影响

一、实验目的

(1)初步掌握微量全血体外培养淋巴细胞转化基本方法。

(2)了解血液经不同剂量 X 射线照射后,淋巴细胞转化率和 ^{3}H-TdR 掺入率的变化。

(3)进一步验证细胞的辐射生物效应与剂量关系,辐射对机体细胞免疫功能的影响。

二、基本原理

淋巴细胞在体外培养时,受到刺激物刺激后可表现为细胞体积增大、代谢旺盛、蛋白质和核酸合成增加,即向淋巴母细胞转化和增殖,此现象称为淋巴细胞转化(简称淋转)。淋巴细胞转化率的高低反映机体的免疫水平,可以作为测定机体免疫功能的指标之一。淋转实验利用一种非特异性有丝分裂原植物血凝素(phytohemaggluti-nin,PHA)或者刀豆蛋白(Con A),可刺激 T 细胞增殖;脂多糖(LPS)可刺激 B 细胞增殖。将 PHA 加在细胞培养液中,刺激血液中 T 细胞转化成母细胞。PHA 与 T 细胞表面的 PHA 受体结合后,在巨噬细胞及淋巴细胞其他亚群辅助下,使部分 T 细胞发生转化,具有增殖功能。当血液受照射后,T 细胞的这种增殖功能发生改变,且与射线类型、剂量和照射方法等相关。淋转实验基本可反映机体的细胞免疫功能水平。目前,淋转实验已应用于临床,检测机体细胞免疫状态,可作为癌肿患者预后判定和放疗、化疗及免疫治疗效果指标。

三、实验材料

(一)器　材

实验器材包括深部 X 射线治疗机、超净工作台、CO_2 孵箱、显微镜、天平、血细胞计数器、离心机、离心管、培养瓶、试管架、剪刀、镊子、吸耳球、酒精灯、精密 pH 试纸、滴管、毛细玻璃管、推片、载玻片和染片架。另外,包括注射器(0.1、5 和 10 mL)、刻度吸管(0.1、1 和 10 mL)、中试管、100 mL 量筒、100 mL 三角烧杯和培养瓶等。

(二)试　剂

实验试剂包括 RPMI 1640 培养液(pH 7.2)、PHA(1∶10)、人 AB 型血清、7.5%

$NaHCO_3$、肝素（170 IU/mL）、瑞氏-吉姆萨染色液和磷酸盐缓冲液。

四、操作步骤

（一）PHA 刺激体外淋巴细胞转化

1.采　血

在无菌条件下，采集人静脉血 5 mL，加肝素 0.3 mL（170 IU/mL）抗凝；用 TB 注射器在每个培养瓶内滴注 0.1 mL，每组 5 瓶，分别进行不同剂量 X 射线照射（1、2、4、6、8 和 10 Gy），正常对照组 5 瓶不照射。标好号。

2.转化培养

照射后，向各瓶内加入含 13% AB 型血清的 RPMI 1640 培养液和 0.1 mL PHA（每组设有不加 PHA 的培养瓶，作为对照），混匀后，盖紧胶盖，依次直立放在瓶架上置 37℃的 CO_2 孵箱内培养 72 h。

3.细胞收获、涂片与染色

（1）终止培养后，将培养物轻轻摇匀，全部倒入离心管内，以 2 000 r/min 离心 15 min。

（2）弃上清，用毛细管轻轻吹打，混匀后，吸入管内，一端用酒精灯火焰封严口，标号，再经 1 000 r/min 离心 10 min。

（3）离心后血液分 3 层，取中层（淋巴细胞、白细胞层）稍下一段（稍带红细胞层）处，滴玻片，推涂，空气干燥。

（4）在涂片上，滴加 Wright-Giemsa 双重染液 5 滴，染 1.5 min，加缓冲液 6～7 滴，混匀，染 7 min，自来水冲洗，空气干燥后镜检。

（二）淋巴细胞转化的形态学观察及其特征

先在低倍镜下观察淋巴细胞转化的形态，挑选淋巴细胞转化分布均匀、染色好的涂片。然后，在油镜下，按头、体和尾的顺序依次计数 200 个淋巴细胞，要分别记录各转化的分类细胞数。计算淋巴细胞转化百分率，即将 PHA 组转化率减去未加 PHA 对照组转化率，作为每个观察对象的淋巴细胞转化率。转化的淋巴细胞可分为 4 种：淋巴母细胞、过渡型细胞、直接与间接分裂细胞和突起的淋巴细胞。

1.淋巴母细胞

胞体增大，大于小淋巴细胞的 3～4 倍，有的可达 5～6 倍。胞核增大，呈圆形或椭圆形，核多偏一侧，少数位中央；染色质疏松呈网状，核仁清晰，多为 1～3 个，少数可达 5～6 个，有丝分裂现象可有可无。胞浆丰富，为深嗜碱性，常可见伪足与空泡。另外，也可见到小型淋巴母细胞，为小淋巴细胞的 2 倍，但核染色质和核仁等均具有母细胞特征。

2.过渡型细胞

胞体增大,但一般比淋巴母细胞小,为 2～3 倍的小淋巴细胞。胞核较大,呈圆形或椭圆形,染色质较疏松,可见 1 个清晰或不清晰的核仁,无有丝分裂现象,胞浆稍多,嗜碱性次于母细胞,空泡和伪足可有可无。

3.直接与间接分裂的细胞

淋巴细胞转化为分裂双核的淋巴母细胞,可为两个大小相近的核,亦可为一大一小的核;还可见到母细胞处在有丝分裂的各个期,但较少见。

4.突起的淋巴细胞

这种突起的淋巴细胞也称淋巴细胞发芽,无论核或胞浆或二者同时突起,都算在内。

五、结果处理与讨论题

(一)实验结果

将多次计算的淋巴细胞转化百分率填入表 4-19 内,并绘制剂量-效应曲线。

表 4-19 不同剂量 X 射线照射后淋巴细胞转化百分率的变化　　　　　(单位:%)

计数次数	正常对照	照射剂量/Gy					
		1	2	4	6	8	10
1							
2							
⋮							
平　均							

(二)讨论题

(1)试述淋巴细胞转化的基本原理。

(2)T 细胞和 B 细胞在何种情况下能发生转化现象? 何谓转化现象?

(3)电离辐射对淋巴细胞转化有什么影响?

(4)转化的淋巴细胞有几种? 各有哪些特点?

第十六节　辐射敏感性分子的动态观察

一、实验目的

(1)掌握辐射敏感性的基本概念。

（2）了解辐射敏感性分子的检测过程和方法。

二、基本原理

电离辐射可导致 DNA 双链断裂,从而使组蛋白 H2AX 迅速在双链断裂处磷酸化为 γH2AX。检测细胞中 γH2AX 的聚集可用于评价 DNA 双链断裂情况,且与辐射剂量相关。53BP1 是一种 DNA 损伤相关的支架蛋白,DNA 发生双链断裂后,53BP1 被迅速磷酸化,并从弥漫分散在核内的状态很快地募集到损伤位点,研究表明,53BP1 与 γH2AX 有共同定位的作用。因此,γH2AX 和 53BP1 可作为电离辐射的敏感分子,用来评价电离辐射的致突变能力,亦可作为电离辐射生物剂量计,用于估算个体受照剂量。掌握 γH2AX 和 53BP1 的测技术在辐射生物学研究、辐射分子流行病学调查,以及辐射事故应急响应与医学处置等方面具有重要应用价值。

Cytation 3 活细胞成像及多功能微孔板检测系统集合了细胞长时培养、微孔板成像、微孔板读数、荧光显微镜及复杂的图像数据分析软件等功能,可实现大部分细胞水平的生长及动态观察实验,大大提高实验效率和实验结果的可靠性。

三、实验材料

(一)材料和试剂

1.细胞系

实验细胞系有人支气管上皮样细胞 BEAS-2B 和人肺癌细胞 A549。

2.试 剂

实验试剂包括 DMEM 细胞培养基、胎牛血清、PBS、青链霉素、CCK-8 试剂盒、细胞周期检测试剂盒、凋亡试剂盒、γH2AX 和 53BP1 兔抗人多克隆抗体、荧光二抗等。

(二)器 材

实验器材包括 CO_2 培养箱、离心机、倒置显微镜、Cytation 3 细胞成像多功能检测系统和细胞培养相关材料及耗材等。

四、操作步骤

(一) 细胞培养

细胞培养用复苏 BEAS-2B 细胞和 A549 细胞,采用 DMEM 高糖培养液(含 10%胎牛血清和 1%青链霉素),在 CO_2 培养箱中,以 37℃、5% CO_2 条件培养细胞,动态观察细胞的生长状况并定时换液,取对数生长期细胞进行实验。

(二) 分组及照射

将处于对数生长期的 BEAS-2B 细胞和 A549 细胞接种于 6 孔板中,分别采用剂量为 0、4、8 和 16 Gy 的 X 射线单次照射这两种细胞系。

(三)辐射敏感性分子观察

上述细胞受电离辐射作用后,立即分别在目标孔中加入 γH2AX 和 53BP1 荧光抗体,利用 Cytation 3 细胞成像多功能检测系统连续动态观察各细胞的形态变化及各组细胞中 γH2AX 和 53BP1 表达量的变化情况,每 30 min 拍照记录 1 次,共观察 2 h。

(四)荧光强度分析

利用 Image Pro 软件分别统计两种细胞各剂量组及各时间段 γH2AX 和 53BP1 的平均荧光强度。

五、结果处理

将实验结果记录于表 4-20 中。

表 4-20　辐射敏感性分子的动态观察

组别	观察时间	编号	BEAS-2B		A549	
			γH2AX	53BP1	γH2AX	53BP1
0 Gy（假照组）	0 min	1～3				
		$\bar{x} \pm s$				
	30 min	1～3				
		$\bar{x} \pm s$				
	60 min	1～3				
		$\bar{x} \pm s$				
	90 min	1～3				
		$\bar{x} \pm s$				
	120 min	1～3				
		$\bar{x} \pm s$				
4 Gy	0 min	1～3				
		$\bar{x} \pm s$				
	30 min	1～3				
		$\bar{x} \pm s$				
	60 min	1～3				
		$\bar{x} \pm s$				
	90 min	1～3				
		$\bar{x} \pm s$				
	120 min	1～3				
		$\bar{x} \pm s$				

续表

组别	观察时间	编号	BEAS-2B		A549	
			γH2AX	53BP1	γH2AX	53BP1
8 Gy	0 min	1～3				
		$\overline{x} \pm s$				
	30 min	1～3				
		$\overline{x} \pm s$				
	60 min	1～3				
		$\overline{x} \pm s$				
	90 min	1～3				
		$\overline{x} \pm s$				
	120 min	1～3				
		$\overline{x} \pm s$				
16 Gy	0 min	1～3				
		$\overline{x} \pm s$				
	30 min	1～3				
		$\overline{x} \pm s$				
	60 min	1～3				
		$\overline{x} \pm s$				
	90 min	1～3				
		$\overline{x} \pm s$				
	120 min	1～3				
		$\overline{x} \pm s$				

六、讨论题

(1)探讨检测辐射敏感性分子有何意义？

(2)试述辐射敏感性分子的检测方法有哪些？

（龚守良，金顺子，王志成，孙世龙，申延男，赵　刚，王珍琦，刘淑春，

程云云，何　欢，谷雨璐，刘羽欣，秦丽晶，刘荣荣）

参考文献

［1］ 龚守良.医学放射生物学［M］.第 4 版.北京:中国原子能出版社,2015.

［2］ 董丽华,龚守良,姜新.肿瘤基础理论与综合治疗［M］.第 1 版.长春:吉林大学出版社,2023.

［3］ 赵伟,孙国志.常用实验动物随机分组方法［J］.畜牧兽医科技信息,2009,61（4）:61-62.

［4］ 张舒羽.放射生物学实验教程［M］.第 1 版.西安:西安交通大学出版社,2019.

［5］ 刘斌.细胞培养［M］.第 1 版.西安:世界图书出版公司,2018.

［6］ 龚守良.放射医学实验教程［M］.第 1 版.北京:原子能出版社,2009.

［7］ McKinnon K M.Flowcytometry:An overview［J］.Curr Protoc Immunol.2018,120:5.1.1-5.1.11.

［8］ International Commission on Radiological Protection.ICRP statement on tissue reaction,early and late effects of radiation in normal tissues and organs-threshold doses for tissue reaction in a radiation protection context［J］.ICRP Publication 118.Ann ICRP,2012,41(1-2):1-304.

［9］ 刘樱,熊忠华,夏斌元,等.电离辐射生物标志物 γ-H2AX 的检测技术研究进展［J］.生物化学与生物物理进展,2022,49（10）:1927-1934.

［10］ Mah L J,Vasireddy R S,Tang M M,et al.Quantification of gammaH2AX foci in response to ionising radiation［J］.J Vis Exp,2010,6(38):1957.

［11］ 李才.疾病模型与实验病理学［M］.第 1 版.长春:吉林大学出版社,2002.

［12］ Deng Y,Jia F,Chen S,et al.Nitric oxide as an all-rounder for enhanced photodynamic therapy:Hypoxia relief,glutathione depletion and reactive nitrogen species generation［J］.Biomaterials,2018,187:55-65.

［13］ Nuszkiewicz J,Woźniak A,Szewczyk-Golec K.Ionizingradiation as a source of oxidative stress-the protective role of melatonin and vitamin D［J］.Int J Mol Sci,2020,21(16):5804.

［14］ Rudigkeit S,Reindl J.Single-cell radiation response scoring with the deep learning algorithm CeCILE 2.0［J］.Cells,2023,12(24):2782.

［15］ Zhang Y M,Miao Z M,Chen Y P,et al.Ononin promotes radiosensitity in lung cancer by inhibiting HIF-1α/VEGF pathway［J］.Phytomedicine,2024,125:155290.

[16] Zhu C，Zhang S，Xue A，et al. Elevated BTG2 improves the radiosensitivity of non-small cell lung cancer（NSCLC）through apoptosis[J]. Thorac Cancer，2022,13(10):1441-1448.

[17] 鞠桂芝,王晓梅,傅士波,等.电离辐射对 p16 基因转录及蛋白表达的影响[J].中华放射医学与防护杂志,2003,23(1):4-6.

[18] 薛丽香,刘建香,苏旭.TUNEL 与 PI 双染流式细胞术在细胞周期与细胞凋亡检测上的应用[J].中华放射医学与防护杂志,2003,23(2):100-101.

[19] 张铭,李凤兰,刘树铮.低水平辐射作用后大鼠血清、尿中皮质酮含量的测定[J].中华放射医学与防护杂志,1990,10(1):47-49.

[20] 任东青.放射生物学实验技术[M].第 1 版.西安:第四军医大学出版社,2004.

第五章　辐射细胞遗传学

第一节　辐射细胞遗传学实验基础

辐射细胞遗传学(radiation cytogenetics)是研究电离辐射引起细胞染色体畸变的一门科学，是以细胞遗传学的发展为基础的。

随着原子能事业的发展，接触电离辐射的人员与日俱增。原子能不仅可造福于人类，但如果防护措施不当，又能使人类遭受伤害。从生物学方面寻找灵敏而可靠的判断辐射损伤的指标，对辐射防护实践和放射损伤的诊治都具有重要的意义。电离辐射作用于机体后会导致染色体畸变率显著增高。而且，无论活体照射还是离体照射均可诱发人体细胞染色体畸变，并且受照射细胞中的畸变率与辐射照射水平之间存在定量的关系。因此，通过建立离体人淋巴细胞染色体畸变的刻度曲线，可用来估算受照剂量，判断辐射损伤的程度。人类体细胞染色体与动植物细胞一样，对电离辐射非常敏感，即使低于5 cGy的照射剂量也能观察到；某些畸变类型（双着丝粒体和着丝粒环，dic＋r）为辐射的特异指标，不受生物、化学因素的影响，而自发畸变率又极低(0.01％～0.05％)。所以，目前人类辐射细胞遗传学技术已成为广泛应用于诊断辐射损伤的一种有效手段。

采用辐射细胞遗传学技术判断辐射损伤，并不是万能的。作为一个生物剂量体系，首先需要建立标准的剂量-畸变刻度曲线，能否模拟人体受到电离辐射照射时的实际情况，建立这样的标准曲线成为实际应用的关键。目前，此项技术适用于全身急性照射的剂量估算。对于慢性照射、几种射线的混合照射、局部照射及内照射等的剂量估算，尽管已有许多研究报道，但是离精确的剂量估算还有许多工作要做。

用外周血淋巴细胞的染色体进行生物剂量测定，首先要在本实验室得到各种照射条件下的畸变率，并制备刻度曲线。在制备刻度曲线中，照射条件应尽可能模拟事故时受照射的情况，而培养、制片和分析畸变的技术应"标准化"。通常应该照射全血，照射时温度保持在 37±0.1℃，照射 2 h 后再进行体外培养。

一、淋巴细胞培养方法

用含有肝素抗凝的注射器或无菌真空采血管采集几毫升静脉血,接种到适宜的培养液中,通常含有 10％～20％胎牛血清,还有抗生素,如青霉素和链霉素。培养液量根据接种量而定。培养基的种类很多,常用培养基为 RPMI 1640。植物血凝素(PHA)可刺激静脉血中的 G$_0$ 期淋巴细胞进入细胞增殖周期,进行增殖。培养物一般在 37℃普通培养箱中培养。在收获之前,经纺锤体抑制剂秋水仙碱处理培养物数小时,以便积累大量有丝分裂中期细胞。

二、确保分析第一次有丝分裂中期细胞的方法

电离辐射诱发的非稳定性染色体畸变在细胞分裂的过程中,易丢失。因此,研究电离辐射诱发染色体畸变必须确保所分析细胞为受照后第一次有丝分裂细胞(M$_1$),可采用:①48 h培养法;②培养一开始向培养体系中加入秋水仙碱方法;③姐妹染色单体差别染色技术。

三、培养时间的选择

淋巴细胞培养到 48 h 时,90％以上有丝分裂细胞处于培养后第一次有丝分裂。但是,在 48 h 收获时有些因素会影响第一次有丝分裂细胞数量,包括温度、培养液以及个体差异等。另外,在较大剂量照射后,不仅引起一定量的细胞死亡,而且存活的细胞有丝分裂也会受到阻滞。因此,淋巴细胞的培养时间一般选择 48～52 h。

四、染色体制片方法

染色体标本制备,包括低渗、固定、制片和染色等步骤。在低渗处理结束时加入适量新鲜配制的固定液,可起到中止低渗和防止细胞在离心过程中破裂的作用。

五、畸变分析方法

分析淋巴细胞染色体畸变,首先在低倍光学显微镜下扫视标本,寻找适合分析的中期分裂象,然后在高倍油镜下分析。分析染色体畸变,包括无着丝粒断片、微小体、无着丝粒环、着丝粒环、双着丝粒体(多着丝粒体)、明显的易位和倒位、单体断裂、单体互换及裂隙等。通常选择染色体数目为 46±1 个、分散良好、长度和形态均适宜的中期分裂象进行分析。关于分析的中期细胞数,取决于统计误差要求。国际上,一些实验室对每个样本常规分析 500 个以上的中期相。

第二节　X射线照射人离体血淋巴细胞染色体标本的制备

一、实验目的

(1)熟悉人外周血淋巴细胞离体照射和培养方法的全过程,掌握其操作技术。

(2)每人培养1份外周血标本,制出合乎要求的标本片。

二、基本原理

人外周血中的大部分淋巴细胞处于G_0期的成熟小淋巴细胞,经过有丝分裂刺激剂 —— 植物血凝素刺激后,可转化为幼稚淋巴细胞。幼稚淋巴细胞具有分裂和增殖能力。在体外经过短期培养,可得到大量有丝分裂细胞。细胞在有丝分裂过程中,分裂中期染色体的形态最为典型。一般所说的染色体,即指该期的染色体。照射人离体外周血制备淋巴细胞染色体畸变的剂量-效应曲线,可用于人体受照剂量的估算。分析染色体畸变时,要求分析第1周期(M_1)细胞,避免畸变的丢失。

三、实验材料

(一)器　材

实验器材包括X射线深部治疗机、无菌净化工作台、37℃恒温培养箱、37℃水浴箱(小)、一次性无菌肝素抗凝采血管、一次性无菌采血针、无菌照射瓶、15 mL一次性无菌培养管(离心管)、一次性无菌滴管、镊子、酒精灯、培养用试管架、冰箱、离心机、试管架、一次性离心管、一次性滴管、定时钟、酒精灯、脱脂玻片、玻片架、火柴、三角烧杯、量筒和称量天秤等。

(二)试　剂

实验试剂如下。

培养液:RPMI 1640培养液。

有丝分裂刺激剂:PHA无菌溶液,常用成品或自制品。用量按使用说明确定。

纺锤丝抑制剂:秋水仙碱,原液100 mg/mL,应用液为10 μg/mL。

BudR溶液:400 μg/mL BudR无菌溶液,避光4℃保存。

肝素溶液:150 μg/mL生理盐水溶液(无菌),用注射器抽血时用。

低渗液:0.5% KCl溶液(0.075 mol/L)。

固定液:甲醇∶冰醋酸(3∶1)混合液,用前现配。

染色液:Giemsa 原液 1 份,加 pH 6.8 的磷酸盐缓冲液 9 份(现用现配)。

四、操作步骤

(一)BudR 分期法

1.采血及照射

采正常人静脉血,肝素抗凝。将抗凝血无菌分装在无菌瓶内,放置 37℃保温。用 X 射线深部治疗机照射(剂量率为 0.5 Gy/min),照射后将血放置 37℃温箱 2 h。

2.培养及收集细胞

将培养液分装在无菌培养管(离心管)内,每管含 RPMI 1640 液 3.5 mL(含 10%～20%小牛血清),每份样品平行接种两管,并注明标本号。每管培养液加入血 0.4 mL,PHA 0.1 mL 及 BudR 0.1 mL,混匀后置于 37℃避光培养。

培养到 52 h 后,取出培养管,混匀后 1 200 r/min 离心 10 min。去掉瓶盖,用滴管轻轻吸弃上清液,留 2.0 mL 培养物,混匀。

3.低渗及预固定

已有 2mL 培养物离心管内加入 0.5% KCl 溶液 8 mL,混合后放 37℃保温低渗 15～30 min。

预固定时,低渗后加固定液 1 mL,混匀后以 1 000 r/min 离心 10 min,弃上清。

4.固 定

将沉淀物轻轻混匀后,沿离心管壁加入固定液并迅速轻轻与沉淀物混合,如有块状物要打散;然后,加固定液至 4 mL,盖上盖,放 37℃保温,固定 20 min。固定后,以 1 200 r/min 离心 10 min,取出后弃上清,反复再固定 2 次。

5.制 片

第 3 次固定后去上清,留沉淀物 0.2～0.4 mL,混匀后用滴管吸取,分别滴在已预冷的玻片左右各 1/3 处,轻轻吹散,然后通过火焰固定,即为未染色标本,备用。

(二)培养开始加秋水仙碱方法

此法前 1～3 步骤同 BudR 分期法,但培养液中不加入 BudR,而加入秋水仙碱。加秋水仙碱最终浓度为 0.04 μg/mL。培养 52 h 时收集细胞、制片和染色,即可用于观察畸变。

五、注意事项与讨论题

(一)注意事项

(1)操作中要严格遵守无菌操作原则。器皿要洗涤干净,避免酸性或碱性物质残留。

（2）血液离体后要保持在 37℃（包括照射时）。

（3）操作时，加入的培养液及 BudR 的量要精确。加入 BudR 后仍要避光培养。

（4）离心后弃上清时，要尽量去净上清，但不能丢失沉淀物。

（5）低渗时，低渗液与培养物为 4∶1，低渗时间要准确；如果时间过短，染色体会相互重叠、交叉，不便观察；如果时间过长，则细胞会破裂，造成染色体丢失。

（二）讨论题

（1）植物血凝素（PHA）、秋水仙碱、肝素和氯化钾等试剂在实验中的作用是什么？

（2）低渗时间长短对实验会产生哪些影响？

第三节　姐妹染色单体差别染色技术

一、实验目的

通过实际操作，熟悉姐妹染色单体差别染色（sister chromatid diffrence，SCD）技术的原理，掌握 SCD 技术的操作过程、姐妹染色单体互换（sister chromatid exchang，SCE）的判定标准及细胞周期的识别。

二、基本原理

每一条染色体由两个染色单体组成，每条染色单体由 DNA 双股核苷酸链组成。胸腺嘧啶核苷（TdR）是核苷酸链的重要组成部分，而 5-溴脱氧脲嘧啶核苷（BudR）是 TdR 的结构类似物。当细胞在含有 BudR 的培养液中生长时，按照 DNA 半保留复制的原理，BudR 代替 TdR 掺入新合成的核苷酸链中，在每一个细胞周期 BudR 掺入 DNA 双螺旋链的一股。当细胞为第 1 周期时，因 DNA 双股螺旋链中只有一股掺入 BudR（TB 链），经过分化处理及 Giemsa 染色，两条染色单体均着色为深染，无差别。第 2 周期时，则一条染色单体的 DNA 双股螺旋链仍然是 TB 链，而另一条染色单体的 DNA 双股螺旋链均掺入 BudR（BB 链）。由于 BudR 链（BB 链）DNA 的螺旋化程度降低，改变了对 Giemsa 染料的亲和力，因此，经过分化处理及 Giemsa 染色时着色浅，从而使第 2 周期细胞所有染色体均由一浅一深的姐妹染色单体组成。第 3 周期或第 3 周期以上细胞的染色体中，姐妹染色单体既有一浅一深的，也有均浅染的。SCD 技术可以识别细胞生长的周期，因此可用于细胞周期动力学的研究。选择第 2 周期细胞可观察姐妹染色单体交换（SCE）情况。SCE 分析是检测环境诱变剂的一种常规方法，是检测 DNA 损伤的一个指标。

三、实验材料

(一)器　材

恒温培养箱、恒温水浴箱(小)、标本分化槽、30 W 紫外线灯、定时钟、吸管、烧杯、三角烧杯、玻片架、染色架和显微镜等。

(二)试　剂

1.2×SSC 液

每 1 000 mL 蒸馏水中加 0.3 mol/L NaCl(取 17.5 g)和 0.03 mol/L 柠檬酸钠(8.82 g),混匀(pH 7.0)。

2.磷酸盐缓冲液和染色液

磷酸盐缓冲液:1 mol/L Na_2HPO_4溶液,pH 6.8。

染色液:Giemsa 染液。

四、操作步骤

(一)紫外线分化法

1.细胞培养及制片

紫外线分化法的细胞培养及制片,同第一节。

2.老化和分化

标本片制成后放在 37℃普通恒温培养箱中老化 24 h。

将标本片面向上放在分化槽内,用 2×SSC 液将其浸没,其液超过玻片 0.5～1 mm。用 30 W 灯在距玻片 4～6 cm 上方进行分化照射,在 60℃水浴中照射 30～40 min。

3.染　色

分化结束后,取出玻片,流水轻轻冲洗,然后用 5％的 Giemsa 磷酸盐缓冲液染色 10～15 min,流水冲洗,晾干。

4.镜　检

在显微镜下选择:①染色体分散良好,长度合适,染色体数 46±1 的中期分裂象;②选择 M1 细胞分析染色体畸变,可确保分析细胞为第 1 次分裂细胞;③选择姐妹染色单体分染清晰的 M2 细胞进行 SCE 计数。

(二)磷酸盐 Giemsa 分化法

此法的 1 和 2 步骤,同紫外线分化法。

分化:将标本片直接放入方玻片架上,然后放入装有 1 mol/L Na_2HPO_4溶液的已预热 80℃玻璃缸内,保持温度,分化 5～10 min。

染色:取出用 40～60℃蒸馏水冲洗,干燥。用 5％ Giemsa 磷酸盐缓冲液染色

10～15 min,流水冲洗,晾干,镜检。

(三)判断标准

1.SCE 判定标准

(1)端交换为 1 次交换(即 1 个断裂点的交换)。

(2)中间交换为 2 次交换(即 2 个断裂点的交换)。

2.细胞分裂周期判定标准

(1)在分化良好的标本片上,染色体均深染的细胞为第 1 周期。

(2)1 个细胞 46 条染色体均由一浅一深的姐妹染色单体组成的为第 2 周期。

(3)1 个细胞 46 条染色体中两条染色单体既有一浅一深的,又有均浅染的为第 3 周期或第 3 周期以上。

五、注意事项与讨论题

(一)注意事项

(1)标本片必须经过老化,否则不易成功。

(2)2×SSC 液浸过标本不可过多,只要稍超过标本片即可。分化中间因水蒸发,可不断地滴一些 2×SSC 液,以保持标本片表面潮湿。

(3)紫外灯距标本片距离不要太远或太近,一般距离 4～6 cm 较为适宜,这时标本片能均匀地接受较强紫外线照射,以达到最佳分化目的。

(4)BudR 本身是诱变剂,所以终浓度必须保持一致,且培养时要避光。

(5)SCE 断裂较小,只见染色体的一条单体上带有深的区段,另一条单体上不带可辨认的浅色区,应按交换处理(但要除外染色体末端折叠)。

(二)讨论题

(1)SCD 这项技术只能在电离辐射损伤检测中应用吗?

(2)保证所分析细胞为第一细胞周期的方法有哪些?

(三)BudR 及 TdR 分子的结构式

BudR 及 TdR 分子的结构式如下(图 5-1)。

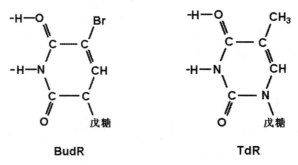

图 5-1　BudR 及 TdR 分子的结构式

第四节　染色体畸变分析

一、实验目的

(1)熟悉各种畸变形成机制,掌握各类畸变形态特点。

(2)每人观察分析 20 个中期分裂细胞,计算各种畸变发生率,并写出实验报告。

二、基本原理

人类染色体对辐射具有高度敏感性,在一定剂量范围内,染色体畸变率与照射剂量呈线性关系。全身均匀照射与相同剂量照射离体血诱发的染色体畸变产额近似相等。因此,可以用照射离体血的方法,研究辐射剂量与染色体畸变量之间的关系,即剂量-效应关系。实践证明,染色体畸变分析可作为估算受照剂量的"生物剂量计"来应用,是监测辐射损伤的基本手段之一。

电离辐射诱发的染色体畸变包括结构畸变和数目畸变。染色体结构畸变根据细胞受照时所处的时相的不同分为染色体型畸变和染色单体型畸变。染色体型畸变类型包括无着丝粒断片、无着丝粒环、微小体、双着丝粒体(多着丝粒体)、着丝粒环、相互易位和倒位等。染色单体型畸变类型包括染色单体断裂、单体互换和裂隙等。

三、实验材料

实验材料包括显微镜、香柏油、无水乙醇(或二甲苯)、擦镜纸及观察记录纸等。

四、操作步骤

(一)镜下观察标本前

标本片置在显微镜载物台上,先用低倍镜找到中期分裂象后,再换油镜分析。标本片要按一定方向有规律地移动,避免重复。

(二)观察标本

(1)选择分裂象:分析第 1 细胞周期中期分裂象,选择染色体分散及形态良好,染色体数目符合 46±1 的分裂象进行分析。

(2)镜下观察所选分裂象的染色体数目,如有畸变则要确定畸变类型,在记录纸上标出该分裂象的坐标,以备审核和照相,并采用图式结合的统一命名的数字、字母和符号详细记录畸变,也可绘制形态简图记录。

五、注意事项与讨论题

(一)注意事项

(1)观察标本时,要慎重确定染色体畸变,一般需请教师核准。

(2)对不易辨认的染色体,先确定着丝粒位置,再考虑是哪一组;对形态异常者则考虑为畸变,确定畸变类型。

(3)双着丝粒体(多着丝粒体)和着丝粒环伴随的断片($n-1$ 个断片)不计入畸变,但除双着丝粒体(多着丝粒体)和着丝粒环所伴随的断片之外的断片应计入畸变。

(4)统计时,多着丝粒应换算成双着丝粒体,如 n 个着丝粒体应按 $n-1$ 个双着丝粒体计算畸变量。

(5)计算染色体数目时,1 个着丝粒代表 1 条染色体。

(二)讨论题

在常规染色体标本中是否可鉴定所有染色体结构畸变类型?

第五节　电离辐射剂量效应关系(曲线配制)

一、实验目的

(1)了解剂量-效应曲线制备过程。

(2)掌握刻度曲线的配合方法,制出剂量-效应曲线,并写出报告。

二、实验原理

急性均匀性照射诱发的染色体畸变与受照剂量的关系常拟合成以下四种模式:

$$Y = a + bD \qquad (直线方程)$$
$$Y = a + cD^2 \qquad (平方方程)$$
$$Y = a + kD^n \qquad (幂函数方程)$$
$$Y = a + bD + cD^2 \quad (直线平方方程或一元二次方程)$$

根据染色体畸变分析所得的各剂量点的染色体畸变(dic+r 或 dic)率,通过统计软件拟合回归方程。

三、实验材料

实验材料包括格尺、绘图笔、坐标纸、计算机及 SPSS 软件等。

四、操作步骤

培养和制片,采用第二节结果。畸变分析,采用第四节结果。统计各剂量点的各种畸变的畸变率,按表 5-1 填写。

表 5-1　各剂量组的各种畸变的畸变率

剂量 D/Gy	0	D_1	D_2	D_3	D_4	…	D_n
(dic+r)细胞畸变率/%	Y_0	Y_1	Y_2	Y_3	Y_4	…	Y_n
(dic+r)畸变率/%	Y_0	Y_1	Y_2	Y_3	Y_4	…	Y_n
……………………	…	…	…	…	…	…	…
……………………	…	…	…	…	…	…	…

(一)刻度曲线制备

急性均匀性照射诱发染色体畸变的四种数学模式的计算方法如下。

1.利用数学方法拟合回归方程

根据最小二乘法的原理利用数学方法估计 a、b 和 c 值,拟合回归方程,并进行回归系数统计意义检验和拟合度检验。具体计算方法见附件。

2.利用统计软件拟合回归方程

将各剂量点的畸变率数据输入电脑,通过 SPSS 软件拟合回归方程,进行回归系数统计意义检验和拟合度检验。

SPSS 软件配制剂量-效应曲线步骤如下。

(1)根据照射剂量和与其相对应的染色体畸变率建立 SPSS 数据库。

(2)根据照射剂量和染色体畸变率作散点图观察两变量间趋势。

(3)求四种模式的回归方程,并进行回归方程的假设检验及拟合度检验。

(4)根据四种模式回归方程的假设检验及拟合度检验结果择优选择剂量-效应曲线。

(二)曲线的选择

一个实验结果有时可用不同的函数模式拟合。用什么标准来确定哪种拟合最好,常用决定系数 R^2 值大小,R^2 值更接近于 1 者为佳。如果 R^2 值相差不多时,可选择较简单的模式。

另外,选择曲线时一般不选择常数项 a 和回归系数 b 值或 c 值为负值的方程。

五、注意事项与讨论题

(一)注意事项

(1)电离辐射剂量效应关系曲线制备同第三节、第四节。

（2）辐射诱发染色体畸变与照射时温度有关，照射过程中样品应保持 37℃ 条件下。并且，样品在照射后放 37℃ 温箱存放 2 h 后培养。

（3）照射、分装及制片过程中要及时准确编号，防止组间编号混乱，影响观察结果。

（一）讨论题

（1）根据实验结果选择拟合模式时，如果两个模式的 R^2 值很接近的时候应该如何选择？

（2）对拟合曲线进行假设检验应该注意什么问题？

附件：各数学模型的计算

一、直线方程拟合

直线方程模型为：$Y=a+bD$。

（一）计算离均差平方和

$$L_{dd} = \sum (D-\overline{D})^2 = \sum D^2 - (\sum D)^2/n$$

$$L_{yy} = \sum (Y-\overline{Y})^2 = \sum Y^2 - (\sum Y)^2/n$$

$$L_{dy} = \sum (D-\overline{D})^2(Y-\overline{Y}) = \sum DY - (\sum D)(\sum Y)/n$$

（二）计算 a 和 b

$$b = L_{dy}/L_{dd}$$

$$a = \overline{Y} - b\overline{D}$$

（三）直线方程的假设检验

直线回归方程的假设检验可用 F 检验。先求总平方和（$SS_{总}$）、回归平方和（$SS_{回}$）及剩余平方和（$SS_{剩}$）。

$$SS_{总} = L_{yy}$$

$$SS_{回} = b \cdot L_{dy} \qquad (\nu_{回}=1)$$

$$SS_{剩} = SS_{总} - SS_{回} \qquad (\nu_{剩}=n-2, n \text{ 为剂量点个数})$$

$$F = \frac{SS_{回}/\upsilon_{回}}{SS_{剩}/\upsilon_{剩}}$$

回归系数假设检验用 F 检验计算较为复杂。在直线回归方程，可用直线相关系数 r 检验来代替。

$$r = L_{dy}/\sqrt{L_{dd}L_{yy}}$$

直接查 r 界值表（自由度 $\nu = n - 2$）得出 P 值。如果 $P < 0.05$ 回归方程有统计学意义，反之无意义。

二、幂函数方程拟合

幂函数方程模型为

$$Y = kD^n (a \approx 0)$$

对函数式取对数为

$$\lg Y = \lg k + n \lg D$$

令

$$\lg Y = Y', \lg D = D'$$

则：$Y' = a + bD'$，其中，$\lg k = a$，$n = b$。

利用对数转换法使曲线直线化后，再按直线拟合方法处理，最后将直线方程还原为幂函数方程。

三、平方方程拟合

平方方程模式为

$$Y = a + cD^2$$

令 $D^2 = D'$，则 $Y = a + bD'$，其中 $b = c$。

这样将平方方程转化为直线方程，再按直线模式拟合方法处理，最后将直线方程还原为平方方程。

四、直线平方方程拟合

直线平方方程（一元二次方程）模型为

$$Y = a + bD + cD^2$$

令 $X_1 = D$，$X_2 = D^2$，则上述方程就化为二元一次方程模式：

$$Y = a + bX_1 + cX_2$$

再按下述步骤拟合二元线性方程模式。

(一)计算有关离均差积和

$$L_{11} = \sum (X_1 - \overline{X}_1)^2$$

$$L_{22} = \sum (X_2 - \overline{X}_2)^2$$

$$L_{12} = \sum (X_1 - \overline{X}_1)(X_2 - \overline{X}_2)$$

$$L_{1y} = \sum (X_1 - \overline{X}_1)(Y - \overline{Y})$$

$$L_{2y} = \sum (X_2 - \overline{X}_2)(Y - \overline{Y})$$

$$L_{yy} = \sum (Y - \overline{Y})^2$$

(二)计算 a、b 和 c

$$b = \frac{L_{1y} \cdot L_{22} - L_{2y} \cdot L_{12}}{L_{11} \cdot L_{22} - L_{12}^2}$$

$$c = \frac{L_{2y} \cdot L_{11} - L_{1y} \cdot L_{12}}{L_{11} \cdot L_{22} - L_{12}^2}$$

$$a = \overline{y} - b\,\overline{X}_1 - c\,\overline{X}_2$$

(三)直线平方方程的假设检验

利用 F 检验做直线平方方程的假设检验。先求总平方和($SS_{总}$)、回归平方和($SS_{回}$)及剩余平方和($SS_{剩}$)。

$$SS_{总} = L_{yy}$$

$$SS_{回} = b \cdot L_{1y} + c \cdot L_{2y}\,(\nu_{回} = 2)$$

$$SS_{剩} = SS_{总} - SS_{回}\,(\nu_{剩} = n - 3)$$

$$F = \frac{SS_{回} / \nu_{回}}{SS_{剩} / \nu_{剩}}$$

查 F 界值表得到 P 值。如果 $P \leqslant 0.05$ 回归方程有统计学意义,反之没有统计学意义。

第六节 染色体畸变分析生物剂量估算及受照均匀性评价

一、实验目的

掌握生物剂量估算计算方法及照射均匀性评价方法。

二、染色体标本片的制备及分析

采疑似受照(低 LET 辐射)人员的静脉血,按照制备染色体畸变-剂量效应曲线相同的标准进行淋巴细胞的培养、制片及镜下分析染色畸变。

三、计算步骤

(一)受照剂量估算

经染色体畸变分析,通过分析一定数量的细胞(n),获得相应的染色体畸变(dic+

r 或 dic)数量(X_{d+r})基础上,根据已有的剂量-效应曲线可估算受照剂量。低 LET 辐射急性均匀性照射的生物剂量估算一般采用直线平方方程模式曲线,即 $Y = a + bD + cD^2$。则

$$D = \frac{-b + \sqrt{b^2 + 4c(y_{d+r} - a)}}{2c} \tag{5-1}$$

若 $a \approx 0$,则

$$D = \frac{-b + \sqrt{b^2 + 4cY_{d+r}}}{2c} \tag{5-2}$$

将已知的染色体畸变率代入公式(5-1)或(5-2),得出全身平均受照剂量。估算全身受照剂量时,不仅要估算平均受照剂量,还要给出其 95% 可信限范围。先利用畸变率 Y 值的 95% 可信区间,再求 D 值的 95% 可信区间。

Y_{d+r} 的 95% 可信区间:

$$(Y_{d+r} - 1.96\,S_p, Y_{d+r} + 1.96\,S_p) \tag{5-3}$$

式中,S_p 为畸变率的标准误。

$$S_p = \frac{\sqrt{X_{d+r}}}{n}$$

再将 Y_{d+r} 值的 95% 可信区间代入公式(5-1)或(5-2),求 D 值的 95% 可信区间。

例:^{60}Co 事故照射,男性,25 岁,全身照射后 18 h 取外周血做淋巴细胞染色体分析,观察 200 个细胞,畸变细胞为 98 个,"双着丝粒+环"为 109 个,估算受照射剂量。

应用公式:

$$Y_{(d+r)} = 0.034D + 0.068\,49D^2$$

计算:

$$Y_{(d+r)} = (d+r)/n = 109/200 = 0.545$$

将 $Y_{(d+r)}$ 值代入公式(5-2),则 $D = 2.58$(Gy),此 D 值为平均估算剂量。

求 Y_{d+r} 值的 95% 的可信区间:先求出 $Y_{(d+r)}$ 的标准误(S_p)

$$S_p = \frac{\sqrt{109}}{200} = 0.052\,2$$

$Y_{(d+r)}$ 值和 S_p 值代入公式(5-3),得出 Y_{d+r} 值的 95% 的可信区间为(0.443,0.647)。

把 Y_{d+r} 的上限和下限代入公式(5-2),得出受照剂量 D 值的 95% 的可信区间为 2.30～2.84 Gy。

结论:此人全身平均受照剂量为 2.58 Gy,其 95% 可信范围为 2.30～2.84 Gy。

(二)受照均匀性评价

上述受照剂量的估算方法适用于低 LET 辐射急性均匀照射剂量估算。人体受到

全身照射后由于体内各部位吸收剂量的分布不可能是完全均匀的。低 LETL 辐射均匀照射时,dic+r 或 dic 在细胞间呈泊松分布,不均匀照射(局部照射)时则偏离泊松分布,偏离的程度反映了不均匀照射的程度。可利用泊松分布的 u 检验判断是否为均匀照射。

泊松分布的 u 检验:

$$u = \frac{(n-1) \cdot \dfrac{\sigma^2}{\overline{Y}} - (n-1)}{\sqrt{2(n-1)\left(1 - \dfrac{1}{\sum xo}\right)}}$$

$$\sigma^2 = \frac{\sum x^2 o - (\sum xo)^2/n}{(n-1)}$$

式中,σ^2 为方差,n 为观察细胞数,$\sum xo$ 为(dic+r)总数,其中 x 为每细胞含(dic+r)的个数,o 为观察 x 相应的细胞数,$\overline{Y}$ 为均值($\sum xo/n$)。

当均匀照射时,染色体畸变分布符合泊松分布,不均匀照射(局部照射)时,染色体畸变分布偏离了泊松分布,偏离的程度反映了不均匀照射的程度。均匀照射时,u 值<1.96,$\sigma^2/\overline{Y}$ 接近 1.00;而不均匀(局部照射)时,染色体畸变不符合泊松分布,u 值>1.96,$\sigma^2/\overline{Y}$ 不接近于 1.00,$\sigma^2/\overline{Y}$<1.00 为欠离散分布,$\sigma^2/\overline{Y}$>1.00 为过离散分布。

例:某人受 ^{60}Co γ 射线急性照射,照后 38 d 取外周血做淋巴细胞染色体畸变分析,观察 300 个细胞,"双着丝粒+环"为 134 个,估算其受照剂量并检查是否为均匀照射。

表 5-2　染色体分析结果

(双着丝粒+环)/细胞	0	1	2	3	4	5
细胞数	200	73	21	5	1	0

计算:由估算受照剂量得,$D = 2.30$ Gy,其 95% 可信区间为(2.07~2.50 Gy)

$$n = 300, \sum xo = 134, \overline{Y} = 134/300 = 0.446\ 7$$

$$\sigma^2 = \frac{\sum x^2 o - (\sum xo)^2/n}{(n-1)}$$

$$= \frac{0^2 \times 200 + 1^2 \times 73 + 2^2 \times 21 + 3^2 \times 5 + 4^2 \times 1 - (134^2/300)}{(300-1)}$$

$$= 158.146\ 7/299 = 0.528\ 9$$

$$\sigma^2/\overline{Y} = 0.528\ 9/0.446\ 7 = 1.184\ 0$$

$$u = \frac{(n-1) \cdot \dfrac{\sigma^2}{\overline{Y}} - (n-1)}{\sqrt{2(n-1)\left(1 - \dfrac{1}{\sum xo}\right)}} = \frac{(300-1) \times 1.184\,0 - (300-1)}{\sqrt{2 \times (300-1)\left(1 - \dfrac{1}{134}\right)}} = 2.258\,8$$

结论：$u > 1.96$，$\sigma^2/\overline{Y} > 1.00$，不服从泊松分布，为过离散分布，故此人受到不均匀照射。

四、注意事项与讨论题

(一)注意事项

(1)由 dic(或 dic+r)比较准确估算剂量的范围为 0.1～5.0 Gy。

(2)事故后应在尽早取血，最好在 48 h 之内取血，最迟不要超过 60 d。

(3)培养条件、制片方法和染色体畸变的判断标准应与建立刻度曲线时相同。

(4)生物剂量估算时，必须分析足够细胞数。分析细胞数 $(n) = \dfrac{96(1-p)}{p}$，其中 p 为粗略的畸变(dic+r 或 dic)细胞率。

(5)应选择与事故条件接近的刻度曲线进行剂量估算，在曲线剂量范围内应用，一般不外推。

(6)估算剂量时，除给出剂量均值的同时，还应给出其 95% 可信限范围。

(7)本节生物剂量估算方法适用于比较均匀的全身外照射，不适用于不均匀照射、分次照射、长期小剂量照射及内照射。

(二)讨论题

当人员受到低 LET 全身照射时，利用染色体畸变分析方法如何判断是均匀照射还是非均匀性照射？

第七节　正常人染色体显带技术

一、实验目的

(1)了解 G 显带技术的基本知识。

(2)制作 G 显带标本，分析并剪贴一份 G 显带核型标本。

(3)了解染色体带的命名。

二、基本原理

染色体经过一定程序处理，用特定染料染色后，在光学显微镜或荧光显微镜下，染色体显示出不同深浅颜色的横向条纹或不同强度的荧光节段，这种具有横向条纹的节段称为染色体带，其技术称为染色体显带技术。各号染色体带的形态不同，称为带型。根据带型不仅能准确地识别每一条染色体，而且可以检出常规制片难以识别的染色体结构改变。根据染色处理方法的不同，显带技术可分为 Q、G、R、C、T 及高分辨等显带，其中，G 显带技术是较常用的一种显带技术。

三、实验材料

(一)器　材
实验材料同第二节，另需染色缸、具有显微摄影功能的显微镜和照片打印纸等。

(二)试　剂
实验试剂同第二节，另需生理盐水、0.01%～0.02%胰酶生理盐水液(pH 7.0)、磷酸盐缓冲液(pH 6.8)和 Giemsa 染液。

四、操作步骤

(一)显带用染色体标本制备
人外周血培养及标本制备同第二节。其中，培养时间可到 72 h；秋水仙碱的浓度要降低，不超过 0.05 μg/mL，作用时间要短。

(二)G 显带处理
(1)将制得的染色体标本放于 37℃恒温箱内老化 3～7 d。

(2)上述标本放于 37℃的 0.02%胰酶溶液中，消化 10 s 至 1 min。

(3)取出标本于生理盐水中漂洗 2 次，终止消化。

(4)8% Giemsa 液染色 8～10 min，晾干。

(三)显微摄影
(1)在普通光学显微镜下阅片，选择分裂象完整、染色体细长、分散良好及带纹清晰的细胞进行显微摄影。

(2)打印摄影的分裂象照片，同一个细胞打印一大一小两张照片。

(四)人类正常显带染色体的识别
1.染色体带的命名

染色体是由一系列连续的染色深浅不同的带所构成，不存在非带区。在染色体长臂或短臂上，都依照明显的形态特征(如着丝粒、端粒、明显的深染或浅染带)作界标，划

184

分为几个区,每个区可包括若干个带。区和带以号序命名,从着丝粒两侧的带开始,作为第1区、第1号带,向两臂末端延伸,依次编为2、3……区,每一区内依次编为1、2……号带。定为界标的染色带作为下一区的1号带。在标示每一个染色体的带时,需要包括染色体号数、臂的符号、区号和该区内的带号,这些项目依次列出,无须分开,也不用加标点。例如,"9q34",表示为第9号染色体长臂的第3区4号带。当现有的带再分为亚带时,在原来带名之后加"·",接着给每一个亚带编号,如"9q34.1",表示为第9号染色体长臂的第3区4号带的第1号亚带。

2.染色体界标带

按巴黎会议(1971)报告规定,用于作界标的带列于表5-3。

表5-3　染色体界标带

染色体号	臂	区的数目	界标(括号内的数字是模式图的区和带号)
1	p	3	近侧的中强度带(21),中部的中强度带(31)
	q	4	远离可变区的近侧阴性带(21),中部的强度带(31),远侧的中强度带(41)
2	p	2	中部的阴性带(21)
	q	3	近侧的阴性带(21),远侧的阴性带(31)
3	p	2	中部的阴性带(21)
	q	2	中部的阴性带(21)
4	q	3	近侧的阴性带(21),远侧的阴性带(31)
5	q	3	中部的中强度带(21),远侧的阴性带(31)
6	p	2	中部的阴性带(21)
	q	2	中部的阴性带(21)
7	p	2	远侧的中强度带(21)
	q	3	近侧的中强度带(21),中部的中强度带(31)
8	p	2	中部的阴性带(21)
	q	2	中部的中强度带(21)
9	p	2	中部的强度带(21)
	q	3	中部的中强度带(21),远侧的中强度带(31)
10	q	2	近侧的强度带(21)
11	q	2	中部的阴性带(21)
12	q	2	中部的中强度带(21)

续表

染色体号	臂	区的数目	界标(括号内的数字是模式图的区和带号)
13	q	3	中部的强度带(21),远侧的强度带(31)
14	q	3	近侧的强度带(21),远侧的中强度带(31)
15	q	2	中部的强度带(21)
16	q	2	中部的中强度带(21)
17	q	2	近侧的阴性带(21)
18	q	2	中部的阴性带(21)
21	q	2	中部的强度带(21)
X	p	2	近侧的中强度带(21)
	q	2	近侧的中强度带(21)

3.G 显带染色体的带型特点

A 组

第 1 号染色体:p 上近端有 2 条宽带,远端有宽浅染带;q 有 4～5 条带,近着丝粒处有一深染带。

第 2 号染色体:p 上有均匀分布的 4～5 条带;q 可有 4～7 条带。着丝粒染色甚浅。

第 3 号染色体:p 及 q 的中央部位各有 1 条宽浅染带。

B 组

第 4 号染色体:p 上有 1～2 条宽带;q 上有 4 个很均匀的宽带。

第 5 号染色体:q 中部有 3 条深染带。

C 组

第 6 号染色体:p 近着丝粒处有一宽浅染带;q 染色深,有 4～6 条带。

第 7 号染色体:p 远端有 1 深染的端粒带;q 有 3 条明显深带。

第 8 号染色体:q 有 3 条带,远侧端一个较宽。

第 9 号染色体:着丝粒处深染,如瓶口;q 有 2 条宽而深的带。

第 10 号染色体:p 中部有 1 条宽带;q 有 3 条带,近着丝粒更深。

第 11 号染色体:p 中部有 1 条宽带;q 近着丝粒处有 1 条宽浅染带。

第 12 号染色体:p 中部有 1 条深染带;q 近着丝粒处有 1 较宽浅染带,较 11 号染色体要窄。

D 组

第 13 号染色体:q 的大部分为阳性染色,可有 3～4 条带,中央部染色最深。

第 14 号染色体:q 有 2 条深染带,分开较远。近着丝粒处的带比 15 号染色体偏上。

第 15 号染色体:q 远侧端几乎不深染。

E 组

第 16 号染色体:p 浅染;q 臂上有 2 条深染带,近着丝粒处更深染。

第 17 号染色体:整个染色体着色较浅,q 远端有 1 条宽带。

第 18 号染色体:整个染色体着色深,q 有 2 条宽带。

F 组

第 19 号染色体:近着丝粒处深染,余浅染。

第 20 号染色体:p 远端有深染带,长臂浅染。

G 组

第 21 号染色体:q 着色深,近着丝粒处有深染带。

第 22 号染色体:着丝粒周围染色,q 浅染。

性染色体

X 染色体:p 中部有 1 条宽而深染带,隆起如竹节;q 有 2~4 条带,近着丝粒的最宽,染色深。

Y 染色体:整个长臂染色深,有时呈现 2 条带,近着丝粒侧的一条染色深。

(五)剪贴、分析 G 显带核型标本

每人取两张同一细胞的照片,按人类染色体的分组、序号及其带型特点,分别剪贴在专用核型分析纸上,把剪贴分析结果写出结果报告。

五、注意事项与讨论题

(一)注意事项

(1)显带标本需要染色体有一定的长度,一般以早中期染色体为宜,其措施如下。

①以低浓度秋水仙碱为宜,处理时间要短。

②可选用降低 DNA 螺旋化的药物,如 BudR、AMD 等。

(2)显带标本因染色体较长,分散不理想,可增加固定液用量和固定次数,或延长固定时间。用 6:1 甲醇冰醋酸液制备细胞悬液和适当提高滴片的高度等措施帮助分散。

(3)关于酶处理时间各实验室均不相同,其影响因素较多,尤其是酶的质量和纯度、标本老化方法及时间都可影响显带的质量,故制作前应做预实验,以找出最佳条件。

(4)为取得更多的供分析用的细胞分裂象,可用同步法进行。

(二)讨论题

(1)制备常规染色体标本,秋水仙碱作用时间为 4~6 h。而制备显带染色体标本时,秋水仙碱作用时间可小于 4 h,为什么?

(2)在 G 显带分析中,为什么一定要选择染色体较长的早中期分裂象?

第八节　辐射诱发化学药物诱导早熟凝集染色体环分析

一、实验目的

(1)掌握化学药物诱导早熟凝集染色体标本的制备方法。

(2)掌握化学药物诱导早熟凝集染色体环分析方法。

二、基本原理

利用化学或生物的方法,使间期淋巴细胞核被诱导提前进入有丝分裂期,此时间期淋巴细胞核内极度分散状态的染色质凝缩成纤细的染色体样结构称为早熟凝集染色体(premature chromosome condensation,PCC)。通常利用蛋白质磷酸酯酶抑制剂,如冈田酸(Okadaic acid,OA)、花萼海绵诱癌素(calyculin A,CA)等,诱导任何细胞周期淋巴细胞的 PCC。目前,化学诱导 PPC 技术分析早熟凝集染色体环(premature chromosome condensation ring,PCC-R)的方法已应用于较大剂量辐射生物剂量估算中。该生物剂量估算方法与染色体畸变分析比较,扩大了估算剂量范围,可估算 4~20 Gy 受照剂量,从而弥补了染色体畸变(双着丝粒体)分技术在大剂量照射时剂量-效应关系达到饱和现象。

三、实验材料

(一)器　材

实验器材包括 X 射线深部治疗机、无菌净化工作台、显微镜、恒温培养箱、低温冰箱、离心机、一次性无菌肝素抗凝采血管、一次性无菌采血针、一次性无菌培养管(离心管)、一次性无菌滴管、一次性滴管、离心管试管架、镊子、酒精灯、脱脂玻片和量筒。

(二)试　剂

(1)calyculin A 工作液:将 1 mL 无水乙醇加入 10 μg 花萼海绵体诱癌素 A 粉末中,混匀后置于 -20℃低温冰箱保存。

冈田酸工作液:将 1 mL 二甲基亚砜加入 25 μg 冈田酸粉末中,混匀后置于

－20℃低温冰箱保存。

(2)RPMI 1640 全培养基:RPMI 1640 全培养基含 20% 小牛血清和 PHA(按说明书用量加入)。

(3)其他实验试剂包括 0.5% KCl 溶液、甲醇、冰醋酸、Giemsa 染液和 pH 6.8 磷酸盐缓冲液。

四、操作步骤

(一)采血和照射

采血:利用肝素抗凝采血管采人静脉血。

照射:分别在 37℃保温条件下,用深部 X 射线机照射(剂量率为 0.5 Gy/min)。

(二)培养和收集细胞

培养:将 0.5 mL 肝素抗凝全血加入 4.5 mL 含有 20% 胎牛血清的全培养基(RPMI 1640)中,每个样品设 2 个平行样,37℃恒温培养箱中培养 46~47 h 后,加入终浓度为 50 nmol/L 的 CA 或终浓度为 500 nmol/L 的 OA,继续培养 1~2 h。

收集细胞:用吸管吹打培养管内培养物,水平离心机 1 200 r/min,离心 10 min,弃上清液,约留 1 mL 剩余沉淀物。

(三)低渗和预固定

低渗:每离心管中加入 37℃预温的 0.5% KCl 至 8~10 mL,用吸管吹打均匀,置 37℃低渗 10~30 min。

预固定:每离心管中加入 1~2 mL 新配制的固定液(甲醇:冰乙酸＝3:1),用吸管轻轻吹吸混匀,1 000 r/min 离心 10 min,弃上清液。

(四)固定、制片和染色

固定:每离心管中加入 8 mL 固定液,轻轻吹吸混匀,室温固定 20 min,1 000 r/min,离心 10 min,弃上清液。再重复固定 1 次。

制片:第 2 次固定后吸弃去大部分上清液,留适量上清液。用吸管吹打混匀剩余上清液和沉淀,制得细胞悬液。将 2~3 滴细胞悬液滴在预冷玻片上,通过火焰固定,室温自然干燥。

染色:用 pH 6.8 的磷酸缓冲液将 Giemsa 原液稀释成 8% 溶液,染色 10 min,自来水冲洗后晾干。

(五)镜下分析

1.阅　片

在低倍镜下,寻找合适的早熟凝集染色体分裂象,然后在油镜下计数早熟凝集染色体环。将选择分析的每一个早熟凝集染色体分裂象记录在早熟凝集染色体环分析记录表中。检测到早熟凝集染色体环时,记录早熟凝集染色体环的同时,记录该分裂象的显微镜坐标,以便复核。

2.早熟凝集染色体环判定标准及计数标准

早熟凝集染色体环分为空心环和实心环。空心环是呈中空的圆环形或不规则环形结构。实心环是呈实心球状的结构,稍致密,直径大于早熟凝集染色单体的横径。在分析时不计数实心环。两条姐妹染色单体排在一起的分裂象称作 G_2/M 期早熟凝集染色体分裂象,这种分裂象中出现的环称作 G_2/M 期早熟凝集染色体环。G_2/M 期早熟凝集染色体分裂象中排在一起的 2 个大小相近的环状结构,计数 1 个早熟凝集染色体环。两条染色单体明显处于分开状态的分裂象称作 M/A 期早熟凝集染色体分裂象,这种分裂象中出现的环称作 M/A 期早熟凝集染色体环。M/A 期早熟凝集染色体分裂象中的每个环状结构,计数 1 个早熟凝集染色体环。

五、注意事项与讨论题

(一)注意事项

(1)分析早熟凝集染色体环时,不计数实心环,只计空心环。G_2/M 期早熟凝集染色体环和 M/A 期早熟凝集染色体环合并在一起计数。

(2)每个早熟染色凝集染色体环需 2 名专业技术人员相互确认。

(二)讨论题

(1)为什么 G_2/M 期早熟凝集染色体分裂象中排在一起的 2 个大小相近的环状结构(空心环),只计数为 1 个早熟凝集染色体环?

(2)早熟凝集染色体环分析技术作为辐射生物剂量计与染色体畸变(dic+r)分析比较有什么优缺点?

第九节　荧光原位杂交(FISH)分析辐射诱发人外周血淋巴细胞染色体易位

一、实验目的

(1)掌握荧光原位杂交(FISH)技术的操作方法及易位分析方法。

(2)每人观察分析 50 个中期分裂细胞,计算探针检测到的易位率及全基因组易位率,并写出实验报告。

二、基本原理

荧光原位杂交（fluorescence in situ hybridization，FISH）是非放射性原位杂交的一种。利用荧光标记的针对已知碱基序列的核酸作为探针（直接与荧光素结合的直接标记探针或用生物素、地高辛等标记的间接标记探针），按照碱基互补的原则，与标本上细胞染色体的同源序列核酸进行特异性结合，使探针杂交区发出荧光，形成可检测的杂交双链核酸，最后在荧光显微镜下检查探针存在与否。结合探针的染色体呈现出特定的颜色，未结合探针的染色体就不着色，因而着色与未着色的染色体间发生了互换，这种异常的染色体在荧光显微镜下非常容易鉴别。全染色体探针是辐射领域最常用的检测易位探针，可选择 1 条或几条组合全染色体探针用于易位分析。探针可以选择单色，也可以是双色。

三、实验材料

(一)器　材

实验器材包括 X 射线深部治疗机、恒温加热炉、恒温培养箱、烤箱、水浴锅、烤片机、玻璃刀、胶枪、胶条、烧杯、脱脂载玻片、脱脂盖玻片、湿盒、小染缸、荧光显微镜、香柏油、擦镜纸及观察记录纸等。其他染色体标本制备用器材参见第二节。

(二)试　剂

染色体标本制备用试剂参见第二节。

FISH 需要的试剂如下：Meta Systems XCP 1 探针（1 号全染色体探针，也可以选其他某号全染色体探针）、$0.4\times$SSC、$2\times$SSC、Tween 20 和 DAPI（$4'$,6-二脒基-2-苯基吲哚）。

四、操作步骤

(一)人外周血淋巴细胞照射、培养和固定

采一定量的人静脉血，经一定剂量（剂量率为 0.5 Gy/min）X 射线照射后，体外培养 52 h 收集细胞，经低渗、预固定和固定处理得到用于制备染色体标本的细胞悬液，其制备过程参见第二节。已固定好的细胞悬液也可置-20℃保存备用。

(二)滴　片

(1)取已固定好的细胞悬液，加入适量的固定液混匀后，室温 1 000 r/min 离心，10 min。

(2)弃掉上清，加新鲜固定液调至适当的细胞浓度，汽干法滴片。滴片后在低倍显微镜下观察细胞分散情况，选择分散良好的标本片，标记好细胞位置，用于杂交。

(三)老化、烤片和杂交

老化:将已滴片的载玻片细胞面朝下,斜放在白色托盘上,放入烤箱,55℃,老化 20 min。

烤片:取出载玻片,在已标记好的位置中心加 1 号探针 10 μL,盖上盖玻片,用胶枪封片,置烤片机上面,73℃避光置 3 min 50 s。

杂交:载玻片平放在湿盒中,盖上盖,置 37℃恒温箱,避光杂交过夜。

(四)洗　脱

(1)从 37℃恒温箱取出载玻片,用镊子除掉载玻片上的盖玻片后,放入已置在 73℃水浴锅中的盛有 0.4×SSC 溶液的小染缸中,避光置 3 min。

(2)取出载玻片,再放入 2×SSC/5% Tween-20 溶液里,置室温 30 s。

(3)取出载玻片,用蒸馏水冲洗玻片正反面两三次,细胞面朝下置玻片架上避光干燥。

(五)复　染

待载玻片干燥后,在细胞位置加 10 μL DAPI,盖上盖玻片,在避光条件下于荧光显微镜下观察。

(六)荧光显微阅片

1.阅　片

在荧光显微镜的低倍镜下,先用复染荧光对应的滤光片调好焦距,寻找合适中期分裂象;然后,在油镜(100 倍)下确定中期分裂象是否在视野正中间,判断中期分裂象是否适合分析。适合分析的中期分裂象须符合:染色体数目为 46±1,分散良好,无细胞质,染色体浓缩,一个分裂象中标记的染色体最多有两个交叉。找到适合分析的中期分裂象后,更换至染色体标记荧光所对应的滤光片,计数被标记的染色体数目和判断是否存在染色体易位。检测到染色体易位畸变时,需要对中期分裂象进行拍照,并在记录表记录文件名和中期分裂象图像特征。

2.染色体易位畸变判定标准

(1)正常中期分裂象中荧光标记的染色体数目与预期标记的染色体数目一致,染色体均为单一荧光染色,结构都是完整的。

(2)如果荧光标记的染色体中某一条染色体显示 2 种荧光染色,而且仅出现另外一条染色体为 2 种荧光染色,且每条染色体具有 1 个着丝粒,计为 1 个染色体易位。

(3)如果某一条染色体显示 2 种荧光染色,且出现 1 个无着丝粒断片,该断片无标记荧光染色或部分标记荧光染色,也计为 1 个染色体易位。

五、注意事项与讨论题

(一)注意事项

(1)观察标本片时,要慎重确定易位染色体畸变,一般需请教师核准。

(2)荧光原位杂交分析染色体易位估算辐射生物剂量的实验室应建立自己的剂量-效应曲线,有条件的实验室可建立不同辐射类型、不同剂量率(低 LET 辐射)的剂量效应曲线。

(3)杂交前变性(烤片)温度是实验成败的关键,应通过预实验摸索适宜的温度。

(二)讨论题

(1)FISH 易位分析时,如何选择全染色体探针?

(2)FISH 易位分析实验失败的主要原因是什么?

第十节　辐射诱发人外周血淋巴细胞微核测定

一、实验目的

(1)熟悉三种微核测定方法,了解每种方法的优缺点。

(2)掌握微核的形态特征、判定标准及正常范围,每人按要求观察一定数量的淋巴细胞,计算出微核率及微核细胞率,写出实验报告。

二、基本原理

细胞分裂时无着丝粒畸变(无着丝粒断片、微小体及无着丝粒环)或滞后的整条染色体,在分裂末期不能纳入主核(细胞核)中,当进入下一次细胞周期的间期时,在细胞胞浆中形成单个或多个小核,称为微核(micronuclear,Mn)。电离辐射可使人体外周血淋巴细胞微核率增高,且在一定剂量范围内两者呈良好的剂量-效应关系。因此,微核分析方法可作为辐射生物剂量计用于受照剂量的估算,也可作为辐射损伤监测指标。微核分析方法也是检测致癌剂、诱变剂的常用遗传毒理学方法。

微核的判定标准如下。

①存在于完整的胞浆中,小于主核直径的 $1/16 \sim 1/3$;②形态为圆形或椭圆形,边缘光滑;③与主核有同样结构,嗜色性与主核一致或略浅;④无折光性,应与染料颗粒等杂质相区别;⑤与主核完全分离,如重叠或相切时应看到各自完整的核膜。

三、实验方法

常用的微核的测定方法有三种,分别为直接浓集涂片法、常规培养法和胞质分裂阻滞法。

(一)直接浓集涂片法

1%甲基纤维素(或3%明胶)生理盐水溶液具有黏附性,由于各种血细胞对其黏着能力不同。所以,经其处理后淋巴细胞滞留于该溶液中,其他白细胞及红细胞沉于下层,从而分离出淋巴细胞。该方法简单、快速,但不能分辨是否为经过转化的淋巴细胞,因此,微核检出率低、准确性差。

1.实验器材

实验器材包括 X 射线深部治疗机、显微镜、恒温箱、离心机、计数器、一次性无菌肝素抗凝采血管、一次性无菌采血针、一次性滴管、一次性 10 mL 离心管、试管架和脱脂载玻片。

2.实验试剂

实验试剂包括 1%甲基纤维素(3%明胶)生理盐水溶液、肝素抗凝剂、瑞氏染色液、磷酸盐缓冲液、香柏油、二甲苯和擦镜纸。

3.操作步骤

(1)取肝素抗凝静脉血 1 mL。在 37℃ 保温条件下,用 X 射线深部治疗机给予不同剂量照射,剂量率为 0.5 Gy/min,照后将血放置 37℃ 恒温箱 2 h。

(2)加 1%甲基纤维素生理盐水溶液 0.15 mL(或 3%明胶生理盐水溶液 0.35 mL),混匀后放 37℃ 温箱内静置 30 min。

(3)取上清部分于另一试管中,以 2 000 r/min 离心 5 min。

(4)弃上清,将沉淀物混匀,涂片。

(5)瑞氏染色:在涂片上滴加瑞氏染液数滴,染色 1 min 后加 3 倍磷酸盐缓冲液混匀,继续染色 10 min,用流水将片上染液冲去,晾干。

(6)选择淋巴细胞铺展及染色均好的部位用油镜观察 2 000 个淋巴细胞。

(7)计算出微核率及微核细胞率,以千分率表示。

4.正常值

微核在 <1.0‰ 和 >1.5‰ 属于异常。

5.注意事项

(1)离心后留沉淀物的量不宜过多,以免稀释,不易涂片。

(2)涂片后要迅速干燥,以免细胞变形。

(3)瑞氏染色不宜过深,以免分辨不清核结构,不易鉴别。

(4)阅片部位不同会导致阳性率不同,计数时最好选择标本的体尾交界处。

(5)一张制作好的标本片应是淋巴细胞多而纯,细胞铺展,染色良好。

(二)常规培养法

人外周血淋巴细胞经过有丝分裂刺激剂(PHA)处理后,可转化为幼稚细胞,进入细胞增殖周期。在体外经过短期培养,即可得到大量有丝分裂细胞。大量有丝分裂细胞进入下一个细胞周期间期时,在细胞胞浆中可以检测微核。该方法可在转化的淋巴细胞中检测微核,因此可提高准确性和检出率,但不能分辨经过第一次分裂还是第二次裂。

1.实验器材

实验器材包括 X 射线深部治疗机、无菌净化工作台、显微镜、恒温培养箱、离心机、计数器、一次性无菌肝素抗凝采血管、一次性无菌采血针、无菌照射瓶、15 mL 无菌培养管(离心管)、一次性无菌滴管、一次性滴管、一次性 10 mL 离心管、试管架、镊子、酒精灯、脱脂玻片、烧杯和量筒。

2.实验试剂

(1)RPMI 1640 培养基、PHA 溶液、无菌肝素溶液和 0.5% KCl(0.075 mol/L)低渗液。

(2)固定液:甲醇∶冰醋酸混合液为 3∶1,用时现配。

(3)染色液:Giemsa 原液 1 份,pH 7.4 磷酸盐缓冲液 9 份,用时现配。

3.操作步骤

(1)含 4 mL RPMI 1640 培养液的培养管中,加入经不同剂量 X 射线深部治疗机照射的肝素抗凝血 0.4 mL,加 PHA 0.1 mL(PHA 终浓度与染色体标本制备相同),混匀放 37℃ 恒温培养箱中培养 72 h。

(2)终止培养。在含有培养物的离心管中,加入 0.5% KCl 溶液 4 mL,混匀(不超过 1 min),加入固定液 0.5~1 mL,混匀后以 1 000 r/min 离心 10 min,弃上清。

(3)将沉淀物轻轻混匀后,加入 4~8 mL 固定液,混匀,37℃ 保温固定 20 min,以 1 000 r/min 离心 10 min,弃上清,如此反复 2~3 次。

(4)最后一次固定后,留沉淀 0.2~0.4 mL 滴片;晾干后,用 10 倍稀释的 Giemsa 染液染色 10 min,水洗晾干。

(5)用油镜计数 1 000 个转化淋巴细胞,计算出微核率及微核细胞率,以千分率报告。

4.正常值

正常值范围为 0~6‰。

(三)胞质分裂阻滞法

人外周血淋巴细胞经过有丝分裂刺激剂(PHA)处理后,可转化为幼稚细胞,进入细胞增殖周期。在体外经过短期培养,即可得到大量的有丝分裂细胞。此时,向培养体系中加入能抑制胞浆分裂而不影响胞核分裂的试剂——松胞素 B(cytochalasin B),能阻止细胞质内微丝的聚合,从而阻断胞质分裂形成双核细胞。在双核细胞中计数微核,能够保证只在 M1 细胞中检测微核。该方法能保证经转化完成一次有丝分裂的细胞中检测微核,因此,较前两种方法更为准确、灵敏,是目前在生物剂量估算中常用的方法。

1.实验器材

实验器材包括 X 射线深部治疗机、无菌净化工作台、显微镜、恒温培养箱、离心机、计数器、一次性无菌肝素抗凝采血管、一次性无菌采血针、无菌照射瓶、10 mL 无菌培养管(离心管)、一次性无菌滴管、一次性滴管、一次性 10 mL 离心管、试管架、镊子、酒精灯、脱脂玻片、烧杯和量筒。

2.实验试剂

(1)实验试剂包括 RPMI 1640 培养液、PHA 溶液、0.1 mol/mL KCl 溶液、甲醇和冰醋酸混合溶液(用时现配)、Giemsa 染液和 pH 6.8 磷酸盐缓冲液。

(2)松胞素 B 溶液:分为贮存液和应用液。

贮存液:3 mg/mL,15 mg 松胞素 B 溶于 5 mL 二甲基亚砜中,−70℃保存。

应用液:0.12 mg/mL,临用前将贮存液用培养基稀释 25 倍。

3.操作步骤

(1)含 2 mL RPMI 1640 培养液的培养管中,加入经 X 射线照射的肝素抗凝血 0.1 mL 和 PHA 0.1 mL(PHA 终浓度与染色体标本制备相同),混匀放 37℃恒温培养箱中培养。

(2)培养至 40~44 h 时,加入 0.1 mL 松胞素 B 溶液(终浓度为 6 μg/mL),再继续培养至 72 h。

(3)终止培养。含有培养物的离心管中,加入 0.1 mol/L KCl 溶液 4 mL,混匀(不超过 1 min),加入固定液 0.5~1 mL,混匀后以 1 000 r/min 离心 10 min,弃上清。

(4)将沉淀物轻轻混匀后加入 4 mL 固定液(甲醇:冰醋酸＝5:1),混匀,37℃保温固定 20 min,以 1 000 r/min 离心 10 min,弃上清,如此反复 2~3 次。

(5)最后一次固定后,留沉淀 0.2~0.4 mL 滴片,然后用 10 倍稀释的 Giemsa 染液染色 10 min,水洗晾干。

(6)用油镜计数 1 000 个双核淋巴细胞(CB 细胞),计算出微核率及微核细胞率,以千分率报告。

4.注意事项

(1)松胞素 B 原液按每次用量分装,保存在－70℃左右低温冰箱中。

(2)松胞素 B 液在贮存及应用过程中应注意避光。

(3)低渗时间不应过长。

5.正常值

正常值范围为 0～30‰。一般＜45 岁者,微核率＜20‰。

四、注意事项与讨论题

(一)注意事项

在用微核分析法估算受照射剂量时,采血时间最好在 48 h 之内,最迟不应超过 4 周(因为微核丢失得较快),而且要考虑微核的本底值即二次方程式 $Y = a + bD + cD^2$ 中的 a 项,因为微核的自发率较高,所以不能像染色体畸变估算受照剂量时可以忽略不计。

(二)讨论题

(1)为什么说 CB 微核法在目前 3 种微核检测方法中为最准确、最灵敏的方法?

(2)试述淋巴细胞微核率与染色体畸变的关系。

第十一节 辐射诱发人外周血淋巴细胞核质桥分析

一、实验目的

(1)熟悉胞质分裂阻滞法操作方法,掌握胞质分裂阻滞细胞(CB 细胞)中核质桥分析方法。

(2)每人观察分析 2 000 个 CB 细胞,计算核质桥率,并写出实验报告。

二、基本原理

胞质分裂阻滞法(cytokinesis-block micronucleus method)主要用来分析双核细胞中的微核,研究发现,该方法还可以分析其他指标,如核质桥和核芽等。目前,核质桥(nucleoplasmic bridge,NPB)及核芽(nuclear bud,NBD)分析是细胞组学分析的重要组成部分。NPB 和 NBD 的形成受到许多因素的影响,而且有望成为新的辐射损伤生物标志物。

核质桥是 CBMN 法双核细胞中位于两个主核之间连续的桥状核质连接。NPB

的宽度并不固定,但应窄于其主核直径的 1/4,染色特性与主核一致,有时在双核之间可观察到不止 1 个 NPB。分析核质桥时要与核芽进行鉴别。核芽(NBD)是形态上类似于微核的小核,与微核不同的是,NBD 与主核之间有一小段由核质连接而成的芽状物,其连接核质的宽度小于核直径。MN、NPB 和 NBD 三者的形成机制虽不相同,但大量研究表明三者之间却具有较强的相关性,都是基因毒性和染色体不稳定的生物标志物。研究表明,双核细胞中核质桥的数量随所受电离辐射剂量的增加而增加;在相同条件培养下,核质桥与双着丝粒染色体和着丝粒环的频率呈正相关。胞质分裂阻滞法测定双核细胞中核质桥水平也可用作电离辐射生物剂量的估算。

三、实验材料

(一)器 材

实验器材包括 X 射线深部治疗机、无菌净化工作台、显微镜、恒温培养箱、离心机、计数器、一次性无菌肝素抗凝采血管、一次性无菌采血针、无菌照射瓶、10 mL 无菌培养管(离心管)、一次性无菌滴管、一次性滴管、一次性 10 mL 离心管、试管架、镊子、酒精灯、脱脂玻片、烧杯和量筒。

(二)试 剂

(1)实验试剂包括 RPMI 1640 培养液、PHA 液、0.5% KCl 溶液、甲醇、冰醋酸、Giemsa 染液和 pH 6.8 磷酸盐缓冲液。

(2)松胞素 B 溶液:分为贮存液和应用液。

贮存液:15 mg 松胞素 B 溶于 5 mL 二甲基亚砜中,-70℃保存。

应用液:临用前将贮存液用培养基稀释 25 倍。

四、操作步骤

(一)标本制备与观察

(1)采血、照射、培养和制片方法同胞质分裂阻滞微核法。

(2)用油镜计数 2 000 个双核淋巴细胞(CB 细胞),计算出核质桥(NPB)率,以千分率报告。

(二)核质桥判定标准

(1)核质桥是存在于 CB 细胞中,将两个细胞核的连续的桥状核质连接。

(2)核质桥的宽度不固定,但一般应窄于其主核直径的 1/4。

(3)核质桥的染色特性与其主核一致。

(4)有时在双核中能观察到两个以上核质桥。

(5)含有核质桥的双核细胞可能同时含 1 个或多个微核,也可能不含微核。

五、注意事项与讨论题

(一)注意事项

(1)判定核质桥时,一定要参照统一的标准。

(2)含有 1 个或多个 NPB 细胞应在记录纸上记录 NPB 细胞的坐标。

(3)有些较细的 NPB 在低倍镜下观察时容易被遗漏,因此,最好在放大 400 倍或油镜下分析,从而降低分析误差。

(二)讨论题

镜下分析核质桥时,除了双核淋巴细胞之外,还能看到 3 核和 4 核淋巴细胞,为什么只在双核淋巴细胞中分析核质桥?

第十二节　多核细胞法检测辐射诱发人外周血淋巴细胞 HPRT 基因位点突变

一、实验目的

掌握多核细胞法检测 HPRT 基因位点突变的实验原理及操作方法。

二、基本原理

染色体畸变和微核率检测方法作为电离辐射作用后可靠的生物剂量计,已得到广泛的应用,但由于一些非稳定性畸变随细胞的分裂增殖而丢失,常使检测结果随时间推移而改变,不适用于早先照射剂量估算,从而影响对辐射效应的评价,且染色体只能反映本身可见的损伤,而体细胞 HPRT 基因位点突变频率的检测可补充染色体、微核等技术,国际上已广泛应用于放射毒理、遗传毒理等领域。

HPRT 基因表达产物次黄嘌呤鸟嘌呤核糖转移酶是一种细胞膜酶,存在于人体所有组织内,参与细胞内嘌呤核苷酸的补救合成。它能以嘌呤类似物 6-硫代鸟嘌呤(6-TG)为底物生成相应的毒性核苷-5-单磷酸,后者掺入细胞 DNA 中将引起细胞死亡。当 HPRT 基因位点突变时,导致基因表达产物的生物学性状发生改变,细胞就表现出对嘌呤类似物 6-TG 的抗性,在选择性培养基中突变型细胞能存活,非突变型细胞则死亡。

检测 HPRT 基因突变频率的方法有很多,不同的方法检测证明,在一定的辐射剂量范围内,HPRT 基因突变频率与照射剂量之间呈线性关系或线性平方关系,但不同的方法其自发突变率有差异。多核细胞法 HPRT 基因位点突变检测方法,具有简单、快速、灵敏和可靠等优点,弥补了染色体、微核等生物剂量计的不足之处,是一种具有应用潜力的辐射生物剂量计。

三、实验材料

(一)器 材

实验器材包括 X 射线深部治疗机、无菌净化工作台、显微镜、恒温培养箱、低温冰箱、离心机、一次性无菌肝素抗凝采血管、一次性无菌采血针、无菌照射瓶、一次性无菌培养管(离心管)、一次性无菌滴管、一次性滴管、一次性离心管、试管、试管架、镊子、酒精灯、脱脂玻片和量筒。

(二)试 剂

培养液:RPMI 1640 含 20% 小牛血清和适量的青霉素和链霉素;有丝分裂刺激剂:PHA 溶液;肝素溶液:150 μg/mL 溶液;6-TG(6-硫代鸟嘌呤);松胞素 B(cytochalasin B,Cyt-B)应用液:0.12 mg/mL,配制方法参见第十节;0.5% KCl 溶液;甲醇、冰醋酸溶液;Giemsa 染液;pH 6.8 磷酸盐缓冲液。

四、操作步骤

(一)采血和分装

(1)采正常人静脉血,肝素抗凝。

(2)将抗凝血分装于无菌玻璃小瓶内,每剂量组 1 瓶。放置 37℃ 保温。

(二)照 射

分别在 37℃ 保温条件下,用 X 射线深部治疗机照射,剂量率为 0.5 Gy/min。

(三)培 养

(1)将血样置于 37℃ 培养箱中静置 2 h。

(2)将培养液分装在无菌培养管内,每管含 RPMI 1640 液 3 mL,每剂量组培养 2 管。

(3)每个培养管中,分别加入血 0.3 mL,PHA 0.1 mL,其中 1 管加入终浓度为 6 μg/mL 的 6-TG,另 1 管不加。

(4)混匀后,置 37℃ 恒温培养箱中培养。

(5)培养至 36 h 时,加入松胞素 B(终浓度为 6 μg/mL),继续培养至 72 h 收集细胞。

(四)收集细胞、制片及阅片

(1)收集细胞、制片及染色方法与细胞分裂阻滞法微核制片方法(参见第十节)

相同。

（2）阅片和统计全部采用盲法。每剂量组对加 6-TG 和不加 6-TG 的标本各计数 4 000 个转化的淋巴细胞，同时记录在同一胞浆内具有完整核膜的相切、相压、重叠或分离的双核或多核淋巴细胞。

五、结果处理与讨论题

（一）计算和作图

（1）计算 HPRT 基因突变频率：

$$HPRT 基因突变频率 V_f = \frac{含 6\text{-}TG 的淋巴细胞中双核或多核细胞数}{不含 6\text{-}TG 的淋巴细胞中双核或多核细胞数}$$

（2）根据每一剂量点的突变率在坐标纸上做散点图，并分析结果。

（二）讨论题

（1）HPRT 作为辐射生物剂量计的优缺点有哪些？

（2）在 HPRT 基因位点突变的检测中，为什么要加入松胞素 B？

（3）试述 6-TG 在本实验中的作用。

第十三节　哺乳动物染色体标本制备方法

一、家兔外周血染色体标本制备

（一）实验目的

掌握家兔外周血染色体标本制备的原理及操作方法。

（二）基本原理

与人外周血淋巴细胞染色体制备技术比较，家兔外周血染色体标本制备具有许多优点：①由于家兔染色体的形态、数量以及辐射敏感性均接近于人，故选用家兔作为实验动物可代替某些不能直接从人体获得的染色体畸变资料；②其他哺乳动物，如小鼠、大鼠外周血淋巴细胞体外培养制备染色体比较困难，而家兔外周血体外培养制备淋巴细胞染色体方法比较简单、稳定，不用处死动物即可作连续观察。该方法也基本相同于人外周血淋巴细胞染色体的制备方法。但由于种间的差异，其培养条件及染色体标本的制备有所不同，如培养液 pH 及培养温度等。

（三）实验材料

所需实验器材和试剂同人外周血淋巴细胞染色体制备方法。

(四)操作步骤

1.取　血

用 5 mL 无菌注射器于健康家兔耳缘静脉采血 2 mL,肝素抗凝。如实验需血量较多时,可拔掉耳缘静脉附近兔毛,用手指摩擦局部,促进血管扩张,用碘酒和 75% 酒精局部消毒。然后,用无菌手术刀片在耳缘静脉作横向切口,注意不要切透血管,使血自然流出,并不时用无菌干棉球擦掉局部凝血块,保证通畅。用加肝素的无菌瓶收集血液,取血后用无菌干棉球压迫切口,并用胶布固定好。

2.标本制备

(1)培养基配制:在无菌条件下配制 RPMI 1640 培养液(内含 15%～20% 小牛血清、0.7% 肝素、4% PHA 及青霉素 100 IU/mL、链霉素 100 μg/mL)。用 5% $NaHCO_3$ 调 pH 至 7.5～7.8,然后分装于灭菌的培养瓶内,每瓶 5 mL。

(2)培养及收集:于培养瓶中加 0.3～0.5 mL 血,轻轻混匀,加盖。在 39.5℃ 的二氧化碳培养箱中培养 38 h,此时收集的细胞 92.5% 可能是第一细胞周期(与人相似,40 h 达 100%)。收集前 9 h 加秋水仙碱(最终浓度为 0.15 μg/mL)。

(3)染色体标本制备

①收获时,弃去上清液,留 1.0 mL 培养底物,将其混匀后移至刻度离心管内。

②每管内加入 39℃ 的 0.075 mol/L(即 0.5%)KCl 低渗液 9 mL,并用吸管轻轻混匀,放入 39℃ 的水浴锅或恒温箱中保温 20 min。

③预固定:每支离心管中加固定液(甲醇与冰醋酸之比为 3：1)1 mL,混匀。以 1 000～1 200 r/min 离心 5～7 min,弃上清液。

④固定:每管加 4 mL 新配制的固定液,用吸管轻轻吹打开细胞团块,在室温中固定 20 min,以 1 000～1 200 r/min 离心 5～7 min,弃上清液。再按此法固定两次。

⑤制片:固定后弃上清液,每管留存 0.5 mL 固定液,用吸管轻轻吹散细胞团块,混匀,在洁净的冷冻玻片上滴细胞悬液 2～3 滴,轻轻吹气,在酒精灯上微热烘干。

⑥染色:用 pH 6.8 或 7.4 的磷酸盐缓冲液稀释 10 倍的 Giemsa 染色液染色 20 min,流水冲洗,晾干。

(五)注意事项

(1)取血时注意无菌操作,尤其是取大量血时,应弃去从静脉切口流出的头几滴血,切口附近的兔毛应拔掉,以免污染及血液扩散。

(2)影响取血的因素:①切口过深;②切口经消毒后应用无菌干棉球擦干,否则滴出的血易扩散;③取血时手指不要用力压迫耳部,以免压迫血管影响血液流出。

(3)染色体畸变类型和判定标准,可参考人淋巴细胞染色体畸变类型部分。

(六)讨论题

(1)家兔染色体标本制备能否成功,最重要的是能否顺利采出家兔外周血,怎么才能保证采出符合培养要求的血液?

(2)选择家兔为实验动物,观察其染色体畸变用于实验研究的意义是什么?

二、小鼠骨髓细胞染色体标本制备

(一)实验目的

掌握小鼠骨髓细胞染色体标本制备的原理及方法。

(二)基本原理

哺乳动物骨髓细胞与淋巴细胞不同,在机体内处于不断分裂、增殖的状态,不需用 PHA 等有丝分裂原刺激即可捕获有丝分裂中期相。当致畸因子作用于机体时,处于不同细胞周期的细胞在不断分裂增殖的过程中会使诱发的染色体畸变不断丢失。所以,用骨髓细胞染色体畸变作为检查指标一般只能进行短期观察,除非选择稳定性畸变指标才能作为长期观察。

用骨髓细胞作为染色体畸变分析,可适合于各种动物,如兔、狗、猴、大鼠及小鼠等。但由于取骨髓或注射秋水仙碱,易造成动物死亡,所以此类实验多选用小动物,如小鼠或大鼠等。

(三)实验材料

1.器 材

实验器材包括离心机、显微镜、恒温培养箱(或水浴箱)、定时器、10 mL 刻度离心管、致冷玻片、常用手术器械一套、注射器(10 mL)及 7～12 号针头等。

2.试 剂

实验试剂包括秋水仙碱、生理盐水、0.5% KCl、甲醇、冰醋酸、Giemsa 原液及磷酸盐缓冲液(pH 7.4)。

(四)操作步骤

1.取 材

小鼠腹腔注射秋水仙碱(4 mg/kg),3 h 后颈椎离断处死小鼠。用手术剪剪开腹腔,或在腹腔外沿后大腿剪开,再沿股骨去周围肌肉、剥净,取出股骨,用湿纱布擦掉股骨上的肌肉,放入加少量生理盐水的平皿或青霉素瓶中备用。待一组小鼠处理完,用手术剪剪断股骨两端以暴露骨髓腔,用注射器(含 5～10 mL 生理盐水)从一端冲出骨髓,放入 10 mL 刻度离心管中,待一组冲完后,离心(1 500 r/min,约 5 min)。

2.标本制备

(1)低渗:离心后去上清,加入 8～10 mL 的 0.5% KCl 低渗液,混匀,放 37℃ 恒温箱(或水浴箱中)约 30 min。

(2)预固定:低渗后,每刻度离心管中加 0.5～1.0 mL 新配制的固定液(甲醇与冰醋酸之比为 3:1),轻轻混匀。离心(1 500 r/min,5～7 min)。

(3)固定:弃上清液,再加 4～5 mL 固定液,轻轻混匀,室温放置 20～30 min,再反复固定 2 次。

(4)滴片,固定后离心,去上清液,将沉淀细胞与留存的少许上清液混匀,滴在预冷的玻片上 2～3 滴,并在酒精灯上烤干。

(5)染色:用 pH 7.4 的磷酸盐缓冲液稀释 10 倍的 Giemsa 染色液染色 20 min,晾干,光镜下检查涂片质量。

(五)注意事项

(1)预固定是必不可少的一步。如不进行预固定,离心后,细胞间表面的黏性脂肪及纤维组织交织一起,形成不易散开的细胞团块;当加固定液时,细胞团块不易散开而不能充分固定,如用吸管用力吹打使之散开,则易造成细胞膜、核膜破裂(因低渗后的细胞张力大,膜脆,易破裂),导致细胞中染色体丢失,影响结果分析。

(2)取股骨时注意编号和分组。

(3)每次实验标本应尽量同时低渗、固定,避免低渗时间的差异过大。

(4)每次实验取样不宜过多,避免低渗时间的差异过大。

(5)为提高制片质量,注意对小鼠骨髓染色体制作的最佳时间段。有人认为,小鼠骨髓细胞在上午 9:00—10:00 及晚上 21:00—24:00 为分裂高峰,故应注意秋水仙碱的注射时间。

(六)讨论题

(1)为什么制备哺乳动物染色体标本一般都采用小鼠为实验动物?

(2)骨髓细胞是分裂增殖活跃的细胞群,为什么还要注射秋水仙碱?

三、小鼠骨髓嗜多染红细胞微核实验

(一)实验目的

掌握小鼠骨髓嗜多染红细胞微核的实验原理及方法。

(二)基本原理

20 世纪 70 年代初,Schmid 和 Heddel 等人在鉴别小鼠骨髓嗜多染红细胞(PCE)微核的基础上建立了体内微核实验方法,并指出测定骨髓 PCE 微核发生率是检测细胞遗传损伤的一个非常有用的指标。各种类型的骨髓细胞中均能见到微核,但有核细胞胞质较少,微核与正常核叶及核的突起难以鉴别。PCE 是分裂后期红细胞由幼稚发展为成熟的一个阶段,此时红细胞的主核已排出,胞质内含有核糖体,染色后易

与成熟红细胞鉴别。骨髓中 PCE 数量充足，微核容易辨认，而且自发率低。所以，骨髓 PCE 成为微核实验的首选细胞群。

（三）实验材料

1.器　材

实验器材包括显微镜、离心机、恒温箱或水浴箱、定时器、10 mL 刻度离心管、玻片、常用手术器械一套、注射器（10 mL）及 7～12 号针头等。

2.试　剂

实验试剂包括小牛血清、甲醇、Giemsa 原液及磷酸盐缓冲液（pH 7.4）等。

（四）操作步骤

1.取　材

小鼠颈椎脱臼（大鼠断头）处死后，剪取一侧股骨，剔净肌肉，用纱布擦掉附在股骨上的血液和肌肉，剪掉股骨头，露出骨髓腔。用带 7 号针头的注射器吸取小牛血清（小鼠需 1 mL，大鼠需 2 mL），插入骨髓腔内少许，将骨髓冲入离心管内；然后，用毛细管轻轻抽吸，打碎骨髓团块，使成均匀相混悬液；也可将股骨放入盛有 1 mL 小牛血清的青霉素瓶内，用止血钳夹碎股骨，使骨髓全部进入小牛血清中，沉淀片刻，吸入离心管中，注意不要吸入骨渣。

2.制　片

制片用以上方法制备的骨髓细胞悬液，以 1 000 r/min 离心 5 min，用毛细吸管吸去上清液。如沉淀物较多，可留血清。用毛细吸管尖端混匀沉淀物滴于载玻片的一端，推片，在空气中晾干（若立即染色，可在酒精灯上稍加烘烤）。

3.固　定

将制好的片子放入甲醇液中固定 5～10 min。如当日不染色，也需固定好保存。

4.染　色

片子固定后，直接放入 1∶10 的 Giemsa 磷酸盐缓冲液中（pH 6.8）15～20 min。

（五）注意事项

（1）PCE 中因含有核糖体，经 Giemsa 染色呈灰蓝色，而成熟红细胞的核糖体已溶解，被染成淡橘红色。但每一批标本，由于各种因素的影响，染色深浅并不完全一致，因此，在计数前必须按每张片子染色情况正确区分这两种红细胞的差别。

（2）为分析骨髓细胞分裂是否受抑制，需要确定每只动物骨髓中 PCE、RBC 的比例。

（3）微核试验的终点是 PCE 中的微核，故不需要计数成熟红细胞中的微核。

（4）PCE 中微核的嗜色性与其性质一致，典型的微核呈圆形、边缘光滑、整齐，直径通常为红细胞的 1/20～1/5。偶尔呈椭圆形、肾形、马蹄形及环形。

(5)PCE 中微核多为 1 个,也可能为 2 个或 2 个以上。

(6)哺乳动物骨髓 PCE 微核实验的优点是:快速、简便,不需特殊试剂及设备,不要求有良好的核型,自发率低、种间差异小。缺点是:与中期淋巴细胞染色体畸变分析相比,能检测的畸变类型较少。

(六)讨论题

(1)在制备标本过程中,为什么每批不能处死过多的小鼠并要及时冲出骨髓?

(2)制备好的标本片,为什么要及时用甲醇固定后保存或染色?

四、雄性小鼠生殖细胞染色体标本制备

(一)实验目的

掌握精原干细胞的增殖规律、生殖细胞发生发育的时间过程及生殖细胞染色体标本制备方法和畸变分析。

(二)基本原理

哺乳动物的精子发生过程,按照生精细胞发育的顺序,大致分为 3 个连续的阶段:即精原干细胞的增殖、分裂发育,产生初级精母细胞;初级和次级精母细胞经过减数分裂,产生单倍体细胞——精细胞;精细胞经过转变,最后产生高度分化的精子。

精原干细胞有遗传物质损伤,可自我复制,并不断向下分化而长久地影响生殖细胞的质量。所以,研究精原干细胞损伤尤为重要。

掌握精原干细胞的增殖规律及生殖细胞发生发育的时间过程,对生殖细胞染色体实验的设计是非常重要的,现对小鼠的整个生殖细胞发生发育的时间已很清楚(图5-2)。由于实验性致畸物处理的时间不同,观察的时间也不同,这就产生了以下几种实验。

1.观察精原细胞染色体畸变

某种致畸物质作用后,短时间内进行精原细胞有丝分裂象的染色体分析,即在给药后第一次分裂的细胞中进行。

天	期		DNAS	RNAS	形态学
52		A₅			
51	干细胞型				
50					
49					
48					
47		A-成对			
46					
45		A-成链			
44	精原细胞				
43		A₁			
42		A₂			
41		A₃			
40	分化型	A₄			
39					
38					
37		In			
36		B			
35					
34		细线前期			
33		细线期			
32					
31		偶线期			
30					
29	精母细胞				
28		粗线期			
27					
26					
25					
24					
23		双线期			
22		终变期/MⅠ-Ⅱ			
21		Ⅰ			
20		Ⅱ			
19		Ⅲ			
18		Ⅳ			
17		ⅤⅥ			
16		Ⅶ			
15	精子细胞	Ⅷ			
14		ⅨⅩ			
13		Ⅺ			
12		Ⅻ			
11		ⅩⅢ			
10		ⅩⅣ			
9		ⅩⅤ			
8		ⅩⅥ			
7					
6					
5					
4	精子	在附睾中			
3					
2					
1					

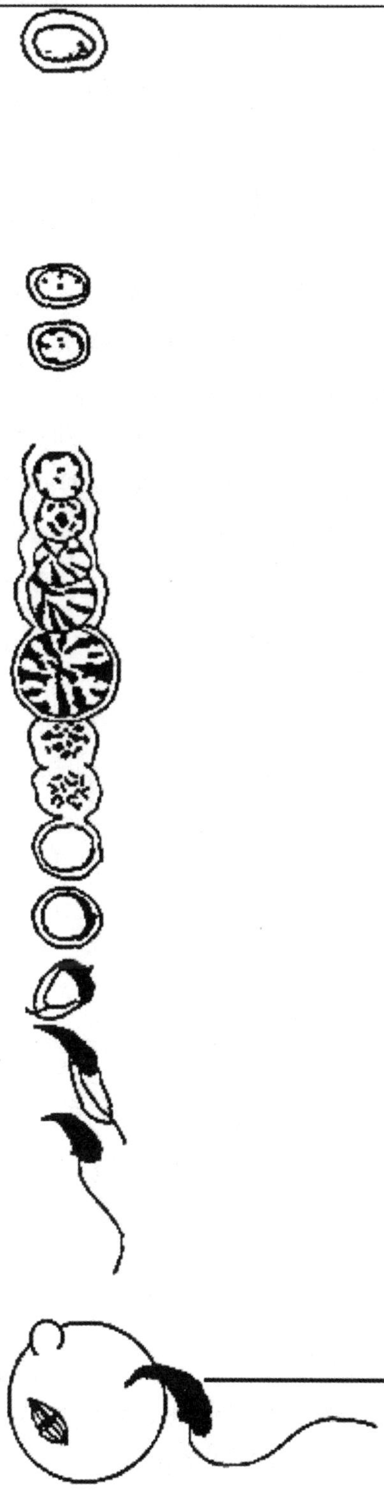

图 5-2 小鼠精子发生不同阶段的时间表

2.观察初级精母细胞染色体畸变

观察初级精母细胞减数分裂前期的终变期-中期Ⅰ分裂象,但由于给药时间不同,又衍生出 3 种实验。

(1)精原干细胞期给药:测定诱发精原干细胞或分化的精原细胞相互易位,在初级精母细胞终变期-中期Ⅰ(D-MⅠ)中的发生率,称为精母细胞实验。致畸物处理后 50~100 d 观察精原干细胞经分化型精原细胞到 D-MⅠ期需经几次分裂增殖,其非稳定性畸变已丢失,而稳定性畸变随着细胞的分裂、增殖传递下来。所以,在该实验中仅以精原(干)细胞染色体易位作观察终点,即 D-MⅠ期的多价体。

(2)精母细胞期给药:即观察致畸物对初级精母细胞本身影响的结果。因此,观察其作用的时间与间隔的时间不能过长,不应超过前期的整个时间。在分析减数分裂前期不同阶段的细胞,取样时间亦不同,如以小鼠为例,分析双线期细胞应在处理后 1 d 进行,粗线期在 5 d 进行,合(偶)线期、细线期和前细线期分别在 9、11 和 12~14 d 进行。

(3)父本给药:观察子代(F₁)雄鼠初级精母细胞 D-MⅠ多价体发生率(即精原细胞易位率),称为可遗传性易位实验(HTT)。

(三)实验材料

1.器 材

实验器材包括离心机、显微镜、恒温箱或水浴箱、定时器、10 mL 刻度离心管、制冷玻片、常用手术器械一套及研磨器等。

2.试 剂

实验试剂包括秋水仙碱、2.2%柠檬酸钠、1%柠檬酸钠、甲醇、冰醋酸、Giemsa 原液及磷酸盐缓冲液。

(四)操作步骤

1.取材和软化

取材:小鼠腹腔注射秋水仙碱(4 mg/kg),5~6 h 处死(颈椎离断法)。取出睾丸,放入盛有 2.2%柠檬酸钠溶液的平皿中,除去脂肪组织,去掉被膜,再加入含 2.2%柠檬酸钠的青霉素瓶或烧杯中(用于一组数个鼠睾混合制备时)。

软化:用眼科镊子和剪刀梳理睾丸生精小管,并不时地搅动,10~20 min 后,待团块沉淀,用吸管吸出细胞悬液,移入 10 mL 刻度离心管中,离心(1 000~1 500 r/min,5~7 min),弃上清液。

2.低渗和预固定

低渗:于离心管中加入 8~10 mL 的低渗液(1%柠檬酸钠),混匀,放入 37 ℃恒温培养箱或水浴箱中 30 min。

预固定:低渗后加 0.5 mL 新配制的固定液(甲醇∶冰醋酸=3∶1),混匀,离心

（1 500 r/min,5～7 min）。

3.固定、滴片和染色

固定:弃上清液后,加入 6～8 mL 固定液,用吸管轻轻吹散细胞团块,混匀,室温放置 30 min。离心(1 500 r/min,5～7 min),弃上清液,再重复固定两次。

滴片:离心后留少量固定液,用吸管轻轻吹散细胞团块、混匀,滴在预冷的玻片上 2～3 滴,于酒精灯上烤干。

染色:用磷酸盐缓冲液(pH 7.4)10 倍稀释的 Giemsa 染色液染色 20 min,流水冲洗,晾干。

4.镜　检

在低倍光镜下观察全片,辨认精原细胞、初级和次级精母细胞分裂象,检查片子质量。用油镜分析染色体畸变。

(五)注意事项

软化生精小管一步很重要。生精小管是由生精上皮组成,从管腔到基膜分别由 1～2 代的精子细胞、精母细胞和精原细胞组成。为此,可根据分析的目的调节软化时间。如制备以次级精母细胞为主的标本,软化时间不宜过长,生精小管不宜过多剪碎;如制备有精原细胞的标本,需充分剪碎生精小管,软化时间也需长些。滴片时,离心管中留存的固定液不要过多,以免细胞悬液浓度过低,影响标本质量,一般比制备骨髓细胞染色体标本时的浓度要高。

(六)讨论题

(1)制备小鼠骨髓细胞染色体标本时,注射秋水仙碱的时间,为什么生殖细胞染色体标本制备时则需要 5～6 h?

(2)制备不同阶段生殖细胞染色体标本需要控制软化时间及生精小管的剪碎程度,这是基于什么考虑?

五、雌性小鼠生殖细胞染色体标本制备

(一)实验目的

掌握雌性生殖细胞发育过程及染色体标本制备原理和方法。

(二)基本原理

雌性生殖细胞的发育不同于雄性生殖细胞。卵原细胞阶段在出生前或出生后几天内全部完成,即所有的卵细胞都进入第一次减数分裂前期-核网期阶段,呈静止状态,至性成熟后卵细胞按性周期有规律以一个或十几个的成熟。在排出卵子的同时完成第一次减数分裂,如受精则完成第二次减数分裂。所以,出生后的雌性个体只能观察到减数分裂中期Ⅰ(MⅠ)和减数分裂中期Ⅱ(MⅡ)分裂象。再者,每次成熟的卵

数有限,很难捕捉,故需要用激素诱发超速排卵,以提供足够的染色体分裂象。

(三)实验材料

1.器　材

实验器材包括8孔凹玻板,1 mL注射器、特制毛细滴管、常用手术器械1套、解剖显微镜、染色缸及载玻片等。

2.试　剂

(1)实验试剂包括孕马血清(PMS)、人绒毛膜促性腺激素(hCG)、秋水仙碱(0.5 mg/mL,0.2 mg/只)、RPMI 1640培养基或Hank's液、低渗液(含40%小牛血清的1%柠檬酸钠)、透明质酸酶(10 IU/mL)及10% Giemsa染色液(磷酸盐缓冲液pH 6.8)。

(2)固定液Ⅰ:甲醇∶冰醋酸∶水为4∶1∶5;固定液Ⅱ:甲醇∶冰醋酸为3∶1。两者现用现配。

(四)操作步骤

(1)选择性成熟雌性小鼠,每只注射5~10 IU的PMS。48 h后注射5~10 IU的hCG。

(2)16 h后处死小鼠。制备MⅡ分裂象时,需在处死前2 h注射秋水仙碱。

(3)取双侧输卵管,放入RPMI 1640培养基(或Hank's液)中,用针刺破输卵管壶腹部,或用眼科镊子撕破(或用剪刀剪破输卵管壶腹部,或用带4号针头的注射器吸取RPMI 1640培养液冲洗输卵管伞端。如果采集受精卵染色体标本时,则在注hCG后34 h注射秋水仙碱,2 h后处死小鼠,从输卵管伞端用注射器冲洗。

(4)根据需要可用透明质酸酶消化颗粒细胞。

(5)从输卵管取出的卵或受精卵经RPMI 1640处理两次,用含40%小牛血清的1%柠檬酸钠在37℃条件下低渗20~25 min。

(6)低渗后用固定液Ⅰ在8孔凹玻板上固定卵细胞,然后滴到脱脂玻片上,并立即滴固定液Ⅱ1滴,使其固定在玻片上,再浸入固定液Ⅱ中5 min。

(7)染色。取出玻片后用温湿空气吹干,再用10% Giemsa染色液染色20 min,流水漂洗备检。

(五)注意事项

制备卵母细胞染色体的困难不在于得到卵细胞数多少,而在于获得的卵细胞经低渗后的固定导致很大一部分破裂丢失,这就需要所用的固定液Ⅰ中的冰醋酸比例宜小,低渗时间适宜,操作迅速。

(六)讨论题

(1)雌性小鼠生殖细胞染色体标本制备时,为什么要使用促排卵药物促使小鼠超速排卵?

（2）从输卵管伞端冲出的卵细胞，为什么要用透明质酸酶消化颗粒细胞？

附件：小鼠染色体畸变类型分析

一、体细胞染色体畸变

体细胞染色体数目畸变有亚二倍体、超二倍体、多倍体和内复制。结构畸变分为染色体型畸变和染色单体型畸变。

（一）染色体型畸变

小鼠染色体型畸变类型有 7 种，其中无着丝粒断片、微小体及无着丝粒环与人类染色体型畸变的类型相同（图 5-3）。

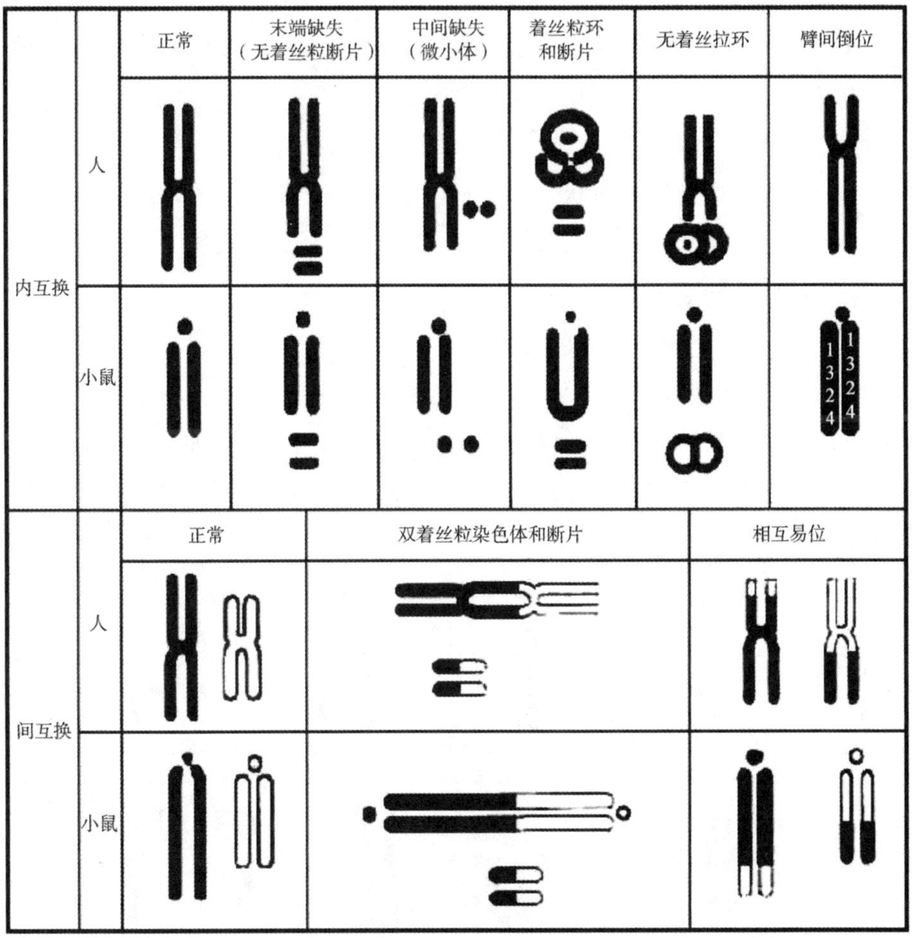

图 5-3　小鼠与人类染色体畸变类型比较

1.倒 位

在人类体细胞染色体中,分臂间倒位和臂内倒位两种,而小鼠只有臂内倒位。

2.双着丝粒体(不对称性互换)

双着丝粒体为两个染色体近侧端相接而成的环形结构。远侧端相接成一对无着丝粒断片。如形成双着丝粒的两个染色体较大时,易认出;但如是两个中等或小染色体形成的小环时,则与单着丝粒环相混。此时,一则可借助小鼠染色体数目断定,除环外,如 39 条加一对断片(或无断片)为单着丝粒环,38 条加断片(或无)为双着丝粒环;再则可用 C 显带判定。小鼠只有双着丝粒体畸变,无三着丝粒体和以上的多着丝粒畸变。

3.易位(对称性互换)

两个染色体的远端断片相互交换而产生的畸变为易位。如交换不完全,可产生一对无着丝粒断片。交换的染色体断片等长时,产生的易位在体细胞中只有用显带方法才能辨出,而常规方法分析只能检出不等长交换的易位,但因小鼠为端着丝粒染色体,若产生的易位大小在正常染色体范围内,就不易鉴别,故只有产生标记染色体才能确认为易位。

4.着丝粒

人类染色体畸变中着丝粒环属于体型畸变,而小鼠的着丝粒环是否归于体型畸变目前看法不一。从发生机制看,单体型的存在不能否定,暂按习惯归入体型畸变中。

(二)染色单体型畸变

小鼠染色单体型畸变可见裂隙、断裂和无着丝粒环,与人的相同;单体互换畸变与人的不同,即两个或多个染色单体之间的交换,分对称和非对称性两种。对称性互换涉及两个(或多个)染色体的每个单体间的一次互换,可导致一种四射体(quadraridiatus)或一对平行的染色体构象;非对称性互换形成一个(或多个)着丝粒单位的三射体或多射体(图5-4)。

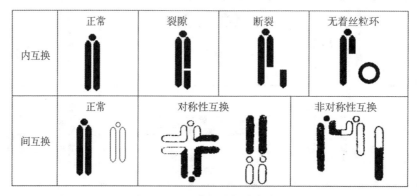

图 5-4 小鼠染色单体畸变类型

二、生殖细胞染色体畸变类型

精原细胞染色体畸变类型同体细胞。在减数分裂中只有第一次减数分裂染色质复制，第二次减数分裂无染色质复制，故次级精母细胞仅有单体型畸变（同体细胞）。初级精母细胞 D-MⅠ期，同源染色体相互配对形成二价体，故畸变类型与体细胞有差异（见下述）。数目畸变分亚二倍体、超二倍体及多倍体，即一个细胞内的二价体分别少于 20 对、多于 20 对及以 20 对为基数而成倍地增多。结构畸变除可见到裂隙、单体断裂及断片外，还可见其特有的畸变。

（一）X、Y 和常染色体的单价体

X、Y 和常染色体的单价体，即 D-MⅠ期染色体不配对，其形成一是不联会（asynapsis），二是联会消失（desynapsis）。前者或是同源断片的缺失，或是不联会基因及环境因子影响所致；后者是配对的染色体在双线期交叉失败而过早分离，故又名早熟分离。常染色体单价体常发生在小染色体中；性染色体单价体很常见，X、Y 染色体臂的末端为非同源片段相接，也因性染色体和较小的常染色体联会时接触小，易受制片过程中外力作用而发生分离。有人观察，正常小鼠 X、Y 染色体单价体为 6.4%，常染色体单价体为 0.8%。

（二）多价体

多价体即两个以上染色体的同源部分发生联会。多价体的构象分两大类，一是环，二是链。形成多价体的原因也分为两种，多见精原细胞发生的相互易位，其中，杂合易位在联会时，同源染色体片段配对形成环状多价体，或一个臂的交叉失败成链状多价体。如为一次易位，形成环状四价体（RIV）和链状四价体（CIV）；如为二个、三个臂的交叉失败，会相应形成三价体加一个单价体（CⅢ＋Ⅰ），甚至形成四个单价体。如为二次或三次、四次易位还可看到六价体、八价体及十价体。图 5-5 是精原细胞易位在 D-MⅠ期时形成多价体的模式图，多价体还可由精母细胞直接受损伤发生的单体互换而形成，也分链和环形多价体，其形成机制见图 5-6。

性染色体与常染色体易位或单体互换均可形成多价体。有人认为，性染色体和常染色体之间无同源片段，只能形成链状多价体。但作者观察到性染色体和常染色体的多价环，说明性染色体与常染色体之间的多价体也有环形的存在，至少有六价体。

除上述体细胞、生殖细胞的畸变外，体细胞中还有着丝粒细长化、破碎化及黏着等畸变，生殖细胞中有半染色体损伤及染色体粘连等。

从以上分析看出，小鼠染色体畸变类型，有些与人相同，有些则不同。因哺乳动物染色体有两种，一是端着丝粒染色体，二是非端着丝粒染色体，对前者的改变本文可能有些参考作用。

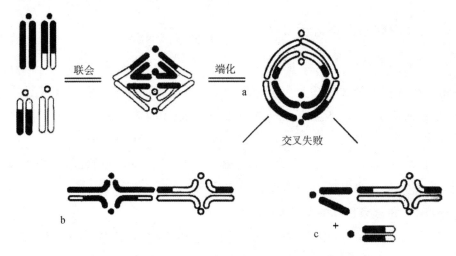

图 5-5　精原细胞易位后精母细胞 D-MⅠ时多价体形成机制

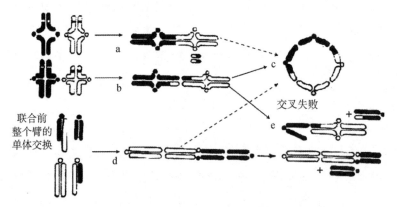

图 5-6　精母细胞自身受损伤(单体交换)后多价体形成机制

(a)(b)和(d)CIV；(c)RIV；(e)C Ⅲ.＋Ⅰ

第十四节　电离辐射致精子畸形实验

一、实验目的

了解精子畸形实验的意义,掌握精子畸形实验方法和判定标准。

二、基本原理

小鼠精子畸形受基因控制,具有高度遗传性,许多常染色体及 X、Y 性染色体基因直接或间接地决定精子形态。精子的畸形主要是指形态的异常,已知精子的畸形是决定精子形成基因突变的结果。因此,形态的改变提示有关基因及其蛋白质产物的改变。小鼠精子畸形实验可检测环境因子对精子生成、发育的影响;而且,对已知生殖细胞致突变物有高度的敏感性,故本实验可用于检测环境因子在体内对生殖细胞的致突变作用。

三、实验材料

(一)器 材

实验器材包括显微镜、手术剪刀、镊子、培养皿、离心管、小漏斗、吸管、载玻片和擦镜纸等。

(二)试 剂

实验试剂包括生理盐水、甲醇及 $1\%\sim2\%$ 伊红染色液(全部试剂除注明外,均为分析纯,实验用水为蒸馏水)。

四、操作步骤

(一)取 材

用颈椎脱臼法处死小鼠,取出一侧附睾,放入盛有 1 mL 生理盐水的小试管中,用眼科剪刀将附睾纵向剪 2 刀,静止 3 min,轻轻摇动。

(二)制 片

用 4 层擦镜纸过滤,吸管吸滤液涂片。自然干燥后,用甲醇固定 5 min。用 $1\%\sim2\%$ 伊红染色 1 h,蒸馏水轻冲,晾干,写好标签,干燥器中保存。

(三)镜 检

低倍镜下(用绿色滤光片)找到背景清晰、精子重叠较少的部位,用高倍镜顺序检查精子形态。计数结构完整精子。精子有头无尾(轮廓不清)或头部与其他精子或碎片重叠,或明显是人为剪碎者,均不计算在内,每只小鼠至少检查 1 000 个精子。

精子畸形主要表现在头部,其次是尾部。精子畸形类型可分为无钩、香蕉形、胖头、无定形、尾折叠和双头、双尾等。一般,对照组的精子异常率为 $0.8\%\sim3.4\%$。

五、注意事项与讨论题

(一)注意事项

异常精子均应记录显微镜的坐标数,以备复查;并分别记录异常类型,以便统计精子畸形率及畸形类型的构成比。判断双头、双尾畸形时,要注意与二条精子的部分重叠相鉴别,判断无定形时要与人为剪碎及折叠相鉴别。

（二）讨论题

（1）精子畸形实验镜检分析时，显微镜为什么要用绿色滤光片？

（2）镜检分析时，怎样才能明确鉴定出双头、双尾精子和一些人为操作造成的损伤及精子的互相重叠？

第十五节　电离辐射致畸的大鼠胎仔检查方法

一、实验目的

掌握致畸试验中妊娠大鼠的处死检查方法和胎仔畸形的检查方法。

二、基本原理

某些放射型核素进入妊娠母体后，可对其胎盘发育产生影响，引起胎儿某种器官形态结构异常，甚至死亡。因此，通过致畸试验检测化合物的致畸作用，对于全面评价放射性核素的毒性具有极其重要的意义。

实验内容包括：妊娠大鼠的处死及检查、活胎仔外形检查、胎仔内脏的检查和胎仔骨骼的检查。

三、实验材料

（一）试　剂

（1）乙醚和乙醇固定液：乙醇固定液为 90％乙醇。

（2）鲍因固定液：取饱和苦味酸溶液 750 mL、甲醛 250 mL 和冰醋酸 50 mL 混合而成。

（3）氢氧化钾溶液：分别配制 200 和 10 mg/mL 两种氢氧化钾溶液。

（4）茜素红染液：茜素红储备液配制：水合氯醛溶液（10 mg/mL）60 mL、冰醋酸 5 mL 和甘油 10 mL 制成混合液。将茜素红加入上述混合液中至饱和。

茜素红染液：取茜素红储备液 1 mL，用氢氧化钾溶液（10 mg/mL）稀释至 1 000 mL 即可。

（5）透明液：按下述比例配制不同透明液（表 5-4）。

表 5-4　透明液的配置　　　　　　　　　　　　　　　　（单位：mL）

	甘油	KOH(20 mg/mL)	蒸馏水
透明液 Ⅰ	20	3	77
透明液 Ⅱ	50	3	47
透明液 Ⅲ	75	—	25

(二)器　材

实验器材包括标本瓶、手术剪、无齿镊、眼科镊、乳胶手套、帆布手套、放大镜、单面刀片、切标本蜡板、托盘天平(感量 0.1 g)、长方形搪瓷盘、玻璃平皿、透明测量尺、滤纸、称量纸、脱脂棉及药匙等。

(三)实验动物

实验动物为妊娠 19～20 d 大鼠。

四、操作步骤

(一)妊娠大鼠的处死及检查

将妊娠 19～20 d 的母鼠称重,然后用乙醚麻醉,处死或颈椎脱臼法处死。立即剖开腹腔,暴露子宫,检查受孕情况。顺子宫角找到卵巢,并检查黄体(卵巢中粉红略带黄色的鱼子状圆形体即为黄体),记录黄体数。将子宫连同胎仔取出,称重,即为胎窝总重。剪开子宫,取出胎仔,同时分离出胎盘,将胎盘合并称重,即为胎盘总重。检查胎仔存活情况,分别记录活胎数、早死胎数、晚死胎数和吸收胎数。计算着床总数,即为活胎数、早死、晚死及吸收胎数之和。每一孕鼠以上各项指标均要按剂量组别和孕鼠编号单独详细记录。

(二)活胎仔的外形检查

将活胎仔逐一称重,测量身长和尾长并鉴定性别,结果按剂量组别和孕鼠编号做好记录。

按头、躯干、四肢和尾部的顺序逐一检查每一活胎仔的外结构。头部主要检查有无露脑畸形及脑膨出等;面部检查应注意眼的位置、大小和是否对称,有无突眼和开眼,耳郭大小及开头和位置是否异常,颜面、唇部是否有唇裂;躯干主要观察有无脐疝,背部有无髓膜突出和脊柱裂;四肢应观察肢和趾的大小、位置和数量,并以此判断有无畸形;尾部主要观察有无卷尾、短尾、无尾和肛门闭锁等。对于发现的外观畸形,应分别按剂量组别、孕鼠编号和胎仔编号做好记录。同一胎仔出现多少个畸形应在记录中注明。

外形检查完毕后,按同窝同瓶的原则将 1/3～1/2 的胎仔放入盛有鲍因固定液的标本瓶中固定,供内脏检查用;另 1/2～2/3 放入盛有乙醇固定液的标本瓶中固定,供制作骨骼标本。分别在瓶上做好记录。

(三)胎仔内脏检查

胎仔经鲍因固定液固定约 2 周后,取出用自来水冲去固定液,置于标本蜡板上。

1.头部检查

通过图 5-7 所示 ①～④中的 4 个切面进行观察。

(1)用单面刀片沿舌上经耳做一切面(切面 ①),检查上腭有无腭裂、有无舌缺失、裂舌或舌分叉(图 5-8)。

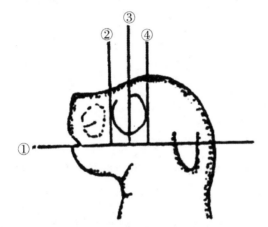

图 5-7　头部切面示意图

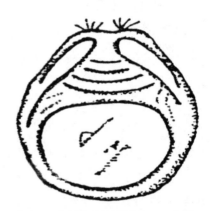

图 5-8　头部第①切面图示——上颚

(2)将图 5-8 切下的颅顶部沿双眼球前沿垂直作为额状切面(切面 ②),检查鼻道有无扩大或单鼻道等(图 5-9)。

(3)沿双眼球正中垂直作为第 2 个额状切面(切面 ③),检查是否存在少眼、小眼、无眼或异位等(图 5-10)。

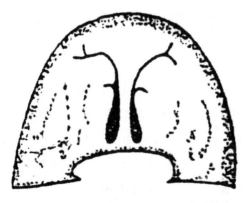

图 5-9　头部第②切面图示——鼻道

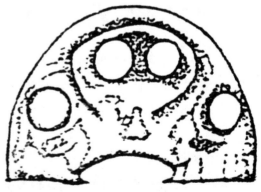

图 5-10　头部第③切面图示——眼球

(4)沿眼球后沿垂直作为第 3 个额状切面(切面④),检查有无脑室扩大(图 5-11)。

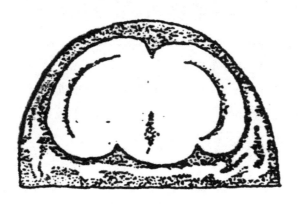

图 5-11　头部第④切面图示——脑室

2.胸、腹部及盆腔脏器检查

沿胸、腹部中线和肋下缘水平线作"＋"字切口(图 5-12)开胸腹腔,依次检查各主要脏器的位置、数目、大小及形状。注意检查心脏有无右位、心脏扩大、单房室心等畸形及主动脉弓右位或大动脉横位等;肺有无气管食道瘘、肺倒位、少叶或多叶;肝有无异位、少叶或多叶;膈有无缺损;肠有无肠疝畸形;膀胱有无缺失;生殖器是否存在子宫缺失或睾丸缺失、隐睾和一侧或双侧发育不全及两性畸形。心脏、肺脏、肝脏和大小肠等检查完毕后可将其摘除,暴露肾脏,检查有无肾缺失、不对称异位及马蹄肾等畸形。心脏和肾脏还应切开,检查心脏是否存在室中隔缺损,肾脏有无肾盂积水或多囊肾等畸形。

每一胎仔检查完毕后,应将结果按剂量组别、孕鼠编号及胎仔编号记入记录表格中。

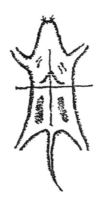

图 5-12　胸、腹部及盆腔切口示意图

(四)胎仔骨骼检查

经乙醇固定液固定 48～72 h 的胎仔,即转入氢氧化钾溶液(10 mg/mL)中 3～5 d,直至肌肉透明可见骨骼为止。其间应在溶液变浊时更换氢氧化钾溶液数次,并在更换新液的同时将脱落的皮肤洗去。

将用氢氧化钾溶液处理好的胎仔置于茜素红染液中进行染色,直至骨骼染成桃红色时为止,常需 4～6 d。在染色过程中,当染液褪色时,应予更换新液。

染色后将胎仔置于透明液Ⅰ、Ⅱ和Ⅲ中各 1～2 d。若透明不够满意,可适当延长胎仔在透明液中的时间。如在前一透明液达到透明,亦可不再进入随后的透明液透明。

经上述处理的胎仔可用药匙自标本瓶中取出,置于玻璃平皿中用肉眼或放大镜进行观察。检查时应按头、胸、腹和四肢等顺序进行记录,以免遗漏。首先,用透明测量尺测量囟门大小并做好记录。颅顶骨主要观察有无缺损、椎弓不连续或骨化迟缓;胸骨有无缺损、消失、融合或骨化迟缓;肋骨有无多肋、少肋、缺肋、分叉肋、波状肋或融合肋;胸、腰和椎骨有无缺损、缺失、融合或分裂变形,骨盆骨是否缺失;尾椎骨是否缺失、椎弓缺损或融合;四肢骨有无多骨和缺失等。

将每一胎仔检查结果按剂量组别、孕鼠编号及胎仔编号记入记录表格中。

五、注意事项与讨论题

(一)注意事项

(1)孕鼠处死后应迅速检查黄体,以免动物死后卵巢组织失血变色,黄体不易辨认。

(2)有时,吸收胎仅有着床腺附着于子宫系膜上,呈黄白色圆形结节,应仔细辨认。同时,可以取出子宫和胎仔前先数着床数,并在子宫剖开后进一步核实着床数。

(3)头部第二额切面必须通过双眼球正中切面,以免造成人为误差。

(4)内脏检查打开胸腹腔时,应避免单面刀片切入过深或剥离过重,以免造成内脏位置移动或其他人为误差。

(5)用氢氧化钾溶液处理胎仔骨骼标本时,应避免室温过高而引起胎仔溶化。

(6)处理好的胎仔骨骼标本置于纯甘油中可长期保存备用。

(7)肝叶和肺叶数常存在自然变异,应结合剂量-效应关系及是否存在多发性来判断是否由化合物引起的异常。

(8)所有的实验结果应进行统计学处理,并与对照组比较,结合剂量-反应关系及多次实验结果的一致性来进行综合分析。

(二)讨论题

(1)卵巢黄体数与着床总数,即活胎数、早死、晚死和吸收胎数之和的关系如何?

(2)用氢氧化钾溶液处理骨骼标本时,室温不宜过高,室温过高将会产生什么结果?

(朴春姬,刘　扬)

参考文献

[1] 中华人民共和国国家标准 GB/T 28236—2011.染色体畸变估算生物剂量方法.

[2] 中华人民共和国国家职业卫生标准 GBZ/T 328—2023.放射工作人员职业健康检查外周血淋巴细胞微核检测方法与受照剂量估算标准.

[3] 龚守良.医学放射生物学[M].第 4 版.北京:原子能出版社,2015.

[4] 龚守.放射医学实验教程[M].第 1 版.北京:原子能出版社,2009.

[5] 金璀珍.放射生物剂量估计[M].第 1 版.北京:军事医学科学出版社,2002.

[6] 白玉书,陈德清.人类辐射细胞遗传学[M].第 1 版.北京:人民卫生出版社,2006.

[7] 孙全富,涂彧.放射卫生基础[M].北京:中国人口出版社,2023.

[8] 陈德清,刘青杰.人体染色体畸变检测应用手册[M].第 1 版.北京:人民卫生出版社,2011.

[9] 赵骅,刘青杰.双核细胞中核质桥和核芽的形成及其影响因素[J].癌变 畸变 突变,2013,25(1):67-70.

[10] 赵骅,陆雪,田雪蕾,等.松胞素 B 对辐射诱导淋巴细胞核质桥水平影响的研究[J].中华放射医学与防护杂志,2017,37(8):576-580.

[11] Fenech M.The in vitro micronucleus technique[J].Mutat Res,2000,455(1-2):81-95.

[12] 蔡恬静,刘青杰.胞质分裂阻滞法分析细胞组学研究指标在公共卫生领域的应用现状[J].中国医学装备,2017,14(5):141-13.

[13] 闫学昆,杜杰,陈英,等.CB 法微核实验中双核细胞与微核的识别标准探讨[J].辐射防护通讯,2010,30(1):27-31.

[14] 中华人民共和国卫生行业标准 WS/T 615—2018.辐射生物剂量估算早熟染色体凝集环分析法.

[15] 中华人民共和国国家职业卫生标准 GB/T 249—2014.荧光原位杂交分析染色体易位估算辐射生物剂量技术方法.

第六章　放射毒理学

第一节　放射毒理学实验基础

一、放射毒理学概述

放射毒理学（radiotoxicology）是研究人类在生活和生产活动中可能接触的放射性核素及其化合物在生物体内的转运和转化规律、内照射作用及其机制以及防治措施的一门科学。

放射毒理学研究的对象是可能危害生物机体各种状态或化合物形式的放射性核素。随着核能、核技术的开发与应用，放射性物质对环境的污染也日益引起人们的关注，其研究领域不断扩大，从而促进了放射毒理学的发展。

放射毒理学的研究内容主要有放射性核素在体内的生物转运（吸收、分布、转移和排出过程，包括某些核素的生物转化）及其动力学模式；放射性核素内照射作用的特点、损伤规律和剂量-效应关系及时间-效应关系及其影响因素；放射性核素体内污染的监测、诊断及其危害评价；设法减少体内放射性核素的医疗措施等诸多方面。

放射毒理学的研究意义主要是研究放射性核素对生物体的危害作用，在探讨放射性核素生物转运和生物转化规律的基础上，研究其损伤效应和剂量、时间与结构的关系，为预防及危险预测提供生物学依据。

放射毒理学是放射医学的重要组成部分之一，与核物理学、放射化学、辐射剂量学、放射生物学和放射卫生学等有着密切的关系，彼此间相互渗透、相互促进。近年来，随着医学生物学和基础医学新技术的发展，有力地促进了放射毒理学的深入研究。

二、放射毒理学实验设计的选择

放射毒理学实验为评价放射性核素内照射危险、人体内剂量估算和医学处理、临床合理使用放射性核素及探讨放射生物学效应的机制提供了可靠的依据。当进行某种放射性核素的动物实验研究时，首先要进行实验设计，选择适宜的实验方法。

（一）实验动物的选择

放射毒理学动物实验中要尽量选择那些在反应性能和代谢功能上与人较近似的，以观察指标敏感的动物作为实验对象。

放射毒理学实验动物选择原则如下。

（1）确定实验动物的种属、品系、性别和年龄等。

一般来说，观察放射性核素在体内的生物转运与转化动态实验常用大鼠和狗；放射性核素的致癌作用研究常用的实验动物是小鼠、大鼠和小猎犬；阻止放射性核素吸收的阻吸收剂和加速放射性核素排出的促排剂研究，常选用大鼠。从肺中洗出难溶性放射性核素的洗肺疗法的研究，常用狒狒。

（2）对放射性危害不明的放射性核素进行毒性鉴定时，应选用两种不同种属的动物，即啮齿类和非啮齿类。

在同一实验中，各组动物的年龄、体重应尽可能一致。要根据实验要求选择动物的性别，如无特殊要求，可取雌性和雄性动物各半。在实验前应在实验条件下预先饲养观察一段时间，以便淘汰不符合要求的动物。

（3）慢性实验观察，需要观察动物的生长发育状况，应选用较年幼的动物。

（4）转基因动物技术在药理学和毒理学研究中广泛应用。

（二）染毒方式的选择

染毒方式根据放射性核素的理化特性和在环境中存在的状态、实验目的及接触的方式来决定。生产现场放射性核素多以气溶胶、粉尘形式存在，实验研究应采用呼吸道染毒的方式；放射性核素通过污染水源摄入，则可采用胃肠道染毒方式；对某个放射性核素的放射毒性鉴定，如其进入途径和放射毒理学特性尚未阐明，应采用多种途径染毒；进行毒性或损伤效应的比较和研究毒性作用机制等，可采用静脉、腹腔或皮下注射及其他特殊的染毒方式。

对于染毒方式的选择，总的原则是尽量使染毒的条件与生产现场条件相近似，染毒的剂量、浓度或活度要准确，实验条件要稳定，并尽可能免除人为因素的影响。

（三）观察指标的选择

1.实验研究指标的选择

研究放射性核素在机体内的生物动力学过程的指标，需要测定放射性核素在整体或不同器官、组织内的蓄积量以及随尿液、粪便、呼出气体及分泌物的排除量。因此，必须对整体和组织样品以及通过代谢笼装备收集的尿液和粪便样品中的放射性核素进行定量测定。

2.人体观察指标的选择

对由于放射性事故导致的放射性核素中毒病例，进行临床和随访观察。通过对中毒事故病例的分析,对放射性核素临床治疗病例中出现反应的各种效应指标进行动态观察,对接触人群的辐射流行病学调查,可以提供给定放射性核素作用的性质、损伤效应的特点、致癌效应的发生率以及剂量-效应关系等方面的人群资料。

三、毒理学实验设计的统计学原则

毒理学实验中遵循随机、重复、对照和均衡的原则,各个观察值都具有代表性。毒理学实验的设计具体涉及剂量水平数目及间隔,每个剂量点的实验单位数,每个实验单位接种及计数的细胞数,对照组的设置等诸多方面。

四、放射毒理学实验要求及注意事项

实验实习在教学中是一个很重要的方面。通过实验可使学生加深对基本理论内容的理解,掌握放射毒理学实验必要的基本操作技能,培养良好的科学作风,为将来的工作、解决实际问题打下基础。

(一)实验要求

(1)掌握放射毒理学实验的基本技术、方法及特点。

(2)通过具体实验,加深理解和掌握课堂所讲授的理论内容。

(3)培养独立工作能力和科学思维方法及严谨的科学作风。

(4)实验中必须严肃认真对待每一个操作。自觉遵守实验室纪律,仔细观察实验现象,并做好记录。

(5)认真完成实验报告,记录数据客观、真实和准确,语言简明规范、字迹清楚。

(6)对实验所得的数据和运算所得数据不得随意修改,要正确取舍有效数字。

(二)注意事项

(1)做好实验前的准备工作,了解每次实验的目的、原理及基本操作方法。

(2)加强卫生防护,严密防止污染。放射毒理学实验中所使用的核素都是开放性的,除一般实验室注意事项外,必须严格遵守使用放射性核素的规则及有关制度,尤其是要注意放射卫生防护,严防核素对操作人员及工作环境的污染。参加实验的人员必须切实注意以下有关注意事项。

①实验人员必要时应正确穿着专用的工作服、工作帽、口罩、胶鞋及手术手套。必要时,还应戴防护围裙。手部有外伤者,禁止参加实验操作。

②全部操作均需在铺有滤纸的搪瓷盘内进行。在开瓶分装、工作液配制和标准源制备过程中,都要在有屏蔽的条件下进行。凡是能使放射性物质以粉尘、气体或蒸汽状态进入空间的操作(如稀释、制备和烘干样品),都必须在通风橱内进行。

③测量样品时切忌污染仪器。不要用戴手套的手直接接触仪器。实验中,如果

仪器、皮肤和工作服遭到污染,应立即报告,并按要求进行相应的处理。

④动物残体、废液和废物应放在指定位置,不得随意乱放或处理。对动物的排泄物及脱落的毛,要及时清理。对被污染的各种器材,应按有关规定及方法进行除污。

⑤实验完毕,应将所用器材清洗干净,放回原处。

⑥实验结束后,应仔细洗刷双手,检查污染直到低于容许标准时为止。所用工作服、鞋、帽和手套等应放回指定位置,不得带出实验室。

第二节　放射性核素工作溶液的配制

一、实验目的

通过本实验在了解放射性示踪实验操作规则和基本防护知识的基础上,进一步熟悉放射性核素溶液配制的原理、方法和操作技术,掌握放射性核素活度的校正计算、工作溶液的配制及开瓶分装等实验方法。

二、基本原理

实验中使用的放射性核素,具有自发衰变的特性,其总活度及比活度都随时发生变化,原液的放射性活度随时间而呈指数规律减弱。为保证实验中使用剂量和剂量测定的准确性,实验中使用的放射性核素,应用时必须进行校正,并根据实验目的,配制所需要的工作溶液。

通常情况下,对核素的放射性活度只做相对测量,要考虑计数仪器的计数效率、测量的几何条件及标本厚度等因素。为减少实验材料的浪费,放射性核素的示踪实验,以每克动物体重5 000脉冲/min为宜,计数管效率一般为10%。

三、实验材料

(一)器　材

实验器材包括瓶签、大小搪瓷盘、60 mL广口瓶、可调微量移液器和手术手套。

(二)动物与试剂

实验动物为雄性小鼠,体重20±2 g;实验试剂为^{238}U、^{59}Fe、^{89}Sr、^{134}Cs、^{45}Ca、^{131}I和^{32}P放射性同位素,蒸馏水。

四、操作步骤

(一)说明书的正确使用

(1)仔细阅读放射性核素包装说明书。

(2)参考说明书,明确核素种类、半衰期、物理状态、溶液种类、出厂及测量日期、容积、比活度和总活度等。

(二)放射性核素活度的校正

按衰变公式计算放射性核素活度:$A = A_0 e^{-\lambda t}$(式中,A_0 为出厂时的总活度,λ 为衰变常数,A 为经过 t 时间后的总放射性活度),故 $A = A_0 e^{-\lambda t} = A_0 e^{-[0.693t/T(1/2)]}$;已知 A_0,经 t 时间后求 A,可先算出 $t/T_{(1/2)}$ 所用时间,单位必须一致。

例:2024 年 3 月 2 日出厂的 ^{32}P 溶液,总放射性为 3.7×10^8 Bq(10 mL),在同年 3 月 20 日应用其总放射性为多少?

解:已知,^{32}P 的 $T_{(1/2)} = 14.3$ d,$t = 18$ d;所以,$t/T_{(1/2)} = 18/14.3 = 1.26$。

查 $e^{-\lambda t}$ 值为 0.417 5,所以 $A = A_0 e^{-\lambda t} = 3.7 \times 10^8 \times 0.417\ 5 = 1.545 \times 10^8$ Bq。

(三)工作溶液的配制

1.配制工作溶液的必要性

工作溶液是实验中直接用于动物注射的放射性溶液,原液总放射性活度一般为千贝克级以上,所以需要将兆贝克级的放射性原液稀释成所需的工作溶液。

2.工作溶液的配制

做示踪实验时,通常按每克动物体重 5 000 脉冲/min 设计,根据动物体重,计数管效率以及 1 μCi = 3.7×10^4 Bq = 2.22×10^6 脉冲/min,计算出每只动物的总活度。

例:小鼠体重 20 g,计算效率为 10%;则应注入总的放射性活度 = 5 000 × 20/($10\% \times 2.22 \times 10^6$) = 0.45 μCi(1.665×10^4 Bq)。

根据实验设计要求将核素原液稀释成工作溶液,可根据 $I_0 V_0 = I \cdot V$ 式中 I 为工作溶液比活度,V 为工作溶液总容积,I_0 为原液活化度,V_0 为要求的所用原液的容积。

$$\because I_0 V_0 = I \cdot V$$
$$\therefore V_0 = IV/I_0$$

将所取 V_0 稀释至所需要的 V,即得所需的工作溶液。

例:给 40 只体重 20 g 的小鼠注入 ^{32}P 溶液,每只小鼠注入 0.5 mL,实验用 ^{32}P 溶液放射性浓度为 0.45 μCi/0.5 mL = 0.9 μCi/mL,实验用 ^{32}P 溶液容积 $V = 20$ mL,计算 2024 年 3 月 2 日出厂的 ^{32}P 溶液 $V_0 = ?$

解:已知 ^{32}P 校正后比活度为 4.175 mCi(1.545×10^8 Bq)/mL,

$$又 \because I_0 V_0 = IV$$

$$\therefore V_0 = IV/I_0$$

$$\therefore V_0 = \frac{0.9\ \mu Ci/mL \times 20\ mL}{417\ 5\ \mu Ci/mL} = 0.004\ 3\ mL = 4.3\ \mu L$$

取原液 4.3 μL 加水至 20 mL 即为工作溶液。

(四)开瓶分装

开瓶分装必须在有防护屏蔽的搪瓷盘内进行。盘中应铺上滤纸,先用钳子剪开铅封,再用末端垫有橡胶的夹具将安瓿或青霉素小瓶取出,安瓿可用特殊工具或锉刀割断上端,小心取液,严防倾洒。

五、注意事项与讨论题

(一)注意事项

(1)分装或配制工作溶液,宜用微量注射器或微量移液器,准确而熟练地操作,严防倾洒,注意做好个人防护。

(2)配制好的工作溶液用瓶签标上清晰核素名称、放射性浓度、储存条件、配制人和配制日期等信息,置于固定储存库内备用。

(二)讨论题

(1)使用放射性核素时,为什么要进行活度校正? 如何进行放射性核素活度的校正计算?

(2)放射性核素工作溶液的配制过程中应注意哪些问题?

第三节　放射毒理学动物实验的一般操作技术

一、实验目的

放射毒理学的很多科研设计,要通过动物实验来实施;动物实验质量的好坏,直接影响科研结果;放射性核素操作的防护要求严格。因此,要求放射毒理学实验工作者应熟练地掌握动物实验的一般操作技术,以保证科学研究的顺利进行。

二、实验材料

(一)设备与耗材

实验设备与耗材包括天平、手术器械、注射器、灌胃针、托盘、平皿、烧杯、硫酸纸和草纸等。

(二)动物与试剂

实验动物与试剂包括小鼠、苦味酸、品红和生理盐水。

三、操作步骤

(一)实验动物的捉拿固定、标记方法和性别鉴定

小动物的捉拿方式包括单手捉拿、双手捉拿。

实验动物的标记方法包括被毛染色标记、剪耳标记、刺号标记、挂牌标记。前两个常用于小动物标记。

实验动物的性别鉴定,成熟动物可通过生殖器鉴别。小动物的幼崽,如小鼠的仔鼠,可通过生殖器离肛门远近鉴别。

(二)实验动物的染毒技术

染毒技术包括经呼吸道、消化道、皮肤及注射染毒。对一些作用及毒理学特性尚不清楚的毒物进行鉴定时,采取多种途径染毒。

1.经呼吸道染毒

呼吸道染毒包括静式染毒、动式染毒。实验操作过程中,要注意染毒柜规格,考虑动物在染毒柜内的需氧量。

2.经消化道染毒

消化道染毒包括灌胃、喂饲两种方式。染毒前,动物要空腹。大/小鼠一般在夜间进食,应禁食一夜。染毒后禁食 $3\sim4$ h。

3.经皮肤染毒

皮肤染毒用于鉴定毒物的经皮吸收作用、局部刺激作用、致敏作用、光感作用及致癌作用等。试验前可剃毛或脱毛,观察,而后进行试验。染毒面积:豚鼠 $3\sim4$ cm^2,大鼠 $1.5\sim2$ cm^2。

4.注射染毒

注射染毒包括腹腔、肌肉、皮下和静脉等途径注射染毒。

(三)实验动物的血液采集

为了解受试物吸收、积累、排出和代谢的动力学,需要采血检测。

小鼠常用的采血方法包括尾尖采血、眼眶静脉丛采血、心脏采血、股动(静)脉采血和断头采血等。前两种为少量采血,可根据需要多次采血。

(四)实验动物的尿液收集

在毒理实验中,尿液是观察分析的重要生物材料之一。大鼠和小鼠常用尿液收集的方法是粪尿分离器,还有按摩逼尿法、导尿法等。尿液收集器要保证尿粪分开,

防止粪污染;标本最好在新鲜时进行检验。

(七)实验动物的处死方法

常用的处死方法有:暴力处死,如对大、小白鼠使用的颈椎脱臼法;空气栓塞处死;断头处死法;麻醉处死法等。总体要求:快速、简便,动物无痛苦,动物机体不发生与实验无关的病理变化。

(八)实验动物的解剖检查

对所有实验动物,包括在实验过程中发生死亡的及实验终止处死的动物,都应进行解剖检查并进行器官的大体观察,做好记录。

组织标本的选取及处理时,需要注意事项:样品编号的唯一性;切取时避免挤压;包括脏器的重要结构部分;组织块不宜过大,选用适宜的固定液(≥10倍组织块)。

四、结果处理与讨论题

(一)注意事项

(1)遵守放射性核素实验室安全操作及防护要求。

(2)遵循实验动物伦理要求。

(3)操作完毕,将所用器械处理干净。

(4)实验结束后,物品放回原处。

(5)垃圾按照要求,分类放置。

(二)讨论题

(1)为什么常用大鼠、小鼠来做医学实验?

(2)什么是脏体比? 计算主要脏器的脏体比。

第四节　^{89}Sr 在小鼠体内的分布

一、实验目的

通过本实验了解放射性核素在机体内分布特点,初步体会生物样品制备中湿灰化法的操作,熟悉分布实验的基本方法及毒理学实验的数据处理。

二、基本原理

^{89}Sr 为碱土族核素,化学性质类似钙,通过任何途径均易吸收入体内,在体内参与钙的代谢过程,是一种典型的亲骨性分布的放射性核素。^{147}Pm 是稀土族核素,其氧化

物不溶于水,与水易形成氢氧化物,在动物体内易水解为氢氧化物胶体颗粒,被巨噬细胞吞噬,早期分布于网状内皮系统的器官组织内,晚期则出现再分布现象。^{134}Cs 是碱金属,化学性质与 K 相似,经任何途径均可迅速吸收入体内,一般为均匀型分布;由于肌肉占体重的百分比高,所以,按全组织计算,蓄积于肌肉中的最多。

三、实验材料

(一)器 材

实验器材包括定标器及探头、天平、万能辐射仪、红外灯、手术剪刀、眼科剪刀、眼科镊子、1 mL 注射器、移液器、消化管、测量盘、搪瓷盘、酒精灯、三脚架、红外灯、平皿、硫酸纸、草纸、粗滤纸、脱脂棉和动物缸等。

(二)动物与试剂

实验动物为雄性小鼠,体重 20±2 g;实验试剂包括^{89}Sr 溶液、^{147}Pm 溶液、^{134}Cs 溶液、浓硝酸和丙酮。

四、操作步骤

(一)实验前处理

1.给 药

小鼠分为三组,每组 10 只,分别腹腔注入^{89}Sr、^{147}Pm 和^{134}Cs 溶液,10 μCi(3.7×10^5 Bq)/只。

2.取 材

小鼠分别注入 3 种核素 1～3 h 后,用颈椎脱臼法处死动物,分别剥取两侧股骨,1 小块肌肉和肝脏(均约 200 mg 左右),称重,放入消化管内。

(二)消化处理

各管加入浓硝酸 2～3 mL,置沸水浴 20～30 min,使固体样品变为均匀溶液。如果样品含脂肪较多,可加几滴丙酮溶液。

(三)放射性测量

待消化液冷却后,用蒸馏水稀释到整数倍,吸取 0.5 mL 置于测本底的测量盘内(每种样品至少做 3 个平行样,取平均值),把测量盘放在红外灯下烤干,然后进行测量。测定完毕后,测量标准源计数率。

五、结果处理与讨论题

(一)计 算

(1)所取样品的放射性$(\mu Ci, 3.7 \times 10^4 \ Bq) = \dfrac{测量样品\ cpm \times 稀释倍数}{1\ \mu Ci\ 的\ cpm(标准源的\ cpm \times 稀释倍数)}$

(2)每克组织的放射性$(\mu Ci, 3.7 \times 10^4\ Bq) = \dfrac{\text{所取样品的放射性}(\mu Ci) \times 1000}{\text{所取样品的重量}(mg)}$

(3)每克组织放射性占注入量的百分比$(\%) = \dfrac{\text{每克组织放射性}(\mu Ci)}{\text{注入的总放射性}(\mu Ci)} \times 100\%$

(二)注意事项

(1)实验中为防止样品间交叉污染,取样顺序应根据核素分布的特性,首先取含有核素较少的组织,最后取含量高的组织。如^{89}Sr 肌肉→肝脏→骨骼(吸取灰化液时也按此顺序,每吸取一个样品前用蒸馏水冲洗吸管);^{147}Pm 肌肉→骨骼→肝脏;^{134}Cs 骨骼→肝脏→肌肉。

(2)取股骨时要小心剥离,除去全部软组织,防止遗漏股骨头及下端部分。

(3)取肌肉和肝脏时应尽量取同一部位。

(三)讨论题

(1)不同的放射性核素在机体内分布有何不同?如何检测?

(2)进行放射性核素体内分布实验,取材时应注意哪几个主要问题?

第五节　碘化钾对^{125}I在大鼠甲状腺内蓄积的影响

一、实验目的

通过本实验了解碘化钾减少^{125}I在甲状腺蓄积的作用,进一步体会^{125}I在机体内的代谢特点并掌握放射性样品直接测量的简便方法。

二、基本原理

甲状腺对碘具有高度亲和性,同时又有饱和性。当稳定性碘和放射性碘同时进入体内时,二者存在相互竞争作用。因此,稳定性碘可减少放射性碘在甲状腺内的蓄积。

三、实验材料

(一)器　材

实验器材包括定标器及γ探头、万能辐射仪、注射器、灌胃针头、搪瓷盘、脱脂棉、滤纸和解剖器材等。

(二)动物和试剂

实验用雄性大鼠,体重180 ± 20 g;实验试剂包括^{125}I溶液和碘化钾。

四、操作步骤

1.给 药

将雄性大鼠分为两组,每组 5 只。以灌胃法每只给[125]I 量为 1 μCi(3.7×10^4 Bq)的溶液,其中一组同时给碘化钾 20 mg。

2.取 材

给药后 24 h,以颈椎脱臼法处死动物,取甲状腺。

3.测 量

将取下的两侧完整的甲状腺腺体置于测量盘中,用 γ 计数管进行直接测量,并测量标准源。

五、结果处理与讨论题

(一)实验结果

实验结果按下式进行计算。

(1)样品的总放射性 μCi(3.7×10^4 Bq)$= \dfrac{\text{测量样品的 cpm}}{1\ \mu\text{Ci 的 cpm(标准源的 cpm} \times \text{稀释倍数)}}$

(2)样品的放射性占注入总放射性的百分比(％)$= \dfrac{\text{样品的总放射性}(\mu\text{Ci})}{\text{注入的总放射性}(\mu\text{Ci})}$

$\times 100\%$

(二)注意事项

(1)给动物灌注[125]I 时要防止对工作台面的污染。

(2)取甲状腺组织时要防止腺体组织的遗失。

(3)灌胃的同时制作标准源。

(三)讨论题

(1)[125]I 在机体内的代谢特点主要有哪几点?

(2)给实验动物放射性核素时,为什么要同时制作标准源?

第六节 DTPA、811 络合剂对放射性核素的促排作用

一、实验目的

通过本实验了解氨羧型络合剂(DTPA 或 811)对稀土族放射性核素[147]Pm 的促排

效果,熟悉生物样品制备过程中的干灰化法。

二、基本原理

DTPA(促排灵)和811(喹胺酸)二者均为有机化合物,进入体内后,在生理 pH 条件下能与稀土族放射性核素离子络合,形成稳定性络合物,减少了放射性核素的吸收,从而加速放射性核素的排出。

三、实验材料

(一)器 材

实验器材包括红外灯、定标器及探头、天平、马福炉、代谢笼、搪瓷盘、移液管、电热板、坩埚、玻璃平皿、测量盘和 1 mL 注射器等。

(二)动物与试剂

实验用雄性大鼠,体重 180±20 g;实验试剂包括 ^{147}Pm 溶液、DTPA/811 和乙醚。

四、操作步骤

(一)实验前处理

1.给 药

将雄性大鼠 15 只,分为 A、B 和 C 三组,每组 5 只。分别在大鼠右侧股四头肌注入 0.5 mL (5 μCi,1.85×10^4 Bq)^{147}Pm 溶液,然后立即在 A 组大鼠左侧股四头肌注入 1 mL(100 μmol/L)DTPA 溶液;B 组大鼠注入 1 mL(100 mg)811 溶液;C 组(对照)注入 1 mL 生理盐水。

2.取 样

大鼠注射后,分别置于代谢笼内,收集 24 h 尿和粪便。

(二)测 定

1.粪样测定

(1)碳化:将收集到的全部粪便置于蒸发皿中,在可调电炉或电热板上进行碳化。

(2)灰化:样品碳化后,放马福炉中,灰化 2～4 h。

(3)称重:马福炉炉温降至 80℃左右时,取出坩埚置于干燥器中冷却。用天平先称灰样的总重量,从中称取 20 mg,置于预先测好本底的玻璃测量盘中,加入 0.5 mL 乙醚混匀,待乙醚挥发干后测量放射性强度。

2.尿样测定

将收集到的尿样,称量总体积后,用 1 mL 滴管吸取 0.5 mL,置于预先测好本底的测量盘中,在红外灯下烤干,用定标器测量其放射性强度,同时测量标准源。

五、结果处理与讨论题

(一)数据处理

(1)24 h粪便中放射性$(\mu Ci, 3.7 \times 10^4 \text{ Bq}) = \dfrac{\text{测定样品的 cpm} \times \dfrac{\text{粪样灰重量(mg)}}{\text{测定样品重量(mg)}}}{1\mu Ci \text{ 的 cmp(标准源 cpm} \times \text{稀释倍数)}}$

(2)24 h粪便中放射性与注入放射性的百分比$(\%) = \dfrac{24 \text{ h粪便中的放射性}(\mu Ci)}{\text{注入的总放射性}(\mu Ci)}$
$\times 100\%$

(3)24 h尿中的放射性$(\mu Ci, 3.7 \times 10^4 \text{ Bq}) = \dfrac{\text{测量尿样品的 cpm} \times \dfrac{24 \text{ h尿量(mL)}}{0.5 \text{ mL}}}{1 \ \mu Ci \text{ 的 cpm(标准源 cpm} \times \text{稀释倍数)}}$

(4)24 h尿中放射性与注入放射性的百分比$(\%) = \dfrac{24 \text{ h尿中放射性}(\mu Ci)}{\text{注入的放射性}(\mu Ci)}$
$\times 100\%$

(二)注意事项

(1)在碳化过程中不得使样品燃烧,要调节适当的温度缓慢碳化。

(2)在动物注射放射性核素的同时制作标准源。

(三)讨论题

(1)DTPA(促排灵)和811(喹胺酸)对放射性核素促排作用的原理是什么?

(2)促排实验的计算应注意哪些问题?

第七节 ^{59}Fe在人或大鼠血清中存在形式和特点

一、实验目的

通过本实验熟悉醋酸纤膜电泳的分离方法,了解放射性核素铁与体内血清蛋白质结合的形式和特点。

二、基本原理

^{59}Fe溶液在HCO_3^-离子存在的条件下,能与血清蛋白质结合,特别是与运铁蛋白和β球蛋白结合,且稳定,形成铁-β球蛋白-HCO_3^-复合物。本实验利用醋酸纤维膜电泳法分离血清蛋白,经染色、漂洗和测量,定量确定^{59}Fe与血清蛋白质结合量。可

通过放射性自显影方法,使 X 射线胶片感光,从而确定 ^{59}Fe 与血清蛋白质结合位置,并粗略估计结合量。

三、实验材料

(一)器 材

实验器材包括电泳仪、醋酸纤维膜、试管架、点样器、平皿、剪刀和染色缸等。

(二)试 剂

(1)巴比妥缓冲液(pH=8.6):巴比妥钠 15.45 g 和巴比妥 2.76 g,加蒸馏水至 1 000 mL,备用。

(2)染色液:氨基黑 10B 1.5 g 和冰醋酸 10 mL 完全溶解后,过滤封闭,保存备用。

(3)浸洗液:甲醇 50 mL、蒸馏水和 50 mL 混匀后,分别装入 3 个瓶内备用。

(4)$^{59}FeCl_3$ 溶液。

四、操作步骤

(一)点样及电泳

(1)取健康人或大鼠新鲜血清(防止溶血)1 mL,加入 $^{59}FeCl_3$ 溶液(0.1 μCi,3.7×10⁶ Bq),混合后放入 37℃恒温箱中 15～20 min,使其充分结合。

(2)取长条滤纸 4 层,附于活动电泳杯上,并浸入巴比妥缓冲液中,同时将醋酸纤维膜(2 cm×8 cm)3 条浸入巴比妥缓冲液中,待完全浸透后(约需 15～30 min)用镊子取出,使其光面向下,粗面向上,用滤纸吸去多余缓冲液。

(3)在醋酸纤维膜一端 1.5 cm 处,用铅笔画一横线,再用点样器蘸取血清 20 μL 沿划线处点于纤维膜上,经 1 min,接通电源,电压调至 100 V 左右,电流调至 4 mA,通电 1 h 后关闭电源。

(二)样品处理

1.染 色

用镊子从电泳槽中取出纤维膜,直接浸入染色液中染色 10 min。

2.浸 洗

从染色液中取出薄膜,放入 1 号浸洗液 5 min,再放入 2 号浸洗液 5 min,3 号浸洗液 5 min,可获清晰色带。最后,用轻水漂洗 1 次,晾干。

3.测 量

把纤维膜横向按条带剪开,分别放入算好的 6 支测量管中,其中 1 支管装入同宽无带的 1 条做空白对照,把分别测得的计数结果进行记录(表 6-1)。

表 6-1　Fe 与血清中不同组分中的结合量

血清蛋白组分	球蛋白				白蛋白	对照	本底
	γ	β	α_2	α_3	A_1	空白	

4.定　影

取浸洗过的已干的另外两条纤维膜,在暗室内分别将其正面附贴于 X 射线胶片上。然后,用载玻片压平,用黑纸包好后曝光数日,再在暗室内用显影液进行显影 3 min。取出水洗后,放入定影液中定影 5 min。最后,用流水冲洗 20～30 min,在室温下晾干,在暗室内用剪好的印相纸,覆盖于 X 射线片上,并在晒像箱上使之曝光;然后,用显影液显影,定影液定影。

五、结果处理与讨论题

(一)实验结果
将测量结果填入表 6-1。

(二)讨论题
(1)放射性核素铁与体内血清蛋白质结合的形式和特点。
(2)醋酸纤膜电泳的分离方法在放射性核素监测中的应用。

第八节　大鼠^{238}U 中毒时血液尿素氮(BUN)的测定

一、实验目的

通过本实验了解铀化合物对肾脏的损伤作用,学习和掌握大鼠血液尿素氮的测定方法。

二、基本原理

血清(浆)中的尿素,在尿素氮试剂中与二乙酰单肟共加热后,可生成红色化合物,通过与尿素标准比色测出血清中尿素氮的含量。

三、实验材料

(一)器　材
实验器材包括三用恒温水浴箱、分光光度计和微量加样器等。

(二)试剂和动物

(1)实验试剂包括^{238}U溶液和2.0％二乙酰单肟溶液。

(2)尿素氮试剂,取H_2SO_4 44 mL和85 ％ H_3PO_4 66 mL溶于100 mL蒸馏水中,冷至室温,加入硫氨脲500 mg,溶解后再加入硫酸镉2.0 g($CrSO_4 \cdot 6H_2O$),再加蒸馏水至1 L。

(3)尿素氮标准溶液(0.5 mg/mL),精确称取尿素(AR)107 mg,加蒸馏水溶解后,滴加几滴防腐剂氯仿;然后,用蒸馏水稀释至100 mL,置棕色试剂瓶中,放于冰箱内保存。

(4)实验用雄性大鼠,体重180±20 g。

四、操作步骤

(一)标准曲线的制备

1.制表、编号

取干燥清洁的试管6支,编成1～6号,按表6-2加样顺序操作。

表6-2 测定大鼠^{238}U中毒时血液尿素氮(BUN)标准曲线的加样顺序

	1	2	3	4	5	6
尿素氮标准液(0.5 mg/mL)	0	1.0	2.0	3.0	4.0	5.0
蒸馏水/mL	5.0	4.0	3.0	2.0	1.0	0
相当于尿素氮含量/mg％	0	10	20	30	40	50
另取6支试管分别从上列各管中吸取标准液/mL	0.02	0.02	0.02	0.02	0.02	0.02
尿素氮试剂/mL	5.0	5.0	5.0	5.0	5.0	5.0
二乙酰单肟溶液/mL	5.0	5.0	5.0	5.0	5.0	5.0

2.测定光密度和绘制标准曲线

在试管中加样后混匀,置沸水浴中加热15 min;然后,立即取出用自来水冷却5 min。以第1管(空白管)调节零点,于波长540 nm处,用1 cm的比色杯比色,读取各管光密度。以光密度值为纵坐标,相应的尿素氮含量为横坐标,绘制标准曲线。

(二)样品测定

1.制表、编号

取清洁干燥的试管2支,标明对照管和样品管,按表6-3加样顺序操作。

表6-3 测定大鼠^{238}U中毒时血液尿素氮(BUN)的加样顺序

	对照管	样品管
尿素氮试剂/mL	5.0	5.0
蒸馏水/mL	0.02	
血清或血浆/mL		0.02
二乙酰单肟溶液/mL	0.5	0.5

2.测　定

加样后混匀,置沸水浴中加热 15 min,然后立即用自来水冷却 5 min,以对照管作为参比,按测定标准样品时的条件,进行比色测定。

(三)注意事项

(1)本法为超微量法,所以吸取液体的量应准确。

(2)尿素氮标准液最好现用现配。

五、结果处理与讨论题

(一)实验结果

由测定样品管的光密度值,查标准曲线相应的值,即可求得血清(血浆)中尿素氮的含量(mg%)。

(二)讨论题

(1)如何监测铀化合物对肾脏的损伤作用?

(2)实验中尿素氮的标准液为何最好现用现配?

第九节　^{134}Cs 致小鼠骨髓细胞微核的观察

一、实验目的

微核实验是毒理学致突变的常规实验之一,微核是遗传损害的生物标志物。广泛应用于食品、药品、化妆品、环境污染物等安全性评价,具有方便、快速等特点。掌握内照射骨髓细胞微核的检测方法和基本操作;观察微核的形态并掌握识别标准。

二、基本原理

微核是由染色单体或染色体断裂后形成的无着丝粒断片,或因纺锤体受损而丢失的整个染色体在细胞分裂的后期仍留在子细胞质内,单独形成 1 个或几个规则的次核。由于比主核小,故称微核。

微核可出现于多种细胞,放射性核素在体内发出射线,可导致骨髓细胞发生畸变,形成 1 个或多个圆形或类圆形结构,能在细胞质中存在一定时间,可进行形态观察。

三、实验材料

(一)器 材

实验器材包括超声清洗仪、显微镜、天平、载玻片、固定缸、晾片架、滤纸、注射器、平皿、硫酸纸、烧杯、记号笔、移液管、托盘、草纸和解剖器材等。

(二)动物与试剂

实验用小鼠;实验试剂包括环磷酰胺、小牛血清(10 mL)、甲醇(200 mL)、Giemsa 染液、磷酸盐缓冲液(1/15 mol/L,pH 6.8)、$^{134}Cs_2CO_3$ 溶液。

四、实验步骤

(一)给 药

用 $^{134}Cs[2\ \mu Ci(7.4 \times 10^4\ Bq)/g]$ 腹腔注射小鼠,对照组腹腔注射 1 mL 生理盐水。阳性对照组用环磷酰胺(50~100 mg/kg),腹腔注射,1 次给药。

(二)涂片、固定、染色和封片

1.涂 片

^{134}Cs 注射腹部 48 h 后,将小鼠处死。预先染毒 24 h,采用颈椎脱臼法处死,将腹中线被毛浸湿。剖开胸腹部,取下胸骨,剔去肌肉。将胸骨骨髓挤于有 1 滴小牛血清的洁净载玻片上,涂片,置室温空气中干燥,或用电吹风微热干燥。

取股骨,剔去肌肉,剪去两端的骨骺,用带针头的 2 mL 注射器吸取生理盐水,插入骨髓腔内,将骨髓冲入离心管,然后用吸管吹打骨髓团块使其均匀,以 1 000 r/min 离心 10 min,弃去多余的上清液,留下约 0.5 mL 与沉淀物混匀后,用滴管吸取并滴 1 滴在清洁的载玻片上,推片,干燥。

或取股骨,剔去肌肉,剪去两端的骨骺,用带针头的 1 mL 注射器吸取小牛血清(注意针头不要出股骨外)将骨髓冲至干净玻片上(注意一定不能太多,1 滴就可以),推片,干燥。

2.固 定

把骨髓涂片放入甲醇溶液中,固定 15 min,取出晾干。

3.染 色

用吉姆萨染液(吉姆萨贮存液 1 份,pH 6.8 的磷酸缓冲液 9 份混合而成)染色 10~15 min 后,冲去染液,置于片架上晾干。

4.封 片

将染色干燥后的片子,放入二甲苯中透明 6 min,取出趁湿滴上适量中性树脂胶,盖上薄片,去除气泡,晾干后计数。

(三)观　察

在光学显微镜下找到细胞,观察制片情况,高倍镜下观察嗜多染红细胞,并计数微核。

五、结果处理与讨论题

(一)实验结果

显微镜下观察,可见染成灰色的嗜多染红细胞,计数嗜多染红细胞中出现微核的量,结果以‰表示。每只动物至少观察 2 000 个细胞。

(二)注意事项

(1)注意防护,戴好口罩、帽子,穿外被、鞋套。

(2)爱护动物。

(3)操作时推制良好的骨髓涂片及良好的染色,是本实验的关键步骤。

(4)注意核素污染。

(5)实验完毕,将所用物品洗净、归位,垃圾分类放置。

(三)讨论题

(1)微核形成的机制是什么?其检测终点是什么?

(2)环磷酰胺配制:准备给予 10 小鼠腹腔注射环磷酰胺作为阳性对照组。已知小鼠腹腔注射给药量为 0.1 mL/20 g,环磷酰胺诱导小鼠骨髓微核的量为 50～100 mg/kg,需要多少环磷酰胺,多少生理盐水?写出配制步骤。

(3)利用网络资源检索最新国标中微核试验的检测方法有哪些?

第十节　氚水致小鼠肝细胞凋亡的观察

一、实验目的

掌握内照射肝脏细胞凋亡的 AO/EB 检测方法和基本操作;观察 AO/EB 染色细胞凋亡的形态,掌握其判断标准;学习细胞计数方法。

二、基本原理

吖啶橙(AO)能透过胞膜完整的细胞,嵌入细胞核 DNA,使其发出明亮的绿色荧光。溴乙锭(EB)仅能透过胞膜受损的细胞,嵌入核 DNA,发出橘红色荧光。

细胞经 AO/EB 双重染色,凋亡的细胞呈现为染色增强,荧光更为明亮,均匀一致的圆状或固缩状、团块状结构。

三、实验材料

(一)器 材

实验器材包括手术器械、托盘、草纸、生理盐水、烧杯、1 mL 注射器、滴管、滤膜、平皿、EP 管、离心管、离心机、细胞计数板、光学显微镜、荧光显微镜、载玻片和盖玻片（10 mm×10 mm）。

(二)动物与试剂

实验用小鼠；实验试剂包括 AO 储备液（100 μg/mL，避光保存）、EB 储备液（100 μg/mL，避光保存）和 PBS(pH 7.2)

四、操作步骤

(一)给 药

小鼠称重，腹腔注射氚水 2 μCi($7.4×10^4$ Bq)，对照腹腔注射等量的生理盐水。

(二)细胞制备

颈椎脱臼法处死小鼠，置于托盘内，润湿被毛，剪开皮肤，打开腹腔，取肝脏，去除胆囊，称重。将肝脏置于平皿中，剪碎，加 PBS，过滤膜收集细胞于离心管中。

(三)细胞计数

细胞经 1 000 r/min、5 min 离心，弃上清，沉淀细胞以 1～2 mL PBS 悬起，取少量细胞进行细胞计数。调细胞浓度至 $1×10^5$ 个左右。

(四)染 色

取细胞悬液 100 μL，加入 AO/EB(1∶1)染料混合液 4 μL，充分混匀。

(五)观 察

吸 1 滴细胞混悬液于干净载玻片上，盖上盖玻片，观察。荧光显微镜下观察结果并计数 200 个细胞，也可通过电脑软件拍照后进行结果分析统计。

五、结果处理与讨论题

(一)实验结果

凋亡的细胞染色增强，荧光更为明亮，呈现均匀一致的圆状或固缩状、团块状结构。非凋亡细胞核呈现荧光深浅不一的结构样特征。二者形态迥然不同，易于判别。在荧光显微镜下观察，可见四种细胞形态：活细胞（VN），核染色质着绿色并呈正常结构；早期凋亡细胞（VA），核染色质着绿色呈固缩状或圆珠状；非凋亡的死亡细胞（NVN），核染色质着橘红色并呈正常结构；晚期凋亡细胞（NVA），核染色质为橘红色并呈固缩状或圆珠状。

$$凋亡率＝(VA＋NVA)/(VN＋VA＋NVA＋NVN)×100\%。$$

(二)注意事项

(1)爱护动物,注意清洁卫生。

(2)荧光易淬灭,染色后,要尽快观察。

(3)EB为突变剂,使用时注意安全。所用滴管及试管、Ep管单独使用,用后单独放置。

(4)所有物品用后洗净、归位。垃圾分置,避免核素污染。

(三)讨论题

(1)AO/EB检测细胞凋亡的原理是什么?

(2)请利用网络资源查询并总结还有哪些方法可以检测细胞凋亡?

(刘晓梅,石 磊)

参考文献

[1] 朱寿彭,李章,周湘艳.放射毒理学[M].第3版.苏州:苏州大学出版社,2004.

[2] 杨占山.放射毒理学[M].第4版.北京:中国原子能出版社.2016.

[3] 龚守良.医学放射生物学[M].第4版.北京:中国原子能出版社,2015.

[4] 王潇.实验动物学实验指导[M].第1版.北京:北京科学技术出版社,2020.

[5] 孙志伟.毒理学基础[M].第7版.北京:人民卫生出版社,2017.

[6] 张桥.卫生毒理学基础[M].第3版.北京:人民卫生出版社,2000.

[7] 孙志伟.毒理学实验方法与技术[M].第4版.北京:人民卫生出版社,2018.

[8] 龚守良.放射医学实验教程[M].第1版.北京:原子能出版社,2009.

[9] 国家药品监督管理局.国家食品药品监督管理总局关于发布药物安全药理学研究技术指导原则等8项技术指导原则的通告[EB/OL].

[10] 体内哺乳动物骨髓嗜多染红细胞微核试验.GB/T 15670.15—2017.

第七章　放射损伤临床学

第一节　放射损伤临床学实验基础

放射损伤临床学(radiation injury and clinic)是研究电离辐射引起机体损伤和疾病的临床特点、诊断及治疗的一门科学,是放射医学专业课程不可缺少的组成部分。由于科学技术的不断发展,核辐射技术有了长足的进步,已广泛应用于国民经济各个部门,如核能发电、物理探矿、医用诊断和治疗、辐射加工和灭菌、辐射育种及考古研究等,促进了人类物质文明的发展。人类在实践中逐渐发现,核辐射技术既可造福于人类,在失去控制或管理处置不当时也可危害人类,因此,有关电离辐射对人体危害的研究日益受到重视。尽管随着放射卫生防护工作的逐步加强和改善,其危害正逐渐有所控制,但辐射事故仍时有发生,以致造成一定数量的事故受照人员的伤亡。特别是在核武器袭击和大规模核事故情况下,其后果更为严重,伤亡人数更多,伤情也更为复杂。1945年8月发生在日本广岛和长崎的原子弹爆炸和1986年发生在苏联切尔诺贝利核电站事故是迄今为止造成人员辐射伤亡最为严重的事故。至于放射工作人员,受到的职业照射多为慢性低剂量照射,当受照剂量达到或超过一定水平时,则可能引起局部或全身慢性放射损伤。总之,电离辐射所引起的不同类型、不同程度损伤和疾病统称为放射性疾病(radiation disease)。

放射性疾病大部分属于确定性效应(deterministic effect),如各种类型的放射病、眼晶状体混浊、皮肤损伤及造血功能减退等,其损伤的严重程度随剂量而变化,存在剂量阈值(dose threshold),即低于阈剂量时一般不会造成损害。另一部分则为随机性效应(stochastic effect),其发生概率(不是严重程度)随受照剂量的增加而增高,严重程度则与剂量无关,不存在阈值。这种效应主要是受照后远期可能发生的致癌效应,即所谓的放射性肿瘤。

为了在有效运用核和放射性技术以造福人类的同时,保障放射工作人员的健康,以及对放射性疾病能及时作出正确的诊断,并采取恰当的救治措施,国家制定了相应的放射性疾病诊断标准(diagnostic criteria)。对确定性效应来说,其剂量-效应关系从群体看,总的趋势是随着受照剂量的增加,出现辐射损伤的概率增高,病情严重程度加重。但由于个体间存在辐射敏感性的差异,并非剂量达到相关疾病的剂量阈值都会发病,也并非受照条件相同的个体会出现同等程度的效应。诊断标准是面对一个个具体患者的诊断,而不是群体的诊断。因此,诊断过程中要在严格掌握诊断标准的前提下,对具体情况做具体分析,以免误诊(misdiagnosis)或漏诊(missed diagnosis)。

对于放射性肿瘤,由于缺乏特异的临床和病理特征,又属于无剂量阈值的随机性效应,所以对其诊断又不同于其他放射性疾病。确切地说,不是对疾病本身的诊断,而是对其辐射病因的判断。并且,在判断中尚无法肯定受照后若干年确诊为恶性肿瘤的个体所患肿瘤与既往受照之间有无因果关系,只能通过有关参数,如患者性别、受照时年龄、发病的潜伏期和受照剂量等,按一定的计算方法计算出患者所患肿瘤与所受照射的病因概率。

第二节　核辐射事故案例

一、案例观看目的

(1)通过观看核辐射事故录像和急性放射病录像,使学生对核辐射事故和急性放射病有了一个感性认识,并加深对理论课所讲内容的理解。

(2)了解核辐射事故的基本特点及其危害,认识辐射防护的重要性。

(3)掌握急性放射病的临床特点、诊断要点及处理原则。

二、观看录像

(一)观看切尔诺贝利核电站事故录像

本片记录了切尔诺贝利核电站事故(Chernobyl Accident)的经过、事故原因、抢险过程、事故造成的后果以及给人们的警示。

(二)观看急性放射病录像

本片讲述了4例急性放射病病人的发病过程、临床表现、治疗经过以及10年后的随访观察。

第三节 急性放射病病例

一、病例讨论目的和要求

（1）通过病例讨论，加深对急性放射病（acute radiation disease）的临床特点、诊断要点及处理原则的理解，提高独立分析问题和解决问题的能力。

（2）根据本病例特点，结合理论课知识，作出正确的诊断（包括分型、分度诊断），并提出诊断依据和处理原则。

（3）在分析病例时，熟悉国家诊断标准，正确运用标准，贯彻国家标准。

二、病例介绍

（一）病例一

患者"国"，男，33岁，已婚，技术员。1992年11月13日上午10:50，误入正处于工作状态的 ^{60}Co γ 源操作室，提取已经照射过的灭菌医疗输液器。^{60}Co γ 源总强度为 5.5×10^{14} Bq（1990年值）；"国"在短时间内受到一次比较均匀的全身外照射，受照191 s。受照后30 min出现恶心，频繁呕吐，头痛，脸面潮红似酒醉样，不思饮食等早期放射反应。照后第15天出现脱发，第24天双下肢小腿出现针尖大小的出血点。经及时积极对症治疗、严格消毒隔离和精心护理等措施抢救获得成功。整个过程未发热，无明显感染征象，平稳地度过极期而进入恢复期，未见迟发性反应（late response），照后第68天出院。

血液学检查：照后当天白细胞（WBC）出现一过性升高为 15.0×10^9/L，照后2 d下降至 6.1×10^9/L，以后进行性下降，24 d降至最低值为 0.3×10^9/L，29 d开始回升为 1.0×10^9/L，47 d达到照前水平 4.2×10^9/L；血小板（PLT）在照后25 d下降至最低值为 12.0×10^9/L。

骨髓检查：照后22 d骨髓增生严重减少，几乎无骨髓细胞造血；有核细胞计数仅为 1.25×10^9/L，照后3、10、15和23 d骨髓有丝分裂指数均为0，说明有丝分裂活性抑制程度较重；照后45 d骨髓开始恢复，增生活跃，有核细胞计数达 25.9×10^9/L。

染色体畸变率：照后10 d外周血检查结果，畸变细胞率为81%，双着丝粒为96%，着丝粒环为8%，断片为46%，互换为2%。

精液检查：照后60 d精子数为 80×10^9/L，活动率为70%，精子形态28%为不正常；6个月后复查未见精子。

肝功能：谷丙转氨酶（ALT），照后45 d为93 IU，60 d恢复正常。

剂量估算:通过物理和生物剂量计估算该患者受照剂量为 3.38～3.81 Gy。

(二)病例二

患者"文",男,20 岁,未婚,吉林市某单位工人。1996 年 1 月 5 日 7:40,"文"在施工现场用左手拾到一圆形金属物(^{192}Ir 放射源),观赏 15 min 后用右手将放射源放在牛仔裤右前下裤袋中,并开始上班。约上午 10:00 开始感头晕乏力,于 10:00—10:30 趴在桌上休息,10:30 开始出现频繁的恶心呕吐,每 2～3 min 钟呕吐 1 次。11:50—12:20 乘班车(有座位)返回宿舍,将装有放射源的裤子放在床下纸箱中,"文"在床上休息,至下午 17:00 单位发现放射源丢失,在"文"床下找到取走,放射源伴随患者达 9 h 20 min。

"文"当日下午 17:00 因恶心、呕吐加重,被送入当地医院,查 WBC 13.8×10^9/L,中性粒细胞(N)0.70,淋巴细胞(L)0.30。复查后,WBC 17.9×10^9/L,N 0.96,L 0.04,给予输液和地塞米松 10 mg 及对症处理,呕吐缓解,于当晚感左手发红。次日(1 月 6日),左手和右下肢红肿疼痛难忍,并于右下肢膝下前外侧出现 0.8 cm^2 水疱,于 1 月 7日下午 14:00 乘飞机转入北京某医院。

入院时查体:体温(T)36.5℃,脉搏(P)72 次/min,血压(BP)16/12 kPa。患者呈重度疼痛面容,颈前皮肤轻度充血,面部无潮红,无腮腺肿大及球结膜充血,心肺正常,腹软,肝脾肋下未触及。局部检查:左手腕关节以下红肿,皮肤温度高,触压痛明显,掌侧皮肤苍白,深层有水疱;右大腿中段以下,尤以膝关节以下红肿严重,皮肤发热,触之较硬呈实质性水肿,触压痛明显,以外屈侧为著,右膝下前外侧可见一 0.8 cm^{2}水疱,左下肢胫前有一 2.0 cm×2.5 cm 干性红斑。化验检查:血常规血红蛋白(Hb)156 g/L,WBC 14.3×10^9/L,N 0.97,L 0.03,PLT 107×10^9/L,照后 1～2 d 淋巴细胞绝对值(0.9～0.4)×10^9/L,网织红细胞(RCT)0.007。受照剂量估算:全身受照后吸收剂量(红骨髓干细胞存活计权等效剂量)为 2.9(±0.3) Gy,右下肢最大吸收剂量达3 737.8 Gy。

(三)病例三

山西省忻州民工"昌",于 1992 年 11 月 19 日上午,在挖掘钴源井工地时,捡到废弃^{60}Co 源 1 只,放入衣袋中,随后出现恶心、呕吐,下午身带钴源到当地医院急诊留观。受照后 5 d,在床旁陪护其妻"芳"、二兄"双"及同室患者,相继出现恶心、呕吐。8 d 后转至省城医院,钴源从衣袋掉出,其父捡起扔入纸筐中,又由清洁工把纸筐倒入垃圾箱,当晚由民工用手扶拖拉机运出,倒在公路边。1992 年 12 月 3 日至 10 日,"昌""双"及其父"亮"相继死亡。

"昌"妻"芳",24 岁,妊娠 20 周,因脱发、疲乏半月,发热,咽痛 4 d,于 1992 年 12月 17 日晚 21:00 来北京医科大学人民医院急诊。其夫"昌"患病开始的 5 d 大半时间在床边照护"昌",夜间劳累时曾睡在"昌"的右侧(病侧)。5 d 后出现呕吐 5～6 次,自认为妊娠原因,随后回家休息,饮食、精神如常。12月4日(照后14 d),开始脱发。12月7日,查Hb为113 g/L,WBC为4.3×10⁹/L,其中,中性分叶核粒细胞85%,淋巴细胞15%。

12月13日(照后第24天),开始发热,咽痛和牙龈出血。查Hb为105 g/L,WBC为1.2×10⁹/L,咽痛,说话困难,末次月经在1991年7月3日。约半个月前其夫"昌"和二伯"双"先后以类似症状故去;后其公公"亮"也患类似病去世。查体:血压16.0/8.0 kPa,体温38.5℃,心率120次/min。患者表现精神萎靡,时有烦躁,贫血貌,头顶脱发,牙龈出血,口腔溃疡,咽部充血,扁桃体不大,双肺呼吸音粗糙,心界不扩大,腹平软,肝脾未触及,宫底脐平,四肢无异常。外周血检:Hb 34 g/L,WBC 0.4×10⁹/L,PLT 1.8×10⁹/L;骨髓检查:骨髓增生极度低下,Ⅰ级,血涂全片中性晚幼粒细胞2%,中性杆状核粒细胞2%,中性分叶核粒细胞2%,嗜酸性粒细胞1%,早幼红细胞1%,中幼红细胞2%,成熟淋巴细胞79%,单核细胞4%,浆细胞7%,可见非造血细胞岛,全片未见巨核细胞;外周血白细胞分类共计50个细胞,其中,中性杆状5个,分叶7个,淋巴细胞34个,单核4个。初步印象:全血细胞减少待查,妊娠5个月。由于诊断不明,又属家庭内人员群集发病,先后有3人死亡,病情离奇,入院后曾多次组织院内外专家会诊,高度怀疑放射病,可排除传染病、中毒。就诊当晚即给输血、抗生素治疗。次日咽痛好转,可进食,说话流利,但左上肢取血处及左下肢有淤斑。当时,在冬季空闲的肠道门诊单间隔离。对患者剃头发,全身碘伏消毒,每日冲洗会阴、坐浴,定时紫外线消毒空气,内衣、床单都经高压消毒。

12月19日,用沙格司亭(GM-CSF)治疗。经输血,血红蛋白上升到72 g/L,体温正常,WBC 0.1×10⁹/L;12月21日(受照后31 d),WBC值开始上升;12月23日,口腔溃疡愈合,枕部有新生头发;12月28日,停止特护。

12月29日,查Hb 90 g/L,WBC 5.8×10⁹/L,PLT 35×10⁹/L,网织红细胞0.8%,停用沙格司亭。停药后,WBC即降到1.4×10⁹/L,但逐日上升,Hb和PLT也稍有影响,此时患者能正常生活。复查骨髓象:骨髓增生Ⅲ级,原粒细胞2%,早幼粒细胞3%,中性中幼粒细胞15.5%,中性晚幼粒细胞16%,中性杆状核粒细胞4.5%,中性分叶核粒细胞11%,嗜酸性分叶粒细胞0.5%,嗜碱性分叶粒细胞0.5%,早幼红细胞1.5%,中幼红细胞20.6%,晚幼红细胞16.5%,淋巴细胞5.5%,单核细胞1.5%,巨核细胞42个,浆细胞1.0%,网状细胞1.0%。外周血分类:中幼粒7%,晚幼粒23%,杆状8%,分叶21%,淋巴细胞23%,单核细胞18%。

12月30日,邀请原卫生部工业卫生实验所专家会诊,取外周血进行淋巴细胞染色体畸变分析,共计300个细胞,"双+环"为44.7%±3.86%,无着丝粒畸变9.67%±1.80%,畸变细胞率40.3%±3.67%,总畸变率58.0%±4.40%,估算受照剂量为2.30(2.07~2.50)Gy。

1993年1月8日,查 Hb 120 g/L,WBC 10×10^9/L,PLT 121×10^9/L;网织红细胞2.5%。1993年1月13日出院。住院期间输血4次共1 600 mL,用青霉素和氨苄西林治疗21 d;曾请妇产科会诊,宫高平脐,有不规则宫缩,胎心听不清。

1993年3月来北京医科大学人民医院分娩,于3月24日19:46顺产1女婴,体重2 000 g,经本院遗传科检查未见畸变染色体,但姐妹染色体交换率高于母亲和正常对照,经统计学处理差异有显著性,此时查"芳"染色体畸变率36%。

(四)病例四

男性,42岁,已婚,2004年10月21日17:00,在山东省济宁市某辐照厂工作时,在不知情和无屏蔽的情况下受到照射数分钟。当时,感觉面部灼热、视物不清、头部胀痛,意识到可能受照后逃离现场。经检查,剂量估算结果如下(表7-1)。

表 7-1　剂量估算结果

估算方法	估算结果	估算剂量/Gy
物理剂量(现场模拟)	吸收剂量率 1.0～9.0 Gy/min	13.3～14.3
染色体(骨髓)	畸变率467%,泊松分布相对均匀	10.7～11.7
微核(骨髓)	微核率242%	8.0～9.4
牙齿(ESR)		14.9～18.5

患者受照后10 min即感头痛、乏力、视物模糊及上腹痛,并频繁恶心、呕吐,连续呕吐5次,呕吐物为胃内容物,无晕厥及意识改变。

照后2 h入住当地县医院,体温38℃,腹泻2次,当时面、颈和胸部皮肤呈弥漫性充血,给予地塞米松10 mg静脉推注,地西泮(安定)10 mg肌肉注射及静脉输注10%葡萄糖液,充血好转。

照后22 h转入省医院,当时体温37.4℃,脉搏86次/min,血压90/60 mmHg,神志清楚,颜面及双手掌皮肤弥漫充血、水肿,球结膜充血,舌尖呈毛刺状,双侧腮腺轻度压痛。两肺呼吸音清晰,上腹部轻压痛,肌紧张,无反跳痛,四肢肌张力高。血和尿淀粉酶等生化检查未见异常,给予对症、改善微循环及甲泼尼龙(强的松龙)80 mg等治疗,充血症状好转。

照后55 h转入中国人民解放军第三零七医院,体温36.3℃,脉搏68次/min,呼吸21次/min,血压90/60 mmHg。神志清楚,精神紧张,面部轻度充血,其余部位充血不明显,双侧面部近口角处皮肤有轻度毛囊炎,无明显分泌物。浅表淋巴结无肿大,双侧腮腺无压痛,双侧扁桃体不大,咽后壁无红肿。心肺查体未见异常。心率84次/min,心律齐。腹平软,肝脾肋下未触及,上腹部轻压痛,肠鸣音活跃(5～7次/min)。双下肢无水肿。生理反射存在,病理反射未引出。

照后 3 d 髂后骨髓象:增生极度减低,粒细胞系占 90.5%,红细胞系增生受抑;淋巴细胞占 7%,均为成熟细胞;全片未见巨核细胞,血小板少见。胸骨骨髓象:增生减低,粒细胞系占 77%,红细胞系增生受抑,淋巴细胞占 14%,全片巨核细胞 6 个。

照后 22 h 出现双侧腮腺肿痛,当时血和尿淀粉酶(amylase)正常;照后 55 h,腮腺肿痛消失,但血淀粉酶 525 UPL,尿淀粉酶 106 UPL,均升高;照后 64 h,血和尿淀粉酶恢复正常;胃镜及肠镜检查大致正常。其余检查心脏、肺脏和腹部等未见异常。

照后 7 d 内,白细胞及淋巴细胞绝对值变化见图 7-1。

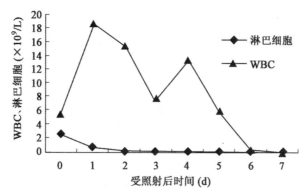

图 7-1　受照早期 WBC 及淋巴细胞变化

第四节　急性放射病动物辐射敏感器官的病理变化

一、实验目的

本实验通过幻灯示教与镜下观察骨髓、淋巴结、脾脏、小肠、性腺和肺脏等敏感器官在急性放射病时各期的病理形态学的动态变化,培养和训练学生观察和分析病变的基本技能,验证和巩固课堂讲授的基本理论知识,深入体会各组织、器官的形态变化与机能、代谢的关系,从而进一步了解其病变的实质。

二、实验材料

实验材料包括显微镜、切片标本、镜油瓶和擦镜纸等。

三、实验内容

(一)骨　髓

骨髓组织位于骨髓腔内,是由丰富的血管结构、网状纤维和网状细胞等构成的网状支架,以及大量的游离造血细胞所组成。骨髓组织分为实质和基质两部分。

1.骨髓实质

骨髓实质为处于不同发育阶段的造血细胞,大致可分为 5 类。

(1)成熟血细胞:包括红细胞、嗜酸性、嗜碱性和嗜中性粒细胞等,各处均可见到。

(2)未成熟红细胞:这类细胞呈集团分布,胞体普遍较小,核着色深,包括原红细胞、早幼红细胞、中幼红细胞和晚幼红细胞。

(3)未成熟粒细胞:这类细胞遍布于髓腔内。也包括 4 种发育不同阶段的细胞,即原粒细胞、中幼粒细胞和晚幼粒细胞。胞体一般较大,核也大,着色较浅。核多为肾形、杆状或带凹痕(鼠类晚粒细胞多为环形核)。

(4)巨核细胞:细胞大,直径约为 $50\sim60\ \mu m$,核亦大,形状不规则,有多个分叶,散在分布于髓腔内。

(5)干细胞:在形态上目前尚不能辨认,而机能上已证实骨髓内含有不同分化阶段的干细胞,如多能造血干细胞、红系祖细胞、粒系细胞和巨核系祖细胞等。

2.基　质

基质是构成造血微环境(hemopietic inductive microenvironment,HIM)的物质基础。骨髓内除实质细胞外,均属基质成分,主要包括各型网状细胞、血管内膜细胞、血管外膜细胞、脂肪细胞以及各种纤维成分。

3.正常大鼠骨髓

股骨骨髓组织的骨髓腔内充满大量不同分化阶段的各类造血细胞,细胞形态规整,界限清楚。红细胞系的细胞呈集团分布;粒细胞系的细胞弥漫充满骨髓腔,尚可看到散在分布的巨核细胞和少量脂肪细胞,其间可见大小不等、形状不一的血管和血窦。小的血窦内仅可容纳 $1\sim2$ 个红细胞。血窦壁完整,但很薄,亦可出现裂隙,以利于成熟血细胞的释放。动脉与较大静脉的结构与一般组织内的血管相同。

4.急性放射病初期骨髓

大鼠 500 R(12.9×10^{-2} C/kg)照射后 24 h 的骨髓为急性放射病初期骨髓,骨髓细胞成分较正常少,分布不均;可见少量病变细胞,核固缩、核溶解、核空泡及核分叶过多等。血窦扩张、充血,有的部分可见到小出血灶及水肿(局部血浆浸出)。

5.急性放射病极期骨髓

犬接受 600 R(15.48×10^{-2} C/kg)照射后 12 d,骨髓腔内残留少许细胞或细胞小团,主要可见到:①未分化网状细胞(核大、长圆形和染色淡,胞体界限不清);②类浆细胞(体积小、略圆形,胞浆微嗜碱性,核圆形、偏一侧,染色质不均,类似幼红细胞);③成熟和晚幼阶段粒细胞;④变性和趋于坏死的其他细胞,同时还可见明显的出血和水肿。

6.急性放射病恢复期骨髓

大鼠接受 500 R(12.9×10⁻² C/kg)照射后 15 d,骨髓腔内充满新生的骨髓组织,其中可见各阶段的红细胞系和粒细胞系的造血细胞,但巨核细胞不多,仍可见少数浆细胞和脂肪细胞。

(二)淋巴结

1.正常淋巴结

大鼠淋巴结外周包有结缔组织被膜,被膜伸入淋巴结内形成小梁。淋巴结的周边部分集有很多淋巴小结。细胞排列较致密的为皮质。中央部分淋巴组织形成索状称为髓索,髓索穿行于小梁间互接成网。细胞排列较疏松的为髓质。鼠类皮质之间无严格界限。

皮质的淋巴小结中央部分染色浅,常见细胞增殖现象,故称生发中心。在病菌、抗原等侵入或 X 射线照射等强刺激时,生发中心反应显著,故又称"反应中心"。生发中心主要由 B 细胞和巨噬细胞构成,称为胸腺依赖区,即副皮质区。

髓质主要由髓索和髓窦组成。髓索的成分主要是 B 细胞、浆细胞及巨噬细胞等。

淋巴结内有流动淋巴的空隙为淋巴窦。皮质淋巴窦(被膜下窦、皮窦)在被膜和淋巴小结间;髓质淋巴窦(髓窦)位于髓索和小梁之间,窦壁为扁平网状细胞围成。窦壁不完整,内皮细胞间有裂隙,内皮之外无基膜。游离细胞可穿过窦壁。窦内有网状细胞、中和小淋巴细胞、游离巨噬细胞、浆细胞及其他血细胞。

2.急性放射病初期淋巴结

大鼠接受 500 R(12.9×10⁻² C/kg)照射后 3 h,淋巴结中的淋巴细胞几乎全部崩解,大量的核碎片漫布其中,隐约可见吞噬碎片的网状细胞。淋巴小结周边部尚残有密集但核已固缩的淋巴细胞,故该部染色较深。皮质和髓质的淋巴窦内和髓索内均可见到许多核碎片,其中大部分被吞噬。血管轻度扩张、充血。

3.急性放射病极期淋巴结

小鼠接受 600 R(15.48×10⁻² C/kg)照射后 6 d,原有淋巴小结结构已消失,皮质和髓质中心以网状细胞和浆细胞为主,尚可见少量核固缩、核碎裂及核空泡等变性淋巴细胞,也可见有少量新生的淋巴细胞散在分布,偶见核分裂象。

(三)脾　脏

1.正常脾脏

大鼠脾脏外周包有结缔组织被膜,被膜外敷有间质,被膜中含有弹力纤维和少量平滑肌纤维,被膜伸入实质形成小梁,与脾门处伸入的小梁连接成网,构成脾内支架。脾组织可分红髓和白髓两部分。红髓由脾索和脾窦构成。脾索为脾淋巴组织形成的疏松的索状结构,由 B 细胞、游离巨噬细胞、浆细胞和各种血细胞构成。脾窦为不规则的扩大的微血管网,穿行于脾索之间。窦壁细胞为长杆状,沿血窦长轴排列。胞核所在处的胞体向窦腔内膨出,内皮细胞间有裂隙,基膜不完整,血细胞可由此通过。正常时红髓内有少许含铁血黄素沉积。鼠类还可见到髓外造血,其中有幼红细胞、幼粒细胞及巨核细胞。白髓主要由密集的淋巴组织构成,沿动脉分散于脾实质中。白髓有两种形态:①动脉周围淋巴鞘,呈长筒状,紧贴动脉壁的主要是 T 细胞,为脾脏的胸腺依赖区;②脾小体即脾内淋巴小结,位于淋巴鞘的一侧,常有生发中心,主要是由 B 细胞组成,脾小体是白髓的主要结构。

2.急性放射病初期脾脏

大鼠接受 500 R(12.9×10^{-2} C/kg)照射后 6 h,红髓淋巴细胞极度减少,残存细胞明显变性,可见核固缩、核碎裂及核空泡变等。血窦明显扩张,充血。近脾小体部网状细胞有明显吞噬现象。白髓自行结合初期淋巴结变化进行观察并描述。

3.急性放射病极期脾脏

大鼠接受 500 R(12.9×10^{-2} C/kg)照射后 10 d,自行描述其特点。

4.急性放射病恢复期脾脏

大鼠接受 500 R(12.9×10^{-2} C/kg)照射后 20 d,与正常脾脏、急性放射病初期脾脏和极期脾脏等联系起来,自行描述急性放射损伤后脾脏病理、形态变化规律和可能发生的机能变化。

(四)肺　脏

1.正常肺脏

大鼠肺表面有一薄层结缔膜,即肺胸膜,其深部为肺实质(支气管树和肺泡)和肺间质(结缔组织、血管和淋巴管等)。进入肺内的小支气管多次分枝,形成细支气管、终末细支气管、呼吸性细支气管、肺泡管、肺泡囊和肺泡等。小支气管组织结构也分黏膜层和黏膜下层,与支气管大体一致,但随着支气管向下分枝,其管腔也逐渐变小,管壁逐渐变薄(固有膜、黏膜下层均变薄)。细支气管软骨和腺体大多消失;终末细支气管软骨和腺体完全消失,黏膜上皮已变为单层纤毛柱状上皮,杯状细胞消失;呼吸性细支气管上皮移行为不具纤毛的单层柱状或立方上皮;肺泡部则为单层鳞状上皮,肺泡为多边形空泡、壁薄,内含密集的毛细网、少量网状纤维、弹性纤维和胶原纤维。近年来,用电子显微镜和组织化学方法研究证实,肺泡上皮由两种细胞组成,即扁平细胞和分泌细胞,但光学显微镜不易区分。

2.急性放射病极期肺

犬接受 600 R(15.48×10^{-2} C/kg)照射后 9 d,肺组织内有出血灶,灶中肺组织被破坏,出血灶附近及许多部位肺泡内明显水肿。该部小血管及肺泡壁毛细胞血管均扩张、充血,肺泡壁水肿、增厚,少量肺泡上皮脱入肺泡腔(肺泡上皮细胞体增大,略呈圆形,核浓染)。有的小血管壁血浆浸润,内皮细胞脱落。血管周围水肿。在肺出血和水肿区周围有肺气肿改变,肺泡增大或融合,壁变薄,甚至断裂形成空腔,也可见肺不张表现。细支气管黏膜下充血,水肿,黏膜上皮脱落入管腔。

(五)小　肠

1.正常小肠

大鼠小肠腔面隆起,形成许多环形皱襞,是小肠的部分黏膜下层和黏膜层向肠腔突出形成的环形和半环形结构;其表面的许多指状突起称为绒毛。绒毛是由黏膜层上皮和固有膜向肠腔突出形成的。十二指肠绒毛最宽,呈叶状。空肠呈圆锥状。回肠最细,呈指状。小肠肠壁分4层:黏膜层、黏膜下层、肌层及外膜。

(1)黏膜层

①上皮:覆于固有膜表面,由吸收细胞和杯状细胞构成。其中,吸收细胞约占90%,呈高柱状,游离面有许多微绒毛;杯状细胞分散在吸收细胞之间。

②固有膜:由类网状结缔组织构成,含有丰富的毛细血管、毛细淋巴管、神经、少许平滑肌及巨噬细胞、浆细胞、淋巴细胞和嗜酸细胞等成分。固有膜内还有很多肠腺,又称Lieberkühn隐窝,开口于相邻绒毛之间,为单管腺。主要由5种细胞构成:柱状细胞、未分化细胞(干细胞)、帕内特细胞和内分泌细胞。柱状细胞呈高柱状,核椭圆形,位于细胞的基底部,细胞的游离面有许多微绒毛。杯状细胞顶部充满黏液颗粒,细胞器被挤在周围,核位于细胞基底部。未分化细胞位于肠腺基底部,细胞呈柱状,较小,夹在其他细胞之间。胞浆呈弱嗜碱性,常见有核分裂象,新生细胞渐向肠腺中部和上部移动,分化形成肠腺的其他各种细胞。帕内特细胞呈锥体状,常三五成群,位于肠腺的基底部分,细胞核椭圆形,在细胞基部;胞浆顶部有粗大嗜酸性颗粒,其功能尚不清楚。内分泌细胞(嗜铬细胞)散在分布于小肠上皮和腺体中,在细胞的基底部有许多分泌颗粒。颗粒可被硝酸银或铬盐着色,亦常称嗜银细胞或基底颗粒细胞,不同类型的肠内分泌细胞分别感受肠腔内不同刺激而释放激素。固有膜内常见有淋巴小结,数量大小不定,体积较大的则可穿过黏膜肌层达膜下层,淋巴小结常有生发中心。在空肠部分的淋巴小结分散单独存在。回肠部分的淋巴小结则集聚在一起,称为集合淋巴小结。

③黏膜肌层:由内环外纵两层平滑肌构成,此层肌肉的收缩可促使肠腺分泌物排出。

(2)黏膜下层:为疏松的结缔组织,含有较大的血管、淋巴管与神经。十二指肠内含十二指肠腺,由单层柱状细胞构成,属于分枝管泡状腺。

(3)肌层:由内环、外纵两层平滑肌构成,肌间有少量结缔组织和神经丛。

(4)外膜:除十二指肠外,大部分由浆膜覆盖。

2.急性放射病初期小肠

大鼠接受 500 R(12.9×10⁻² C/kg)照射后 6 h,绒毛上皮细胞基本完好,固有膜,尤其是隐窝部细胞变化显著,细胞排列不整,出现核肿胀、核碎裂及颗粒消失等质变细胞。有的细胞脱落,核分裂象极少。血管轻度扩张,充血。淋巴小结变化同淋巴结。

3.急性放射病极期小肠

犬接受 600 R(15.48×10⁻² C/kg)照射后 9 d,黏膜固有层和黏膜下层明显出血。相应部位的黏膜上皮出现程度不同的退行性变。坏死和脱落的细胞与血块凝在一起形成血痂。血痂周围充血、水肿,但无细胞浸润和吞噬现象。出血轻或未出血部位黏膜上皮及陷窝部的变化较轻,细胞排列规整,但见不到细胞内的特殊颗粒,仍可见到核固缩、核碎裂等变化。

(六)睾 丸

1.正常睾丸

大鼠睾丸外有间皮和结缔组织组成的鞘膜包围,其内部有很多生精小管。生精小管之间为睾丸间质,包括血管、神经和间质细胞等。生精小管管壁由特殊的复层上皮组成,有 5~10 层上皮细胞,这些细胞主要是处于生长和分化的各阶段生精细胞和少量支持细胞(Sertoli cell)。

(1)支柱细胞:呈锥体形,核大而着色淡;或略呈圆形或三角形。有一明显核仁,分散于各期生精细胞之间。底附于基底膜,顶端向管腔、侧面与表面生精细胞嵌入。这种细胞主要功能是支持和营养生精细胞,也具有合成和分泌抑制素的功能。

(2)精原细胞(干细胞):位于基底膜上,胞体略呈立方形,胞浆少,核圆染色深,有 1~2 个核仁。精原细胞经多次分裂后,一部分保持自身的稳定;一部分胞体增大,分化为初期精母细胞。

(3)初期精母细胞:胞体大,呈圆球形,胞核大,多呈分裂状态,且染色体数往往很多,以后经减数分裂成两个相同的次级精母细胞。初级精母细胞分布于精原细胞内层。

(4)次级精母细胞:位于初级精母细胞内层,胞体小,不久即分裂为两个精子细胞。

(5)精子细胞:位于管腔面,胞体更大,核圆而小,染色很深,以后经过变态为精子。

(6)精子:形似蝌蚪,可见到连续的精子头及尾部,头部为浓缩的细胞核,尾部又称鞭毛。

(7)睾丸间质细胞(Leydig cell):分布在生精小管间的结缔组织中,常 3~5 细胞成群,胞体大,呈圆形、梭形或三角形,内含大圆的细胞核,着色浅,有 1~2 个核仁,胞浆较丰富,嗜酸性。主要分泌雄性激素。

2.急性放射病极期睾丸

犬接受 600 R(15.48×10⁻² C/kg)照射后 14 d,被膜皱缩、增厚,间质血管扩张、充血,大部分生精小管空虚,只残有 Sertoli 细胞和少量坏死细胞残片。有的生精小管中虽可见极少数固缩的精原和精母细胞,但排列极紊乱,见不到精子形成的连续过程。

(七)卵 巢

1.正常卵巢

大鼠卵巢表面覆盖一层立方或扁平的生殖上皮,上皮下为致密结缔组织,称白膜。在切面上,中央部为髓质,周边为皮质。髓质为含丰富血管的疏松结缔组织,内有弹力纤维、淋巴管和神经纤维。皮质由发育各阶段的卵泡和结缔组织构成。结缔组织中有大量梭形细胞和网状纤维。现将各种卵泡的发育和形态介绍如下。

(1)初级卵泡:由一个卵原细胞(初级卵母细胞)和包围它的单层扁平卵泡细胞组成。卵原细胞较大,核淡呈泡状。核仁大而明显。

(2)次级卵泡:卵原细胞体积增大,胞质卵黄物质增多出现透明带包绕;此时卵母细胞,靠近透明带的一层卵泡细胞呈柱形辐射排列,称放射冠。卵泡细胞变为立方状、多层,卵母细胞偏一侧,该部形成卵丘。以后连续生长,透明带可产生小孔。

(3)成熟卵泡:体积最大,卵泡液最多;卵细胞也最大,其核淡染呈空泡状,核仁明显,胞质富卵黄物质。

(4)黄体:排卵后的卵泡,泡壁塌陷形成皱,在黄体生成素的作用下,卵泡膜的血管和结缔组织侵入粒层,粒层细胞体积迅速增大,胞质内出现大量滑面内质网和管状的线粒体;其后果变成肥大而着色浅的多面形细胞,称颗粒黄体细胞。同时,卵泡膜内层细胞也继续增大并发生与颗粒层细胞相似的变化,形成体积小、数量少和着色深的细胞,称泡膜黄体细胞。这两种细胞形成的结构,因细胞质内含脂色素而显黄色,故称黄体。黄体被结缔组织和血管分隔成许多小区,其周围仍有结缔组织的包围。黄体有分泌黄体酮和雌激素的功能。无论是否受精,黄体最后均发生脂肪变性、萎缩退化,细胞间积聚透明间质,并逐渐由结缔组织所代替,最后形成白色瘢痕,称白体。

(5)闭锁卵泡:即退化的卵泡,其特征是卵母细胞发生核固缩,染色质和泡质溶解,只剩透明带,最后透明带也断裂,被侵入的吞噬细胞吞噬。同时,卵泡细胞也发生变性溶解,卵泡膜内层细胞肥大,胞浆充满脂滴,变成多面形的上皮样细胞,并被结缔组织和毛细血管分隔成辐射状排列的细胞索,镜下观察类似黄体,最后也退化形成类似白体的小瘢痕,以至消失。周围的卵泡膜内层细胞则散布在结缔组织,形成"间质腺",主要功能是分泌激素,但成年人此类细胞很少而不发达。

2.急性放射病初期卵巢

大鼠接受 500 R(12.9×10⁻² C/kg)照射后 24 h,卵巢皮质内有各级卵泡,成熟卵泡最大,其中卵泡细胞已全部溶解,卵泡腔内只残有大量的无结构颗粒状物。中等大的是次级卵泡,其中的卵细胞也大部或全部崩解,卵泡腔充满崩解的碎片。初级卵泡最小,多在皮质深部,其变化较轻,仅见卵泡细胞排列不整、脱落及核固缩等现象。卵原细胞只发生核固缩及胞质红染,黄体及间质的血管明显扩张、充血,有些间质内的细胞也有轻度核固缩及小部分核碎裂现象。

第五节　慢性放射病病例

一、病例介绍目的

(1)通过病例讨论,复习和掌握慢性放射病临床诊断的要点及处理原则,提高独立思考、综合分析、判断问题和解决问题的能力。

(2)在分析病例时,熟悉国家诊断标准,正确运用标准,贯彻国家标准。

(3)根据本病例特点结合理论课知识,作出正确的诊断(包括分度诊断),并提出诊断与鉴别诊断的依据和处理原则。

二、病例介绍

(一)病例一

患者"左",男,59岁,放射科医生。从1959年1月至1971年5月,从事X射线诊断工作,曾使用过4台X射线诊断机,均属小于30 mA机器;其中,一台防护最差,机壳仅为0.5 mm白铁皮。这段时间共透视约47.2万人次,拍片5万张。患者有铅围裙和铅手套防护,工作间面积为8~10 m²。

患者因白细胞减少30余年,皮下紫斑点25余年,于1992年5月再次入院诊治。入院查体:发育正常,营养尚可,神志清楚合作,一般检查均未发现异常,心率84次/min。入院后化验血常规:WBC $2.2 \times 10^9 \sim 5.4 \times 10^9 /L$,平均 $3.5 \times 10^9 /L$;PLT $61 \times 10^9 \sim 210 \times 10^9 /L$,平均 $71 \times 10^9 /L$;RBC及Hb均正常,多次查见淋巴细胞出现空泡及中毒颗粒。淋巴细胞微核率2‰。染色体:46XY,未见异常。骨髓涂片:粒细胞明显下降,易见空泡及退变现象,有核固缩、棘突改变,红细胞系相对增生,各系造血细胞重度受抑;骨髓活检4次,均呈有核细胞增生极度低下,骨髓腔内局灶性纤维组织增生,各系造血细胞重度受抑,骨小梁之间残存大量脂肪细胞,纤维细胞,极少数浆细胞和淋巴细胞。精液检查:精子总数 $2.5 \times 10^9 /L$,精子形态异常48%,精子存活率46%。心电图呈窦性心动过速,频发性早搏,且呈三联律。双手臂及双下肢经常出现皮下紫斑。双手及双下肢皮肤色素沉着,皮肤粗糙。

(二)病倒二

患者"万",女,34岁,某医院放射线科医生,疲乏无力,多梦、睡浅及双腿酸重1年多。自诉从事 X 射线作业前身体健康,爱好运动,白细胞数为 $6.7 \times 10^9/L$,接触射线 11 年 9 个月时出现上述症状。白细胞数降至 $3.5 \times 10^9/L$,间断性口服升白细胞药物,3 个月后出现下肢浮肿,经服中药浮肿消退。又 3 个月后,疲乏无力加重,白细胞数降至 $3.1 \times 10^9/L$,住院后治疗 47 d,白细胞数升至 $5.1 \times 10^9/L$,症状改善。休息 3.5 个月后,继续从事 X 射线工作 1 个多月,又感疲乏无力,白细胞 $3.6 \times 10^9/L$,淋巴细胞 47%。坚持工作 1 个月后出现头晕、血压低,白细胞数 $3.6 \times 10^9/L$,血红蛋白 87 g/L,骨髓检查为缺铁性贫血。住院治疗 57 d,并休息 1.5 个月,上班后仅参加 X 射线工作 10 d,白细胞降至 $2.9 \sim 3.4 \times 10^9/L$。

职业史:放射工龄 11.5 年,1971 年 6 月起担任放射线科医师,每天工作量为胸透 20 人次,胃肠透视 4~7 人,摄片 10~20 张,突击性体检每年有 5 次,每次持续 15 d,每天胸透 100 人次,剂量估算约为 0.233 Sv/a。

一般检查:血压 16.5/11.0 kPa,外观轻度贫血,甲状腺无肿大,心肺检查未见异常,肝脾未触及,胸部及四肢无异常,下肢无浮肿,双膝反射迟钝,舌尖震颤(±),手指震颤(+)。心电图检查正常,肝脏、脾脏和胆囊 B 超正常,经多次血象动态观察,白细胞总数在 $2.9 \times 10^9 \sim 3.4 \times 10^9/L$,血色素 95~108 g/L,淋巴细胞染色体畸变率 2%,淋巴细胞微核率 3‰。

第六节 放射性皮肤疾病病例

一、病例讨论目的

(1)通过病例讨论,复习急慢性皮肤损伤的理论知识,了解射线对皮肤的损害,从而认识辐射防护的重要性。

(2)在分析病例时,熟悉国家诊断标准,正确运用标准,贯彻国家标准。

(3)要求独立思考、全面分析病例,作出正确的诊断(包括分度诊断),提出诊断依据和治疗原则。

二、病例介绍

(一)病例一

患者"民",男,系某研究所高级工程师,在工业用高频高压电子辐照加速器束流窗口下进行操作。头及背部正对束流窗,操作时间为 3~5 min。束流窗口与背部距离为 20~30 cm。当时加速器电压所致光子能量约为 2.5~3.0 MeV,电子枪开关未打开,考虑致伤原因为高压下部分电子散射所致。事后模拟实验虽未测出辐射剂量,但根据临床表现,估计皮肤吸收剂量在 15～20 Gy。

"民"脱离照射后约 3 min 即出现枕部、颈部及背部皮肤刺痒,伴灼热感,不能自行缓解,并于照后 6 h 出现局部皮肤发红,灼痒症状进一步加重。照后第 2 天,当地医院诊断为 Ⅰ 度皮肤烧伤。给予"京万红烧伤膏"外敷创面,无明显好转。照后 12 d,枕部脱发,伴头皮破溃。患者于受照后 16 d 入院。检查:一般状况可,枕部、耳后、颈部及背部颜色暗红,约占体表面积的 12%;边界清晰,局部有散在粟粒样水疱,部分破溃,皮肤粗糙,枕部及双侧颞部脱发明显,部分头皮裸露。头皮有散在破溃已结痂,受照区皮肤肿胀,指压反应(+)。其他,呼吸、循环和消化系统均正常。

血象检查:照后 16～160 d 观察中,血红蛋白为 117～148 g/L;白细胞数为 4.9×10^9～10×10^9/L;血小板无明显波动。

甲状腺功能检查:T_3 0.39 nmol/L,T_4 0.334 nmol/L。免疫功能检查:E-花结 30%,免疫球蛋白、血清总补体及 C3 补体均正常。外周血淋巴细胞微核率 2.93‰(正常值 1.02‰～1.33‰),淋巴细胞染色体畸变率 1%,畸变类型 dic(1)。肝功、血生化检查、心电图、胸片及腹部 B 超检查均正常。

(二)病例二

张某,男,46 岁,系某乡卫生院外科医生。自 1987 年 6 月至 1991 年 7 月从事骨科复位工作。每年工作 300 d 以上,平均每天复位 2 例患者。从事该项工作前本人身体状况良好,无血液病和过敏史。

自 1987 年 7 月以来,全身乏力、失眠和食欲不振,有时头晕、视力减退,透视后1～2 h 内有重视。1988 年底两手手指背侧出现数个如黄豆大小,扁平状类圆形红色突起,不痒,以后逐渐变硬并融合成片状,以右手为重。脱皮后出现浅紫色色素沉着。两手掌心也出现色素沉着斑块。

经查体发现,患者右手掌心处有 5.5 cm×4 cm 浅紫色色素斑块,边界清楚不规则,质地较硬。皮肤粗糙有皲裂,无汗,弹性降低。中指中节背侧有 2 cm×1.5 cm 浅紫色色素斑块。左手掌心处有 5.5 cm×3 cm 大小边界清晰不规则浅紫色色素斑,表皮粗糙有皲裂,脱皮。两手手指背侧皮肤变薄、纹理变浅,有大小不等的散在血疹,毛孔萎缩,汗毛脱落,指甲变平有纵嵴。除双手以外全身未发现皮肤异常现象。

采用氟化锂热释光个人剂量计对患者皮肤局部受照剂量进行模拟测量估算,手部 4 年间累积剂量约为 18 Gy。

(三)病例三

2014 年 5 月,某探伤公司在江苏省南京市作业期间,违法雇用无资质人员进行 γ射线移动探伤作业,导致源链子未及时收回,现场发生了 ^{192}Ir 放射源(活度为 9.6×

10^{11} Bq,26 Ci,1 Ci＝3.7×10^{10} Bq)丢失事故。

5月7日8:00左右,王某在工厂走廊上捡到一条长约30 cm的金属链(丢失的放射源),然后将其放在右大腿外侧的牛仔裤口袋里,在这种状态下工作到11:30,导致其几个工友受到辐射。在王某下班回家后,又从牛仔裤口袋里拿出放射源,放在他家的后院里。在王某家住的有他的妻子、女儿、女婿、孙女和另外3个住户。5月9日,王某带着放射源去了他的父母家,有他的父亲、母亲、妹妹和几个住户。5月10日6:00,王某将污染源扔到屋后的草丛中。9:00,当地环境保护局(EPA)派人找到了被丢弃的源头。当时,有30多人在清理草丛。在放射源失控期间,王某与^{192}Ir放射源共密切接触了3 h 15 min。

5月9日16:00,根据江苏省卫生计生委的正式授权,江苏省疾病预防控制中心(简称疾控中心)派出专家对当地的医院和疾控中心进行指导。从5月9日至11日连续3 d,当地公安机关指定的区域内共有103名工人接受了血常规和筛查测试。检测结果显示,13名工人的白细胞计数较高,1名工人的白细胞计数较低,2名工人的淋巴细胞绝对值相对较低。常规筛查显示,所有白细胞计数较高的患者都有上呼吸道、口腔和胃肠道的感染,其中1名患者的白细胞计数较低是由于原发疾病造成的。王某是2名绝对淋巴细胞计数较低的工人之一,连续3 d的白细胞计数分别为0.6×10^9/L、0.6×10^9/L和0.8×10^9/L。因此,他被怀疑是捡到放射源的人。

在得知放射源丢失的消息后,江苏环保局立即启动了应急预案,组织专业人员到现场了解情况。环保局的专业人员利用测量仪,积极寻找丢失的放射源。5月10日17:30,失踪的放射源被安全收回到铅罐中。

经过连续3 d的血常规检查和群众筛查后,锁定了主要受害者王某,随即对患者四肢皮肤的体检也显示,他的右大腿外侧有一块红肿的皮肤,包括一个直径1 cm的溃疡区。事后,该患者交代了他在事故中的遭遇。该患者被送入医院进行治疗。5月12日下午,在确定了捡到放射源的王某之后,疾控中心开始对所有可能与放射源有密切接触的人进行流行病学调查,包括同行业的人、放射源所在地周围的人和患者家属,以及可能相关人员。调查内容包括相关人员的基本信息,潜在人员与放射源接触的距离和时间,临床表现,连续3 d的外周血常规检查,以及淋巴细胞染色体畸变率检查。所有的血常规检查结果都由接受过职业性放射病诊断培训的人员进行评估,并对异常结果进行评定。经检查,相关人员外周血淋巴细胞的染色体畸变率和微核率在正常范围内。

5月13日,放射卫生专家对与放射源有密切接触的人员及相关人员开展辐射防护教育200余人次,讲解了辐射对健康的影响等相关知识。通过与周边居民的沟通和交流,消除了他们对环境、食品和饮用水是否存在放射性污染的担忧,从而避免了公众不必要的心理恐慌,缓解了焦虑情绪。该事故的整个过程如图 7-2 所示。

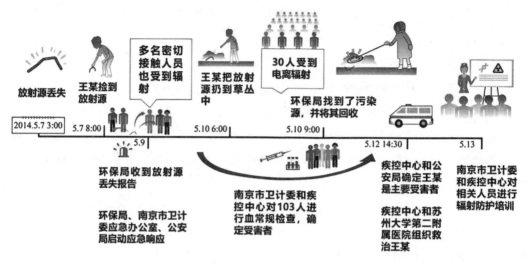

图 7-2　南京^{192}Ir 放射源丢失事故概述

在患者接触放射源的第 6 天,疾控中心采集了他的外周静脉血,估算他的生物剂量,而苏州大学第二附属医院则进行了生物剂量的平行采样,进行外周血淋巴细胞染色体畸变分析,计算出患者的全身剂量(相当于急性全身均匀暴露)约为 1.52 Gy。同时,通过蒙特卡洛模拟计算,估算出全身和局部剂量,前者为 2.1 Gy,右大腿局部皮肤最大剂量约为 4 100 Gy。根据剂量估计和临床表现,患者被诊断为外照射引起的轻度骨髓型急性放射病,右下肢急性放射性皮肤损伤Ⅳ级,严重放射性性腺损伤。

苏州某医院的临床治疗主要是改善微循环,提高免疫功能,提供足够的营养支持,并根据各系统的损伤情况和临床表现进行必要的治疗,包括早期间断静脉输注免疫球蛋白C、静脉滴注核糖核酸和扁桃仁等药物,以提高机体免疫力;应用阿普唑仑等药物扩张血管,以改善微循环,促进局部伤口愈合;合理补充维生素,高蛋白饮食,补充全蛋白肠道营养。

第七节　其他局部器官放射性损伤病例

一、病例讨论目的

(1)通过病例讨论,复习其他局部器官放射性损伤的理论知识,了解射线对组织器官的损害,从而认识辐射防护的重要性。

(2)在分析病例时,熟悉国家诊断标准,正确运用标准,贯彻国家标准。

(3)要求独立思考全面分析病例,作出正确的诊断,提出诊断依据和治疗原则。

二、病例介绍

(一)病例一

1.主 诉

邴某某,男,65岁,已婚,农民。咳嗽、咳痰2个月,胸闷,胸部不适1个月。2个月前无明显诱因咳嗽、咳痰,痰少量白色泡沫状。在锦西某医院胸部X射线检查发现右上肺肿物,未引起注意。近1个月以来感到前述症状加重,来医院门诊求治。患病以来身体逐渐消瘦,乏力。饮食尚可,睡眠及大小便正常。

2.查 体

体温36.5℃,脉搏:92次/min,呼吸:24次/min,Bp:17.2/10.6 kPa。左侧肺部呼吸运动>右侧。左侧胸廓活动度>右侧,右胸语音震颤较左侧强,右胸叩诊呈过清音。右肺尖部呼吸音减弱,呼气延长。

3.X射线检查

X射线胸片显示,右胸廓下陷,右上肺有一圆形块状影,边缘有分叶、毛刺及胸膜凹陷征象,大小约5.0 cm×5.0 cm,右肺门淋巴结肿大[图7-3(a)]。X射线诊断右上肺周围型肺癌。

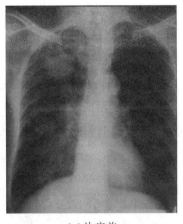 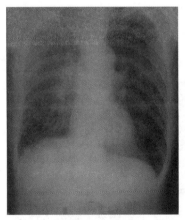

(a)放疗前　　　　　　　　　　(b)放疗后

图7-3 肺癌患者放疗前后X射线片

4.特殊检查

(1)胸部CT检查:右上肺肿块4.5 cm×4.0 cm,CT值35~41,中央部有钙化影,主动脉钙化,肺门钙化。

(2)肺功能检查报告:①常规通气功能中度阻塞型障碍;②小气道功能符合严重阻塞型障碍;③最大通气量正常;④通气储备基本正常;⑤残气总量百分比增高,提示有重度肺气肿;⑥弥散功能障碍。

(3)支气管镜检查:取肿物组织做病理检查为低分化型鳞癌。

5.放疗小结

右上肺低分化型肺癌于 1998 年 2 月 27 日—1998 年 4 月 17 日进行直线电子加速器 10 MV X 射线照射,每次 2.0 Gy,5 次/周。加速器前后二野对穿照射,射野包括右上肺肿瘤,右肺门隆突下淋巴结,总剂量 70 Gy,40 Gy 时缩野。

放疗 4 周后 D(照射剂量)38.76 Gy,无明显不适症状,复查 X 射线胸片肿物明显缩小(3.0 cm×2.5 cm),密度显著减低,放疗效果明显。放疗 50 d 后 D 70.16 Gy,放疗结束,肿瘤已达到根治量,肿物明显缩小。

1998 年 6 月 8 日—1998 年 8 月 10 日进行环磷酰胺(C)、阿霉素(A)及顺铂(P)联合化疗方案(CAP)。1998 年 11 月 25 日,化疗后 3 个月,放疗后 7 个月 X 射线胸部照相发现右上肺与照射野相一致的大片状影,经抗生素合并肾上腺皮质激素治疗后病情稳定好转[图 7-3(b)]。

(二)病例二

患者女,46 岁,子宫颈癌,全盆腔 55 Gy 外照射,8.5 Gy/周;此外,2 个镭针插入总剂量 4 000 mg/h。大约 2 年后小肠黏膜明显增厚,呈局限性充填缺损或指压迹,为继发于黏膜下炎症性改变(图 7-4)。

(三)病例三

患者男,62 岁,前列腺癌。接受 75 Gy 照射,放疗后 1 年肾盂造影,膀胱位置上移,明显变厚,小梁形成,膀胱功能降低(图 7-5)。

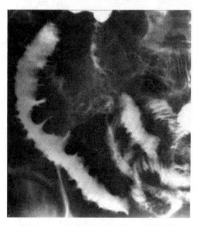 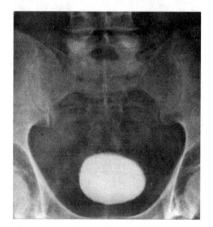

图 7-4 子宫颈癌患者 X 射线片　　图 7-5 前列腺癌患者膀胱 X 射线片

(四)病例四

鼻咽癌患者于 1992 年 10 月 9 日—1992 年 12 月 15 日放射治疗计划完成,鼻咽部 DT(组织吸收剂量)=74 Gy/38 次,双颈部 DT=50 Gy/25 次/40 d。查体:全身浅表淋巴结无肿大,鼻咽左侧壁可见 0.3 cm×0.3 cm 肿物,心肺腹未查出异常。出院 1 个月后门诊纤维鼻咽镜检查未见新生物。除鼻咽部发干,轻度口干外,无其他不适。

1993 年 2 月 1 日—1993 年 2 月 8 日照射结束后行 COMF 方案,即洛莫司汀、长春新碱、丝裂霉素和 5-氟尿嘧啶化疗 2 个疗程,患者出现恶心、呕吐 1 次,经对症处理好转,其他无异常。1995 年元旦,鼻咽癌放疗后 2 年,化疗及免疫治疗后 16 个月,因头晕 8 个月于 1995 年 8 月 14 日再次入院。主诉:头晕、记忆力减退。查体无异常。头部 CT 显示两侧颞叶皆出现低密度区,未见占位性病变。

第八节　放射性白内障病例

一、病例讨论目的

(1)通过病例讨论,了解射线对晶体的损伤,认识辐射防护的重要性。

(2)熟悉国家诊断标准、正确运用标准,贯彻国家标准。

(3)独立思考全面分析病例,作出正确的诊断(包括分度)。

二、病例介绍

(一)病例一

患者男性,61 岁,放射线科医师。就业前身体健康,无特殊既往史、个人史及家族史。1953—1995 年间,患者于所在市级医院从事医用 X 射线诊断工作。放射工龄 42 年。曾使用匈牙利产 100 mA、美国产 30 mA 及上海产 300 mA X 射线机。早年工作以使用小型 X 射线机为主,从事胸透、摄片、胃肠透视、床边摄影、心导管、脑血管造影、透环和椎管造影等各种类型 X 射线检查。经常集中进行结核病普查、征兵体检及计划生育透环检查。工作量较大,工作条件简陋,工作时戴铅围裙。1982 年后改隔室操作,门缝可漏射线。

用归一化工作量方法估算:全身累积剂量约 1.80 Gy,眼部剂量 2.10 Gy,手皮肤剂量为 3.80 Gy。

接触射线工作 5 年(即 1958 年)后,出现全身乏力,易感冒,易患咽炎,外周血白细胞总数 $3.0×10^9$～$3.2×10^9$/L。脱离射线休息 3 个月后症状缓解,白细胞数恢复到 $4.0×10^9$/L。以后,至 1982 年曾有 6 次上述情况,经脱离射线,综合治疗而好转。外周血白细胞数一直波动在 $4.2×10^9$～$5.0×10^9$/L 范围。

于 1970 年后自觉双眼视力减退。在当地医院检查,眼晶体后极后囊下皮质内有点状混浊。1980 年开始双手发干,有时脱屑,双手指甲增厚,渐见纵纹。1990 年后双手末指有发冷感觉,遇凉后发热疼痛。双手指端皮肤角化、脱屑和甲床肥厚,指甲纵嵴、劈裂和条状色素沉着。

1996 年入院时自述全身乏力,睡眠不佳,视力不佳,双手凉、遇冷发热疼痛。检查:发育正常,营养中等,神志清。血压 16/11 kPa,脉搏 70 次/min,心肺正常,肝脾未触及。心电图正常。肝脏、胆囊和脾脏 B 超未见异常。眼颤(—)、舌颤(—),双手伸平可见不自主粗大颤动。皮肤:双手指端皮肤角化,脱屑,手背见 2 个疣状物。甲床肥厚,指甲可见纵嵴,条状色素沉着。指末端皮肤呈松软菲薄状,指纹紊乱不清,无明显硬节及出血。眼:视力左 0.6,右 0.6。双眼角膜透明,双眼晶体后极后囊下皮质呈小片状混浊,双眼底正常。化验室检查:WBC 8.61×10^9/L,RBC 5.61×10^{12}/L,Hb 176.4 g/L,PLT 169×10^9/L。染色体畸变:单体断裂 3‰,微核 4‰,17KS 偏低。其他医学指标均正常。

(二)病例二

患者"张",男,43 岁,放疗科医生。1961—1976 年每周为宫颈癌患者做 1~3 次治疗,每次给 6 例患者放置镭,所需时间约 60 min,每个患者放镭 80~90 mg。该医生操作时眼部距镭源约 40~50 cm,未戴防护眼镜。主诉从 1975 年起开始视物模糊,近半年来明显加重。1979 年 4 月检查:右眼晶体前囊下颞侧皮质有大小不等的点状及细丝状灰白色混浊,形成蜘蛛网状,其间有许多"油珠"样空泡;后囊下皮质呈"蜂窝"状混浊,略带棕黄色,其前有数个小空泡。左晶体混浊形态与右侧类似,双眼底未见病变。

第九节 放射性肿瘤病因判断

一、计算目的

(1)通过实际病例计算,理解辐射致癌效应的随机性,掌握病因概率(probability of causation,PC)的计算方法和意义。

(2)要求独立计算放射性肿瘤的 PC 值,作出病因学诊断。

二、放射性肿瘤诊断标准

诊断放射性肿瘤需具备由专业剂量监测部门根据既往现场剂量监测结果提供的个人剂量资料。

PC≥50% 可以诊断为放射性肿瘤。来源于职业性照射的放射性肿瘤可以诊断为职业性放射性肿瘤。

复合职业性化学致癌暴露，辐射致癌在危险增加中的相对贡献大于1/2，合计病因概率 PC≥50%者也诊断为职业性放射性肿瘤。

职业性放射性肿瘤的诊断由放射医学专业机构，各省、市和自治区放射性疾病诊断小组或其所委托的单位进行。

三、放射性肿瘤病因判断病例

（一）病例一

患者女，20岁时甲状腺组织受到低 LET 辐射 5 cGy 照射，9.9 年后诊断为甲状腺癌。

（二）病例二

患者女，25岁时乳腺组织受 X 射线照射 10 cGy，45 岁时诊断为乳腺癌。

（三）病例三

患者女，30 和 31 岁时骨髓分别受到 12 和 10 cGy 照射，40 岁时诊断为急性白血病。

（四）病例四

患者男，54 岁，1950—1968 年在铀矿井下作业，每年受到 10 WLM（工作水平月）氡子体和 2.6 cGy γ 射线外照射，1969 年患肺癌。

附件：职业性放射性肿瘤判断规范

职业性放射性肿瘤判断规范，即 Judgment standard for occupational radiogenic neoplasms（GBZ 97—2017）。

1.范　围

本标准规定了职业性放射性肿瘤的判断依据以及病因概率计算的技术要求。

本标准适用于职业照射后发生的肿瘤的病因学判断。

本标准不适用自愿接受医疗照射后发生的恶性肿瘤的病因判断。

2.判断原则

2.1 受照后，经一定潜伏期后发生，并且得到临床确诊的原发性恶性肿瘤。

2.2 根据患者性别、受照时年龄、发病潜伏期和受照剂量，按附录 A 计算所患恶性肿瘤起因于所受照射的病因概率（PC）。

2.3 计算所得 95% 可信上限的 PC≥50%者，可判断为职业性放射性肿瘤。

3.放射致癌病因概率的计算

3.1 为计算病因概率(PC),需用人单位提供下列资料。

a.患者的姓名、性别、年龄、癌症诊断(包括原发部位和细胞学类型)癌症诊断依据、诊断日期和诊断单位。

b.由个人剂量档案或有关记载获得该人接受射线的种类、照射条件、开始受照时间和照射延续时间,估算或重建受到有关照射的靶器官吸收剂量。剂量估算方法可参照 GB/T 16149、GBZ 128、GBZ 129、GBZ 166 和 GB/T 17982 的规定执行。

c.兼有化学致癌物质职业性暴露时,应对致癌物的种类、暴露水平和暴露时间加以说明。

d.氡子体的个人累积暴露量按 GB/T 18198 估算。

3.2 根据 3.1 所列资料,按照附录内容计算所患癌症起因于既往照射的 PC 值。

附录 A 病因概率的计算方法、计算参数和计算例

(资料性附录)

A.1 病因概率(PC)的计算方法

病因概率 PC 表示个人所患癌症起因于既往所受一定剂量照射的可能性,是一定剂量照射后癌症概率增加额与癌症总概率之比,用癌症相对危险增加值 ERR 计算,见式(A.1):

$$PC = \frac{ERR}{1+ERR} \times 100\% \qquad (A.1)$$

式中,PC 为放射致癌病因概率;ERR 为放射致癌超额相对危险。

A.2 癌超额相对危险(ERR)的计算和校正

A.2.1 ERR 的计算:ERR 为靶器官吸收剂量 F(D)单位(Gy)乘以由中国人肿瘤别、性别别、受照年龄(岁,e)别和发病年龄(岁,a)别 ERR/Gy 值。见式(A.2-1):

$$ERR = F(D) \times ERR_{Gy} \qquad (A.2-1)$$

式中,ERR 为放射致癌超额相对危险;F(D)为剂量函数,D 为靶器官吸收剂量。对实体癌 F(D)=D;对白血病 F(D)=D×(1+0.87×D);ERR_{Gy}:单位剂量(每戈瑞)超额相对危险。

A.2.2 多次照射 ERR 的计算:当接受多次照射时,如接受剂量分别为 D,和 D 的两次照射时,用相互作用的相加模型,其合计的相对危险增加为各自相对危险之和,见式(A.2-2):

$$ERR_{(D_1,D_2)} = ERR_{(D_1)} + ERR_{(D_2)} \qquad (A.2\text{-}2)$$

式中，$ERR_{(D_1,D_2)}$ 为接受剂量分别为 D_1 和 D_2 两次照射时的超额相对危险；$ERR_{(D_1)}$ 为接受剂量为 D_1 一次照射时的超额相对危险；$ERR_{(D_2)}$ 为接受剂量为 D_2 一次照射时的超额相对危险。

A.2.3　复合照射 ERR 的计算：当接受剂量为 D，复合化学因子 Z 时，也按相加模型计算 ERR 合计值，见式（A.2-3）：

$$ERR_{(D,Z)} = ERR_{(D)} + ERR_{(Z)} \qquad (A.2\text{-}3)$$

式中，$ERR_{(D,Z)}$ 为接受剂量为 D，复合化学因子 Z 时的超额相对危险；$ERR_{(D)}$ 为接受剂量为 D 时的超额相对危险；$ERR_{(Z)}$ 为接受化学因子 Z 时的超额相对危险。

A.2.4　潜伏期校正：对潜伏期内发生的肿瘤 ERR 进行潜伏期校正。因不同癌症的潜伏期不同，需用不同潜伏期校正因子（T_t）校正（表 A2-1）。

潜伏期（t）＝发病年龄（a）－受照年龄（e），见式（A.2-4）：

$$ERR_{T_{校正}} = F(D) \times ERR_{Gy} \times T_t \qquad (A.2\text{-}4)$$

式中，$ERR_{T_{校正}}$ 为潜伏期校正后的超额相对危险；$F(D)$ 为剂量函数；ERR_{Gy} 为单位剂量的超额相对危险；T_t 为潜伏期校正因子。

表 A2-1　放射致癌潜伏期校正因子（T_t）

潜伏时间（t）/年	实体癌（包括氡致肺癌）	甲状腺癌	白血病
1	0.001 97	0.000 676	0.042 9
2	0.007 31	0.004 09	0.350
3	0.027 1	0.024 3	0.866
4	0.010 0	0.131	0.987
5	0.036 2	0.477	0.999
6	0.122	0.847	—
7	0.342	0.971	—
8	0.658	0.995	—
9	0.878	0.999	—
10	0.964	—	—
11	0.990	—	—
12	0.997	—	—
13	0.999	—	—

A.2.5　吸烟的校正：外照射致肺癌还需对吸烟校正因子（W_s）进行校正，见式（A.2-5）：

$$ERR_{Tw_{校正}} = F(D) \times ERR_{Gy} \times T_t \times W_s \qquad (A.2\text{-}5)$$

式中，$ERR_{Tw_{校正}}$ 为吸烟校正后的超额相对危险系数；$F(D)$ 为剂量函数；ERR_{Gy} 为单位剂量的超额相对危险；T_t 为潜伏期校正因子；W_s 为吸烟校正因子。

A.2.6　职业照射 ERR 计算：在计算 ERR 时，先把每年接受的累计剂量视为一次照射，按年逐年计算，求得每年的 ERR 值，再把历年得到的 ERR 值相加，得到合计 ERR，见式（A.2-6）：

$$ERR_{合计} = ERR_{第1年} + ERR_{第2年} + ERR_{第3年} + \cdots ERR_{第n年} \tag{A.2-6}$$

式中，$ERR_{合计}$ 为历年超额相对危险值的合计值；$ERR_{第1年}$ 为第 1 年超额相对危险值；$ERR_{第2年}$ 为第 2 年超额相对危险值；$ERR_{第3年}$ 为第 3 年超额相对危险值；$ERR_{第n年}$ 为第 n 年超额相对危险值。

A.2.7　$DDREF$ 校正：考虑到职业照射多为低 LET 慢性小剂量照射（年累积剂量≤0.2 Gy），故还需经 $DDREF$ 校正（$DDREF = 1.5$），见式（A.2-7）：

$$ERR_{合计校正} = \frac{ERR_{合计}}{DDREF} \tag{A.2-7}$$

式中，$ERR_{合计校正}$ 为经剂量与剂量效应因子校正后的超额相对危险；$ERR_{合计}$ 为逐年累加后的超额相对危险值；$DDREF$ 为剂量和剂量率效应因子，仅用于实体癌，白血病不用此参数校正。

A.3　95％可信限上限病因概率的估算

A.3.1　95％可信限上限病因概率计算公式

病因概率的 95％的可信上限见式（A.3-1）。

$$PC_{95\%,U} = G \times S^{1.96} = \exp(\ln G + 1.96 \ln S) \tag{A.3-1}$$

式中，$PC_{95\%,U}$ 为 95％可信限上限的 PC 值和经偏倚系数校正后的 95％可信限上限 PC 值；G 为 PC 的几何均数，即式（A.1）计算得到的 PC 值；S 为 PC 的几何标准差。

校正后的病因概率的 95％的可信上限见式（A.3-2）。

$$PC'_{95\%,U} = \frac{V \times PC_{95\%,U}}{1 + PC_{95\%,U} \times (V-1)} \tag{A.3-2}$$

式中，$PC'_{95\%,U}$ 为经偏倚系数校正后的 PC 的 95％可信限上限值；V 为 PC 的偏倚矫正系数；$PC_{95\%,U}$ 为 PC 的 95％可信限上限值。

A.3.2　各种癌症的综合不确定性和偏倚校正系数

各种癌症的综合不确定性（S）和偏倚校正系数（V）见表 A3-1。

表 A3-1　各种癌症的综合不确定性(S)和偏倚校正系数(V)

癌症种类	照射后时间/年	综合不确定性 S	偏倚校正系数 V
胃癌	5～14	1.79	1.15
	≥15	1374	1.62
结肠癌	5～14	1.68	1.15
	≥15	1.63	1.62
肺癌	5～14	1.79	1.15
	≥15	1.74	1.62
除慢淋外所有白血病	任何时间	1.59	1.62
急性或慢粒白血病	任何时间	1.61	1.15
女性乳腺癌	5～14	1.46	1.15
	≥15	1.40	1.62
食管癌	5～14	1.92	1.15
	≥15	1.88	1.62
膀胱癌	5～14	1.68	1.15
	≥15	1.63	1.62
肝癌	5～14	1.88	0.71
	≥15	1.84	1.00
甲状腺癌	5～14	1.54	0.71
	≥15	1.49	1.00
骨癌	任何时间	1.57	1.00

A.4　氡致肺癌超额相对危险的计算

氡致肺癌超额相对危险(ERR)用式(A.4-1)计算:

$$ERR = WLM^{0.82} \times ERR_{1\,WLM} \times T_t \qquad (A.4\text{-}1)$$

式中,WLM 为氡子体年累积照射量,工作水平月;$WLM^{0.82}$ 为氡子体照射量效应关系校正后值,WLM 为 10～40 WLM 时的 $WLM^{0.82}$ 值,见表 A4-1;ERR_{1WLM} 为 95% 分位数时 1WLM 氡子体照射超额相对危险系数,WLM-1 由表(A4-2)可查得依赖于诊断年龄(a,岁)和各年份暴露后经历的时间(t,年数)的有吸烟史者氡子体超额相对危险系数($ERR_{1WLM,95\%}$,吸烟);T_t 为潜伏期校正因子,见表 A2-1。

如无吸烟史时,由式(A.4-2)求得 $ERR_{1WLM,95\%,不吸烟}$。

$$ERR_{1WLM,95\%,不吸烟} = ERR_{1WLM,95\%,吸烟} \times T_t \times 3.8 \qquad (A.4-2)$$

式中,$ERR_{1WLM,95\%,不吸烟}$ 为不吸烟的超额相对危险系数值;$ERR_{1WLM,95\%,吸烟}$ 为吸烟的超额相对危险系数值;T_t 为潜伏期校正因子;3.8:给定 a 或 t 时不吸烟的超额相对危险系数值($ERR_{1WLM,95\%,不吸烟}$)与吸烟的相应值($ERR_{1WLM,95\%,吸烟}$)的比值。

表 A4-1 WLM 为 10~40 WLM 时氡子体照射量效应关于校正后值,$WLM^{0.82}$

WLM	$WLM^{0.82}$	WLM	$WLM^{0.82}$	WLM	$WLM^{0.82}$	WLM	$WLM^{0.82}$
10	6.61	18	10.7	26	14.5	34	18.0
11	7.14	19	11.2	27	14.9	35	18.5
12	7.67	20	11.7	28	15.4	36	18.9
13	8.19	21	12.1	29	15.8	37	19.3
14	8.71	22	12.6	30	16.3	38	19.7
15	9.21	23	13.1	31	16.7	39	20.2
16	9.71	24	13.5	32	17.1	40	20.6
17	10.2	25	14.0	33	17.6	—	—

表 A4-2 有吸烟史的氡致肺癌 $ERR_{1WLM,95\%,吸烟}$

年龄	年数(t)										
(a)	≤5	6	7	8	9	10	11	12	13	14	15
≤45	2.11	1.89	1.70	1.52	1.36	1.22	1.10	0.982	0.880	0.789	0.708
46	1.89	1.69	1.52	1.36	1.22	1.09	0.980	0.879	0.788	0.706	0.633
47	1.69	1.52	1.36	1.22	1.09	0.979	0.877	0.786	0.705	0.631	0.566
48	1.52	1.36	1.22	1.09	0.977	0.876	0.785	0.703	0.630	0.565	0.506
49	1.36	1.22	1.09	0.976	0.875	0.784	0.702	0.629	0.564	0.505	0.453
50	1.22	1.09	0.976	0.874	0.783	0.701	0.628	0.563	0.504	0.452	0.405
51	1.09	0.975	0.873	0.782	0.701	0.628	0.562	0.504	0.451	0.404	0.362
52	0.975	0.873	0.782	0.700	0.627	0.562	0.503	0.451	0.404	0.361	0.324
53	0.873	0.782	0.700	0.627	0.561	0.503	0.450	0.403	0.361	0.323	0.290
54	0.782	0.700	0.627	0.561	0.502	0.450	0.403	0.361	0.323	0.289	0.259
55	0.700	0.627	0.561	0.502	0.450	0.403	0.360	0.323	0.289	0.259	0.232

续表

年龄(a)	≤5	6	7	8	9	10	11	12	13	14	15
						年数(t)					
56	0.627	0.561	0.502	0.450	0.402	0.360	0.323	0.289	0.258	0.231	0.207
57	0.561	0.502	0.450	0.402	0.360	0.322	0.289	0.258	0.231	0.207	0.185
58	0.503	0.450	0.403	0.360	0.322	0.289	0.258	0.231	0.207	0.185	0.166
59	0.450	0.403	0.360	0.322	0.289	0.258	0.231	0.207	0.185	0.166	0.148
60	0.403	0.361	0.323	0.289	0.258	0.231	0.207	0.185	0.166	0.148	0.133
61	0.361	0.323	0.289	0.258	0.231	0.207	0.185	0.166	0.148	0.132	0.119
62	0.323	0.289	0.259	0.231	0.207	0.185	0.16	0.148	0.132	0.118	0.106
63	0.289	0.259	0.231	0.207	0.185	0.166	0.148	0.132	0.119	0.106	0.094 8
64	0.259	0.232	0.207	0.185	0.166	0.148	0.13	0.119	0.106	0.094 8	0.084 7
65	0.232	0.207	0.186	0.166	0.148	0.133	0.119	0.106	0.094 8	0.084 8	0.075 8
66	0.208	0.186	0.166	0.148	0.133	0.119	0.106	0.0948	0.0848	0.0758	0.0678
67	0.186	0.166	0.149	0.133	0.119	0.106	0.094 9	0.084 9	0.075 9	0.067 8	0.060 6
68	0.167	0.149	0.133	0.119	0.106	0.095 0	0.084 9	0.075 9	0.067 9	0.060 6	0.054 2
69	0.149	0.133	0.119	0.107	0.095 1	0.085 0	0.076 0	0.067 9	0.060 7	0.054 2	0.048 5
70	0.134	0.119	0.107	0.095 3	0.085 2	0.076 1	0.068 0	0.060 8	0.054 3	0.048 5	0.043 4
71	0.120	0.107	0.095 5	0.085 3	0.076 2	0.068 1	0.060 8	0.054 4	0.048 6	0.043 4	0.038 8
72	0.107	0.095 7	0.085 5	0.076 4	0.068 2	0.060 9	0.054 4	0.048 6	0.043 4	0.038 8	0.034 7
73	0.095 9	0.085 7	0.076 5	0.068 3	0.061 1	0.054 5	0.048 7	0.043 5	0.038 8	0.034 7	0.031 0
74	0.085 9	0.076 7	0.068 5	0.061 2	0.054 6	0.048 8	0.043 6	0.038 9	0.034 8	0.031 1	0.027 7
≥75	0.076 9	0.068 7	0.061 3	0.054 8	0.048 9	0.043 7	0.039 0	0.034 8	0.031 1	0.027 8	0.024 8

年龄(a)	16	17	18	19	20	21	22	23	24	≥25
					年数(t)					
≤45	0.634	0.569	0.510	0.457	0.410	0.367	0.329	0.295	0.265	0.237
46	0.567	0.508	0.456	0.408	0.366	0.328	0.294	0.264	0.236	0.212
47	0.507	0.455	0.407	0.365	0.327	0.293	0.263	0.236	0.211	0.189
48	0.454	0.406	0.364	0.326	0.292	0.262	0.235	0.210	0.189	0.169
49	0.406	0.363	0.326	0.292	0.261	0.234	0.210	0.188	0.168	0.151
50	0.363	0.325	0.291	0.261	0.234	0.209	0.188	0.168	0.150	0.135
51	0.324	0.290	0.260	0.233	0.209	0.187	0.168	0.150	0.134	0.120

续表

年龄	年数(t)									
(a)	16	17	18	19	20	21	22	23	24	≥25
52	0.290	0.260	0.233	0.208	0.187	0.167	0.150	0.134	0.120	0.108
53	0.259	0.232	0.208	0.186	0.167	0.149	0.134	0.120	0.107	0.096
54	0.232	0.208	0.186	0.166	0.149	0.133	0.120	0.107	0.095 8	0.085 8
55	0.207	0.186	0.166	0.149	0.133	0.119	0.107	0.095 6	0.085 6	0.076 6
56	0.185	0.166	0.149	0.133	0.119	0.107	0.095 4	0.085 4	0.076 4	0.068 4
57	0.166	0.148	0.133	0.119	0.106	0.095 2	0.085 2	0.076 3	0.068 3	0.061 1
58	0.148	0.133	0.119	0.106	0.095 1	0.085 1	0.076 2	0.068 2	0.061 0	0.054 6
59	0.133	0.119	0.106	0.095 0	0.085 0	0.076 0	0.068 1	0.060 9	0.054 5	0.048 8
60	0.119	0.106	0.094 9	0.084 9	0.076 0	0.068 0	0.060 8	0.054 4	0.048 7	0.043 6
61	0.106	0.094 8	0.0848	0.075 9	0.067 9	0.060 7	0.054 3	0.048 6	0.043 5	0.038 9
62	0.094 8	0.084 8	0.075 8	0.067 8	0.060 7	0.054 3	0.048 5	0.043 4	0.038 8	0.034 7
63	0.084 7	0.075 8	0.067 8	0.060 6	0.054 2	0.048 5	0.043 4	0.038 8	0.034 7	0.031 0
64	0.075 8	0.067 8	0.060 6	0.054 2	0.048 5	0.043 3	0.038 8	0.034 7	0.031 0	0.027 7
65	0.067 8	0.060 6	0.054 2	0.048 4	0.043 3	0.038 7	0.034 6	0.031 0	0.027 7	0.024 8
66	0.060 6	0.054 2	0.048 4	0.043 3	0.038 7	0.034 6	0.030 9	0.027 7	0.024 7	0.022 1
67	0.054 2	0.048 4	0.043 3	0.038 7	0.034 6	0.030 9	0.027 6	0.024 7	0.022 1	0.019 8
68	0.048 5	0.043 3	0.038 7	0.034 6	0.030 9	0.027 6	0.024 7	0.022 1	0.019 7	0.017 6
69	0.043 3	0.038 7	0.034 6	0.030 9	0.027 6	0.024 7	0.022 1	0.019 7	0.017 6	0.015 8
70	0.038 7	0.034 6	0.030 9	0.027 6	0.024 7	0.022 1	0.019 7	0.017 6	0.015 7	0.014 1
71	0.034 6	0.031	0.027 7	0.024 7	0.022 1	0.019 7	0.017 6	0.015 7	0.014 1	0.012 6
72	0.031 0	0.027 7	0.024 7	0.022 1	0.019 7	0.017 6	0.015 7	0.014 1	0.012 6	0.011 2
73	0.027 7	0.024 7	0.022 1	0.019 7	0.017 6	0.015 8	0.014 1	0.012 6	0.011 2	0.010 0
74	0.024 8	0.022 1	0.019 8	0.017 6	0.015 8	0.014 1	0.012 6	0.011 2	0.010 0	0.009 0
≥75	0.022 1	0.0198	0.017 7	0.015 8	0.014 1	0.012 6	0.011 2	0.010 0	0.009 0	0.008 0

A.5 放射致癌病因概率的参数和计算示例

A.5.1 计算白血病的参数和计算示例

计算示例1:某男,32岁患白血病,25～30岁期间,因职业照射致红骨髓累积剂量0.3 Gy计算来自所受照射的病因概率值的95%的上限值。

具体计算用参数及过程见表 A5-1。

表 A5-1 例 1 $ERR_{合计}$ 和 PC 均值计算表

受照年龄/岁	ERR_{1Gy}	D/Gy	$F(D)$	t/年	T_t	$ERR_{T校正}$	$ERR_{合计校正}$	PC/%	$PC'_{95\%上限}$/%
25	3.959	0.05	0.052 2	7	1	0.207			
26	3.961	0.05	0.052 2	6	1	0.207			
27	3.951	0.05	0.052 2	5	0.999	0.206	1.071	51.73	116
28	3.935	0.05	0.052 2	4	0.987	0.203			
29	3.925	0.05	0.052 2	3	0.866	0.177			
30	3.961	0.05	0.052 2	2	0.350	0.072 3			

注:1.查询 ERR_{1Gy},见表 A5-2。

2.$F(D)=D\times(1+0.87\times D)$。

3.$t=$ 诊断年龄－受照年龄,查询 T,见表 A2-1。

4.$ERR_{合计校正}=ERR\times F(D)\times T$。

5.$PC=ERR_{合计}|/(ERR_{合计}+1)\times100\%$。

表 A5-2 男性除慢淋以外白血病 ERR 值

受照年龄(e)/岁	患癌年龄($e+t$)/岁							
	16	17	18	19	20	21	22	23
15	67.421	32.702	21.391	15.796	12.464	10.255	8.689	7.524
16	—	56.638	28.333	18.876	14.125	11.264	9.354	7.989
17	—	—	47.530	24.535	16.653	12.634	10.186	8.538
18	—	—	—	39.864	21.240	14.695	11.305	9.219
19	—	—	—	—	33.430	18.389	12.973	10.124
20	—	—	—	—	—	28.036	15.929	11.460
21	—	—	—	—	—	—	23.521	13.807
22	—	—	—	—	—	—	—	19.743

受照年龄(e)/岁	患癌年龄($e+t$)/岁							
	24	25	26	27	28	29	30	31
15	6.625	5.914	5.339	4.864	4.468	4.134	3.846	3.597
16	6.967	6.175	5.545	5.034	4.610	4.255	3.953	3.694
17	7.351	6.458	5.763	5.206	4.752	4.375	4.058	3.787
18	7.801	6.773	5.995	5.385	4.895	4.493	4.158	3.875
19	8.352	7.135	6.248	5.572	5.038	4.609	4.255	3.959
20	9.075	7.572	6.534	5.771	5.185	4.722	4.346	4.035
21	10.133	8.142	6.875	5.992	5.338	4.833	4.431	4.104
22	11.975	8.967	7.314	6.250	5.501	4.943	4.511	4.164

续表

受照年龄(e)	患癌年龄(e+t)/岁							
/岁	24	25	26	27	28	29	30	31
23	16.581	10.395	7.943	6.576	5.687	5.058	4.585	4.216
24	—	13.936	9.032	7.045	5.921	5.183	4.656	4.258
25	—	—	11.721	7.854	6.254	5.337	4.729	4.292
26	—	—	—	9.865	6.837	5.558	4.817	4.321
27	—	—	—	—	8.309	5.957	4.945	4.350
28	—	—	—	—	—	7.003	5.195	4.403
29	—	—	—	—	—	—	5.908	4.535
30	—	—	—	—	—	—	—	4.985

受照年龄(e)	患癌年龄(e+t)/岁							
/岁	32	33	34	35	36	37	38	39
15	3.381	3.190	3.020	2.868	2.729	2.603	2.486	2.376
16	3.469	3.272	3.097	2.941	2.799	2.670	2.549	2.438
17	3.553	3.349	3.168	3.008	2.864	2.732	2.612	2.498
18	3.632	3.422	3.237	3.073	2.925	2.792	2.669	2.554
19	3.706	3.489	3.300	3.132	2.982	2.847	2.722	2.607
20	3.773	3.549	3.355	3.185	3.033	2.896	2.771	2.655
21	3.831	3.601	3.402	3.229	3.076	2.939	2.813	2.696
22	3.881	3.643	3.440	3.265	3.111	2.973	2.847	2.731
23	3.919	3.674	3.467	3.290	3.135	2.998	2.873	2.758
24	3.945	3.692	3.482	3.303	3.149	3.012	2.889	2.775
25	3.959	3.696	3.482	3.302	3.149	3.014	2.894	2.783
26	3.961	3.686	3.466	3.287	3.134	3.002	2.885	2.779
27	3.951	3.659	3.434	3.253	3.104	2.976	2.863	2.761
28	3.935	3.618	3.384	3.202	3.055	2.932	2.825	2.728
29	3.925	3.562	3.314	3.131	2.987	2.869	2.769	2.680
30	3.961	3.502	3.227	3.038	2.898	2.787	2.695	2.613
31	4.982	3.960	3.502	3.227	3.038	2.896	2.783	2.687
32	—	4.981	3.960	3.502	3.226	3.036	2.891	2.775
33	—	—	4.981	3.959	3.501	3.224	3.031	2.884
34	—	—	—	4.981	3.959	3.499	3.220	3.024
35	—	—	—	—	4.980	3.957	3.495	3.212
36	—	—	—	—	—	4.978	3.952	3.487

| 受照年龄(e) | 患癌年龄(e＋t)/岁 | | | | | | | |
/岁	32	33	34	35	36	37	38	39
37	—	—	—	—	—	—	4.974	3.945
38	—	—	—	—	—	—	—	4.966
15	2.273	2.175	2.081	1.989	1.902	1.816	1.732	1.652
16	2.334	2.233	2.137	2.044	1.953	1.865	1.780	1.697
17	2.391	2.289	2.191	2.096	2.005	1.914	1.827	1.742
18	2.445	2.343	2.244	2.147	2.053	1.962	1.873	1.786
19	2.497	2.393	2.293	2.196	2.101	2.007	1.917	1.828
20	2.545	2.440	2.338	2.241	2.144	2.051	1.959	1.869
21	2.586	2.481	2.380	2.282	2.185	2.091	1.998	1.906
22	2.622	2.518	2.417	2.318	2.222	2.127	2.034	1.943
23	2.650	2.547	2.448	2.350	2.254	2.159	2.065	1.974

| 受照年龄(e) | 患癌年龄(e＋t)/岁 | | | | | | | |
/岁	40	41	42	43	44	45	46	47
24	2.670	2.568	2.471	2.374	2.279	2.186	2.094	2.001
25	2.680	2.581	2.486	2.392	2.299	2.207	2.115	2.024
26	2.680	2.584	2.492	2.401	2.311	2.221	2.132	2.041
27	2.665	2.575	2.488	2.401	2.314	2.227	2.140	2.053
28	2.640	2.555	2.472	2.390	2.308	2.224	2.140	2.056
29	2.598	2.520	2.444	2.368	2.291	2.213	2.132	2.052
30	2.540	2.470	2.402	2.333	2.262	2.190	2.115	2.039
31	2.602	2.524	2.448	2.374	2.299	2.223	2.145	2.066
32	2.675	2.585	2.502	2.420	2.340	2.260	2.178	2.096
33	2.764	2.659	2.563	2.474	2.387	2.301	2.215	2.129
34	2.872	2.747	2.637	2.536	2.440	2.347	2.257	2.166

A.5.2　计算甲状腺癌的参数和计算示例

甲状腺癌超额危险系数

计算示例 2

某男,33 岁患甲状腺癌,25 岁因职业照射,受照 0.25 Gy。计算职业照射病因概率值的 95％的上限值。具体计算参数及过程见表 A5-3。

表 A5-3 $ERR_{合计校正}$ 和 PC 均值计算表

受照年龄/岁	$ERR_{1\,Gy}$	D/Gy	$F(D)$	t/年	T_t	剂量及剂量率范围	$DDREF$	$ERR_{合计校正}$	$ERR_{合计}$	$PC/\%$
25	0.803	0.25	0.25	8	0.995	高	1	0.20	0.20	16.67

注:1.查询 $ERR_{1\,Gy}$,见表 A5-4 甲状腺癌男性列。

2.$F(D)=D$。

3.$t=$诊断年龄-受照年龄。

4.查询 T,见表 A2-1。

5.剂量及剂量率范围的定义:年累积剂量≤0.2 Gy 为低剂量,否则为高剂量;单次照射剂量≤0.2 Gy 为低剂量率,否则为高剂量率。

6.$DDREF$ 取值:低剂量、低剂量率 $DDREF=1.5$,否则为 1。

7.$ERR_{合计校正}=ERR\times D\times T/DDREF$。

8.$PC=ERR_{合计}/(ERR_{合计}+1)\times100\%$。

表 A5-4 甲状腺 $ERR_{1\,Gy}$ 值

受照年龄(e)/岁	男性	女性
15	1.841	3.647
16	1.694	3.356
17	1.559	3.089
18	1.435	2.843
19	1.321	2.616
20	1.215	2.408
21	1.119	2.216
22	1.030	2.040
23	0.948	1.877
24	0.872	1.728
25	0.803	1.590
26	0.739	1.463
27	0.680	1.347
28	0.626	1.240
29	0.576	1.141
30	0.530	1.050
31	0.488	0.966
32	0.449	0.889

受照年龄(e)/岁	男性	女性
33	0.413	0.819
34	0.380	0.753
35	0.350	0.693
36	0.322	0.638
37	0.296	0.587
38	0.273	0.541
39	0.251	0.497
40	0.231	0.458
41	0.213	0.421
42	0.196	0.388
43	0.180	0.357
44	0.166	0.329
45	0.153	0.302
46	0.140	0.278
47	0.129	0.256
48	0.119	0.236
49	0.109	0.217
50	0.101	0.200
51	0.093	0.184
52	0.085	0.169
53	0.079	0.156
54	0.072	0.143
55	0.067	0.132
56	0.061	0.121
57	0.056	0.112
58	0.052	0.103
59	0.048	0.095
60+	0.044	0.087

A.5.3　计算氡子体诱发肺癌的参数和计算示例

计算示例 3

患者男性,40~44 岁间从事铀矿井下作业 5 年,历史暴露量见下表,50 岁患肺癌,计算来自井下职业照射的病因概率 95% 的上限值。如果该患者目前吸烟 10~20 支/d。计算其来自井下职业照射的病因概率 95% 的上限值。具体计算用参数及过程见表

A5-5。

表 A5-5　$ERR_{合计}$ 和 $PC_{95\%}$ 上限值计算表

受照年龄/岁	WLM	$WLM^{0.82}$	t/年	$ERR_{1WLM95\%}$	T_t	$ERR_{1WLM校正95\%}$	$ERR_{合计95\%}$	$ERR_{合计吸烟95\%}$	$PC_{95\%上限}$/%
40	8.5	6.61	10	0.701	0.964	4.63			
41	7.0	4.93	9	0.783	0.878	3.86			
42	7.2	5.05	8	0.874	0.658	4.41	12.21	46.41	97.89
43	4.0	3.12	7	0.976	0.342	3.04			
44	4.0	3.12	6	1.09	0.122	3.40			

1.查询 $WLM^{0.82}$，见表 A4-1。

2.$t=$诊断年龄－受照年龄；查询 ERR_{1WLM}，见表 A4-2。

3.查询 T，见表 A2-1。

4.$ERR_{1WLM校正}=WLM^{0.82}\times ERR_{1WLM,95\%,吸烟}\times T_t$。

5.$ERR_{合计不吸烟95\%}=ERR_{合计95\%,吸烟}\times 3.8$。

6.$PC_{95\%上限}=ERR_{合计}/(ERR_{合计}+1)$。

A.5.4　计算胃癌的参数和计算示例

女性胃癌超额危险系数

计算示例 4

患者女，50 岁患胃癌，25 岁因职业照射，受照 0.1 Gy。计算职业照射病因概率值的 95% 的上限值。具体计算用参数及过程见表 A5-6。

表 A5-6　$ERR_{合计}$ 和 PC 均值计算表

受照年龄/岁	ERR_{1Gy}	D/Gy	$F(D)$	t/年	T_t	剂量及剂量率范围	$DDREF$	$ERR_{合计校正}$	$ERR_{合计}$	PC/%	$PC'_{95\%上限}$/%
25	1.046	0.1	0.1	30	1	低	1.5	0.0697	0.0697	6.52	28

1.查询 ERR_{1Gy}，见表 A5-7 女性胃癌。

2.$F(D)=D$。

3.$T=$诊断年龄－受照年龄。

4.查询 T_t，见表 A2-1。

剂量及剂量率范围的定义：年累积剂量 $\leqslant 0.2$ Gy 为低剂量，否则为高剂量；单次照射剂量$\leqslant 0.2$ Gy 为低剂量率，否则为高剂量率。

5.$DDREF$ 取值：低剂量、低剂量率 $DDREF=1.5$，否则为 1。

6.$ERR_{校正合计}=ERR\times D\times T/DDREF$。

7.$PC=ERR_{合计}/(ERR_{合计}+1)\times 100\%$。

表 A5-7　女性胃癌 $ERR_{1\,Gy}$ 值

受照年龄 (e)/岁	患癌年龄(e+t)/岁											
	15	16	17	18	19	20	21	2	23	24	25	26
15	59.70	10.096	4.973	4.115	3.684	3.401	3.194	3.036	2.912	2.817	2.741	2.683
16	—	9.725	4.811	3.982	3.566	3.290	3.091	2.937	2.818	2.724	2.651	2.594
17	—	—	4.644	3.851	3.449	3.184	2.991	2.841	2.725	2.634	2.562	2.507
18	—	—	—	3.723	3.335	3.081	2.894	2.749	2.636	2.546	2.478	2.423
19	—	—	—	—	3.227	2.981	2.799	2.658	2.550	2.462	2.395	2.342
20	—	—	—	—	—	2.885	2.709	2.573	2.46	2.382	2.315	2.264
21	—	—	—	—	—	—	2.621	2.489	2.386	2.304	2.239	2.189
22	—	—	—	—	—	—	—	2.408	2.307	2.228	2.165	2.116
23	—	—	—	—	—	—	—	—	2.233	2.155	2.094	2.045
24	—	—	—	—	—	—	—	—	—	2.085	2.025	1.978
25	—	—	—	—	—	—	—	—	—	—	1.957	1.912
26	—	—	—	—	—	—	—	—	—	—	—	1.848

受照年龄 (e)/岁	患癌年龄(e+t)/岁											
	27	28	29	30	31	32	3	34	35	36	37	38
15	2.640	2.608	2.584	2.565	2.550	2.534	2.514	2.491	2.460	2.421	2.374	2.319
16	2.551	2.519	2.496	2.477	2.461	2.446	2.427	2.403	2.373	2.336	2.289	2.236
17	2.465	2.433	2.410	2.392	2.376	2.360	2.342	2.319	2.289	2.253	2.208	2.157
18	2.382	2.352	2.328	2.310	2.294	2.279	2.260	2.238	2.209	2.173	2.130	2.080
19	2.302	2.272	2.249	2.231	2.215	2.199	2.181	2.159	2.131	2.096	2.055	2.006
20	2.225	2.195	2.172	2.154	2.138	2.122	2.104	2.083	2.055	2.022	1.982	1.935
21	2.150	2.121	2.098	2.080	2.064	2.049	2.032	2.011	1.983	1.951	1.912	1.867
22	2.078	2.049	2.027	2.009	1.994	1.978	1.960	1.940	1.914	1.882	1.844	1.800
23	2.008	1.980	1.958	1.940	1.925	1.910	1.893	1.872	1.846	1.816	1.778	1.736
24	1.941	1.913	1.891	1.874	1.859	1.844	1.826	1.806	1.781	1.752	1.716	1.675
25	1.876	1.849	1.827	1.810	1.795	1.780	1.763	1.743	1.719	1.690	1.655	1.616
26	1.813	1.786	1.766	1.748	1.733	1.718	1.702	1.683	1.659	1.630	1.597	1.559
27	1.752	1.727	1.706	1.689	1.673	1.658	1.643	1.624	1.601	1.574	1.540	1.504
28	—	1.668	1.648	1.631	1.616	1.602	1.585	1.567	1.545	1.518	1.487	1.451
29	—	—	1.593	1.575	1.561	1.547	1.530	1.512	1.491	1.464	1.434	1.400
30＋	—	—	—	1.522	1.507	1.493	1.478	1.460	1.439	1.413	1.384	1.351

续表

受照年龄	患癌年龄($e+t$)/岁											
(e)/岁	39	40	41	42	43	44	45	46	47	48	49	50
15	2.257	2.189	2.118	2.044	1.969	1.894	1.821	1.750	1.682	1.617	1.555	1.497
16	2.176	2.111	2.042	1.971	1.899	1.827	1.756	1.688	1.622	1.559	1.500	1.444
17	2.099	2.036	1.969	1.901	1.831	1.762	1.694	1.628	1.565	1.504	1.447	1.392
18	2.025	1.964	1.899	1.83	1.766	1.699	1.634	1.570	1.509	1.451	1.396	1.343
19	1.952	1.894	1.832	1.768	1.703	1.639	1.576	1.515	1.456	1.399	1.347	1.296
20	1.83	1.826	1.766	1.705	1.643	1.580	1.520	1.461	1.404	1.351	1.299	1.250
21	1.816	1.761	1.704	1.645	1.584	1.525	1.46	1.409	1.355	1.302	1.253	1.207
22	1.751	1.699	1.643	1.586	1.528	1.470	1.414	1.359	1.307	1.257	1.209	1.164
23	1.689	1.639	1.585	1.530	1.474	1.418	1.364	1.311	1.261	1.212	1.166	1.123
24	1.630	1.581	1.529	1.476	1.422	1.368	1.316	1.265	1.216	1.169	1.125	1.084
25	1.572	1.525	1.474	1.424	1.372	1.320	1.269	1.220	1.173	1.128	1.086	1.046
26	1.516	1.471	1.422	1.373	1.323	1.273	1.225	1.177	1.132	1.089	1.048	1.009
27	1.463	1.419	1.372	1.324	1.276	1.28	1.182	1.136	1.092	1.051	1.011	0.974
28	1.412	1.368	1.324	1.278	1.232	1.185	1.140	1.096	1.054	1.014	0.976	0.940
29	1.361	1.320	1.277	1.233	1.188	1.144	1.100	1.057	1.017	0.978	0.942	0.906
30+	1.313	1.274	1.232	1.189	1.146	1.103	1.061	1.020	0.981	0.944	0.908	0.875

受照年龄	患癌年龄($e+t$)/岁											
(e)/岁	51	52	53	54	5	56	57	58	59	60	61	62
15	1.441	1.390	1.342	1.296	1.253	1.214	1.177	1.142	1.111	1.080	1.053	1.026
16	1.390	1.341	1.294	1.251	1.209	1.172	1.136	1.103	1.072	1.043	1.016	0.991
17	1.341	1.293	1.248	1.207	1.167	1.131	1.096	1.064	1.034	1.006	0.980	0.956
18	1.294	1.248	1.204	1.164	1.126	1.091	1.058	1.026	0.998	0.971	0.946	0.922
19	1.248	1.204	1.162	1.123	1.087	1.052	1.020	0.991	0.963	0.937	0.913	0.890
20	1.204	1.162	1.122	1.084	1.049	1.016	0.985	0.956	0.929	0.904	0.881	0.859
21	1.162	1.121	1.082	1.046	1.012	0.981	0.951	0.923	0.897	0.873	0.850	0.830
22	1.121	1.082	1.044	1.009	0.976	0.946	0.918	0.891	0.866	0.842	0.821	0.801
23	1.082	1.044	1.007	0.974	0.943	0.913	0.885	0.860	0.835	0.813	0.792	0.773

续表

受照年龄	患癌年龄（$e+t$）/岁											
（e）/岁	51	52	53	54	5	56	57	58	59	60	61	62
24	1.044	1.007	0.973	0.940	0.910	0.881	0.854	0.830	0.806	0.785	0.765	0.746
25	1.008	0.972	0.938	0.907	0.878	0.850	0.825	0.801	0.779	0.758	0.738	0.720
26	0.972	0.938	0.906	0.875	0.847	0.821	0.796	0.773	0.751	0.731	0.713	0.695
27	0.938	0.905	0.874	0.845	0.818	0.792	0.768	0.746	0.726	0.706	0.688	0.671
28	0.906	0.874	0.843	0.816	0.790	0.765	0.742	0.720	0.700	0.682	0.664	0.648
29	0.874	0.843	0.814	0.787	0.762	0.738	0.716	0.696	0.676	0.658	0.641	0.625
30＋	0.844	0.813	0.786	0.760	0.735	0.713	0.691	0.671	0.652	0.635	0.619	0.603

（梁　硕）

参考文献

［1］龚守良.医学放射生物学［M］.第 4 版.北京:原子能出版社,2015.

［2］毛秉智,陈家佩.急性放射病基础与临床［M］.第 1 版.北京:军事医学科学院出版社,2002.

［3］周继文,孟德山,谭绍智.放射性疾病诊断标准应用手册［M］.第 1 版.北京:中国标准出版社,2002.

［4］乔建辉,余长林,罗卫东,等.一例极重度骨髓型急性放射病的临床救治［J］.中华放射医学与防护杂志,2007,27(1):6-10.

［5］GBZ 104—2017.中华人民共和国国家职业卫生标准.职业性外照射急性放射病诊断.

［6］GBZ 105—2017.中华人民共和国国家职业卫生标准.职业性外照射慢性放射病诊断.

［7］GBZ 106—2020.中华人民共和国国家职业卫生标准.职业性放射性皮肤疾病诊断.

［8］GBZ 95—2014.中华人民共和国国家职业卫生标准.职业性放射性白内障的诊断.

［9］GBZ 97—2017.中华人民共和国国家职业卫生标准.职业性放射性肿瘤判断规范.

［10］美国国立卫生研究院特别工作组报告(NIH 85-2748).放射流行病学表,1985.北京放射医学研究所译.卫生部卫生防疫司出版,1987.

［11］陈景云.辐射诱发白血病危险在中国人群中的应用研究［D］.中国医学科学院 &
北京协和医学研究所,2015.

附 录

Ⅰ.常量、微量和超微量度、量、衡单位名称

表Ⅰ-1　度

中文名	英文名	略语	以米计
千米	kilometer	km	10^3
米	meter	m	10^0
分米	decimeter	dm	10^{-1}
厘米	centimeter	cm	10^{-2}
毫米	millimeter	mm	10^{-3}
微米	micrometer	$\mu, \mu m$	10^{-6}
毫微米	namometer	nm,mu	10^{-9}
微微米	picometer	pm,$\mu\mu$	10^{-12}
毫微微米	femtometer	fm	10^{-15}
微微微米	attomerter	am	10^{-18}

表Ⅰ-2　量

中文名	英文名	略 语	以升计
千升	kiloliter	kL	10^3
升	liter	L	10^0
分升	deciliter	dL	10^{-1}
厘升	centiliter	cL	10^{-2}
毫升	milliliter	mL	10^{-3}
微升	microliter	μL	10^{-6}
毫微升	namoliter	nL	10^{-9}
微微升	picoliter	pL	10^{-12}
豪微微升	femtoliter	fL	10^{-15}
微微微升	attoliter	aL	10^{-18}

表 I -3　衡

中文名	英文名	略　语	以克计
千克	kilogram	kg	10^3
克	gram	g	10^0
分克	decigram	dg	10^{-1}
厘克	centigram	cg	10^{-2}
毫克	milligram	mg	10^{-3}
微克	microgram	μg	10^{-6}
毫微克	namogram	ng	10^{-9}
微微克	picogram	pg	10^{-12}
豪微微克	femtogram	fg	10^{-15}
微微微克	attogram	ag	10^{-18}

II.基本物理常数表

物理量	量符号	数　值	单　位
阿伏伽德罗常数	N_A	6.022 136 (36)$\times 10^{23}$	mol^{-1}
普朗克常数	h	6.626 075 5(40)$\times 10^{-34}$	$J \cdot s$
真空中的光速	c_0	299 792 458(准确值)	$m \cdot s^{-1}$
介电常数	ε_0	8.854 187 817$\times 10^{-12}$(准确值)	$F \cdot m^{-1}$
元电荷	e	1.602 177 33 (49)$\times 10^{-19}$	C
原子质量单位	U	1.660 540$\times 10^{-27}$	kg
法拉第常数	F	96 485.309 (29)	$C \cdot mol^{-1}$
波耳兹曼常数	k	1.380 658 (12)$\times 10^{-23}$	$J \cdot K^{-1}$
波尔磁子	μ_B	9.274 015 4 (31)$\times 10^{-24}$	$A \cdot m^2$
核磁子	μ_N	5.050 786 6 (17)$\times 10^{-27}$	$A \cdot m^2$
电子:[静]质量	m_e	9.109 389 7(54)$\times 10^{-31}$	kg
		5.485 799 03 (13)$\times 10^{-4}$	u
荷质比	e/m_e	-1.758 819 62$\times 10^{11}$	$C \cdot kg^{-1}$

续表

物理量	量符号	数 值	单 位
康普顿波长	$\lambda_{C,e}$	$2.426\ 310\ 58 \times 10^{-12}$	M
磁矩	μ_e	$9.284\ 770\ 1 \times 10^{-24}$	$J \cdot T^{-1}$
质子:[静]质量	m_p	$1.672\ 623\ 1(10) \times 10^{-27}$	kg
		$1.007\ 276\ 470\ (12)$	U
		$938.272\ 31$	MeV
质子/电子质量比	m_p/m_e	$1\ 836.152\ 701$	
康普顿波长	$\lambda_{C,p}$	$1.321\ 410\ 02 \times 10^{-15}$	m
磁矩	μ_p	$1.410\ 607\ 61 \times 10^{-26}$	$J \cdot T^{-1}$
中子:[静]质量	m_n	$1.674\ 928\ 6\ (10) \times 10^{-27}$	kg
		$1.008\ 664\ 904\ (14)$	u
		$939.565\ 63$	MeV
康普顿波长	$\lambda_{C,n}$	$1.319\ 591\ 10 \times 10^{-15}$	m
磁矩	μ_n	$9.662\ 370\ 7 \times 10^{-27}$	$J \cdot T^{-1}$

Ⅲ.放射性核素的毒性分组

1.极毒组

^{148}Gd，^{210}Po，^{223}Ra，^{224}Ra，^{225}Ra，^{226}Ra，^{228}Ra，^{225}Ac，^{227}Ac，^{227}Th，^{228}Th，^{229}Th，^{230}Th，^{231}Pa，^{230}U，^{232}U，^{233}U，^{234}U，^{236}Np（$T_1 = 1.15 \times 10^5$ a），^{236}Pu，^{238}Pu，^{239}Pu，^{240}Pu，^{242}Pu，^{241}Am，^{242m}Am，^{243}Am，^{240}Cm，^{242}Cm，^{243}Cm，^{244}Cm，^{245}Cm，^{246}Cm，^{248}Cm，^{250}Cm，^{247}Bk，^{248}Cf，^{249}Cf，^{250}Cf，^{251}Cf，^{252}Cf，^{254}Cf，^{253}Es，^{254}Es，^{257}Fm，^{258}Md

2.高毒组

^{10}Be，^{32}Si，^{44}Ti，^{60}Fe，^{60}Co，^{90}Sr，^{94}Nb，^{106}Ru，^{108m}Ag，^{113m}Cd，^{126}Sn，^{144}Ce，^{146}Sm，^{150}Eu（$T_1 = 34.2$ a），^{152}Eu，^{154}Eu，^{158}Tb，^{166m}Ho，^{172}Hf，^{178m}Hf，^{194}Os，^{192m}Ir，^{210}Pb，^{210}Bi，^{210m}Bi，^{212}Bi，^{213}Bi，^{211}At，^{224}Ac，^{226}Ac，^{228}Ac，^{226}Th，^{227}Pa，^{228}Pa，^{230}Pa，^{236}U，^{237}Np，^{241}Pu，^{244}Pu，^{241}Cm，^{247}Cm，^{249}Bk，^{246}Cf，^{253}Cf，^{254m}Es，^{252}Fm，^{253}Fm，^{254}Fm，^{255}Fm，^{257}Md

属于这一毒性组的还有如下气态或蒸汽态放射性核素：^{126}I，^{193}mHg，^{194}Hg

3.中毒组

^{22}Na，^{24}Na，^{28}Mg，^{26}Al，^{32}P，^{33}P，^{35}S（无机），^{36}Cl，^{45}Ca，^{47}Ca，^{44m}Sc，^{46}Sc，^{47}Sc，^{48}Sc，^{48}V，^{52}Mn，^{54}Mn，^{52}Fe，^{55}Fe，^{59}Fe，^{55}Co，^{56}Co，^{57}Co，^{58}Co，^{56}Ni，^{57}Ni，^{63}Ni，^{66}Ni，^{67}Cu，^{62}Zn，^{65}Zn，^{69m}Zn，^{72}Zn，^{66}Ga，^{67}Ga，^{72}Ga，^{68}Ge，^{69}Ge，^{77}Ge，^{71}As，^{72}As，^{73}As，^{74}As，^{76}As，^{77}As，^{75}Se，^{76}Br，^{82}Br，^{83}Rb，^{84}Rb，^{86}Rb，^{82}Sr，^{83}Sr，^{85}Sr，^{89}Sr，^{91}Sr，^{92}Sr，^{86}Y，^{87}Y，^{88}Y，^{90}Y，^{91}Y，^{93}Y，^{86}Zr，^{88}Zr，^{89}Zr，^{95}Zr，^{97}Zr，^{90}Nb，^{93m}Nb，^{95}Nb，^{95m}Nb，^{96}Nb，^{90}Mo，^{93}Mo，^{99}Mo，^{95m}Tc，^{96}Tc，^{97m}Tc，^{103}Ru，^{99}Rh，^{100}Rh，^{101}Rh，^{102}Rh，^{102m}Rh

^{105}Rh，^{100}Pd，^{103}Pd，^{109}Pd，^{105}Ag，^{106m}Ag，^{110m}Ag，^{111}Ag，^{109}Cd，^{115}Cd，^{115m}Cd，^{111}In，^{114m}In，^{113}Sn，^{117m}Sn，^{119m}Sn，^{121m}Sn，^{123}Sn，^{125}Sn，^{120}Sb（$T_1 = 5.76$ d），^{122}Sb，^{124}Sb，^{125}Sb，^{126}Sb，^{127}Sb，^{128}Sb（$T_1 = 9.01$ h），^{129}Sb，^{121}Te，^{121m}Te，^{123m}Te，^{125m}Te，^{127m}Te，^{129m}Te，^{131m}Te，^{132}Te，^{124}I，^{125}I，^{126}I，^{130}I，^{131}I，^{133}I，^{135}I，^{132}Cs，^{134}Cs，^{136}Cs，^{137}Cs，^{128}Ba，^{131}Ba，^{133}Ba，^{140}Ba，^{137}La，^{140}La，^{134}Ce，^{135}Ce，^{137m}Ce，^{139}Ce，^{141}Ce，^{143}Ce，^{142}Pr，^{143}Pr，^{138}Nd，^{147}Nd，^{143}Pm，^{144}Pm，^{145}Pm，^{146}Pm，^{147}Pm，^{148}Pm，^{148m}Pm

^{149}Pm，^{151}Pm，^{145}Sm，^{151}Sm，^{153}Sm，^{145}Eu，^{146}Eu，^{147}Eu，^{148}Eu，^{149}Eu，^{155}Eu，^{156}Eu，^{157}Eu，^{146}Gd，^{147}Gd，^{149}Gd，^{151}Gd，^{153}Gd，^{159}Gd，^{149}Tb，^{151}Tb，^{154}Tb，^{156}Tb，^{157}Tb，^{160}Tb，^{161}Td，^{159}Dy，^{166}Dy，^{166}Ho，^{169}Er，^{172}Er，^{167}Tm，^{170}Tm，^{171}Tm，^{172}Tm，^{166}Yb，^{169}Yb，^{175}Yb，^{169}Lu，^{170}Lu，^{171}Lu，^{172}Lu，^{173}Lu，^{174}Lu，^{174mL}u，^{177}Lu，^{177mL}u，^{170}Hf，^{175}Hf，^{179m}Hf，^{181}Hf，^{184}Hf，^{179}Ta，^{182}Ta，^{183}Ta，^{184}Ta，^{188}W，^{181}Re，^{182}Re（$T_1 = 2.67$ d），^{184}Re，^{184m}Re，^{186}Re，^{188}Re，^{189}Re，^{182}Os，^{185}Os，^{191}Os，^{193}Os，^{186}Ir（$T_1 = 15.8$ h），^{188}Ir

^{189}Ir，^{190}Ir，^{192}Ir，^{193m}Ir，^{194}Ir，^{194m}Ir，^{188}Pt，^{200}Pt，^{194}Au，^{195}Au，^{198}Au，^{198m}Au，^{199}Au，^{200m}Au，^{193m}Hg（无机），^{194}Hg，^{195m}Hg（无机），^{197}Hg（无机），^{197m}Hg（无机），^{203}Hg，^{204}Tl，^{211}Pb，^{212}Pb，^{214}Pb，^{203}Bi，^{205}Bi，^{206}Bi，^{207}Bi，^{214}Bi，^{207}At，^{222}Fr，^{223}Fr，^{227}Ra，^{231}Th，^{234}Th，Th$_{天然}$，^{232}Pa，^{233}Pa，^{234}Pa，^{231}U，^{237}U，^{240}U，U$_{天然}$，^{234}Np，^{235}Np，^{236}Np（$T_2 = 22.5$ h），^{238}Np，^{239}Np，^{234}Pu，^{237}Pu，^{245}Pu，^{246}Pu，^{240}Am，^{242}Am，^{244}Am，^{288}Cm，^{245}Bk，^{246}Bk，^{250}Bk，^{244}Cf，^{250}Es，^{251}Es

属于这一毒性组的还有如下气态或蒸汽态放射性核素：

^{14}C，^{35}S$_2$，^{56}Ni（羰基），^{57}Ni（羰基），^{63}Ni（羰基），^{65}Ni（羰基），^{66}Ni（羰基），^{103}RuO$_4$，^{106}RuO$_4$，^{121}Te，^{121m}Te，^{123m}Te，^{125m}Te，^{127m}Te，^{129m}Te，^{131m}Te，^{132}Te，^{120}I，^{124}I，^{124}I（甲基），^{125}I，^{125}I（甲基），^{126}I（甲基），^{130}I，^{130}I（甲基），^{131}I，^{131}I（甲基），^{132}I，^{132m}I，^{133}I，

^{133}I(甲基),^{135}I,^{135}I(甲基)(甲基),^{193}Hg,^{195}Hg,^{195m}Hg,^{197}Hg,^{197m}Hg,^{203}Hg

4.低毒组

^{7}Be,^{18}F,^{31}Si,^{38}Cl,^{39}Cl,^{40}K,^{43}K,^{43}K,^{44}K,^{45}K,^{41}Ca,^{43}Sc,^{44}Sc,^{49}Sc,^{45}Ti,^{47}V,^{49}V,^{48}Cr,^{49}Cr,^{51}Cr,^{51}Mn,^{52m}Mn,^{53}Mn,^{56}Mn,^{58m}Co,^{60m}Co,^{61}Co,^{62m}Co,^{59}Ni,^{65}Ni,^{60}Cu,^{61}Cu,^{64}Cu,^{63}Zn,^{69}Zn,^{71m}Zn,^{65}Ga,^{68}Ga,^{70}Ga,^{73}Ga,^{66}Ge,^{67}Ge,^{71}Ge,^{75}Ge,^{78}Ge,^{69}As,^{70}As,^{78}As,^{70}Se,^{73}Se,^{73m}Se,^{79}Se,^{81}Se,^{81m}Se,^{83}Se,^{74}Br,^{74m}Br,^{75}Br,^{77}Br,^{80}Br,^{80m}Br,^{83}Br,^{84}Br,^{79}Rb,^{81}Rb,^{81m}Rb,^{82m}Rb,^{87}Rb,^{88}Rb,^{89}Rb,^{80}Sr,^{81}Sr,^{85m}Sr,^{87m}Sr,^{86m}Y,^{90m}Y,^{91m}Y,^{92}Y,^{94}Y,^{95}Y,^{93}Zr,^{88}Nb,^{89}Nb(T_1=2.03 h)

^{89}Nb(T_2=1.10 h),^{97}Nb,^{98}Nb,^{93m}Mo,^{101}Mo,^{93}Tc,^{93m}Tc,^{94}Tc,^{94m}Tc,^{95}Tc,^{96m}Tc,^{97}Tc,^{98}Tc,^{99}Tc,^{99m}Tc,^{101}Tc,^{104}Tc,^{94}Ru,^{97}Ru,^{105}Ru,^{99m}Rh,^{101m}Rh,^{103m}Rh,^{106m}Rh,^{107}Rh,^{101}Pd,^{107}Pd,^{102}Ag,^{103}Ag,^{104}Ag,^{104m}Ag,^{106}Ag,^{112}Ag,^{115}Ag,^{104}Cd,^{107}Cd,^{113}Cd,^{117}Cd,^{117m}Cd,^{109}In,^{110}In(T_1=4.90 h),^{110}In(T_2=1.15 h),^{112}In,^{113m}In,^{115}In,^{115m}In,^{116m}In,^{117}In,^{117m}In,^{119m}In,^{110}Sn,^{111}Sn,^{121}Sn,^{123m}Sn,^{127}Sn,^{128}Sn,^{115}Sb,^{116}Sb,^{116m}Sb,^{117}Sb,^{118m}Sb,^{119}Sb,^{120}Sb(T_2=0.265 h),^{124m}Sb,^{126m}Sb

^{128}Sb(T_2=0.137 h),^{130}Sb,^{131}Sb,^{116}Te,^{123}Te,^{127}Te,^{129}Te,^{131}Te,^{133}Te,^{133m}Te,^{134}Te,^{120}I,^{120m}I,^{121}I,^{123}I,^{128}I,^{129}I,^{132}I,^{132m}I,^{134}I,^{125}Cs,^{127}Cs,^{129}Cs,^{130}Cs,^{131}Cs,^{134m}Cs,^{135}Cs,^{135m}Cs,^{138}Cs,^{126}Ba,^{131m}Ba,^{133m}Ba,^{135m}Ba,^{139}Ba,^{141}Ba,^{142}Ba,^{131}La,^{132}La,^{135}La,^{138}La,^{141}La,^{142}La,^{143}La,^{137}Ce,^{136}Pr,^{137}Pr,^{138m}Pr,^{139}Pr,^{142m}Pr,^{144}Pr,^{145}Pr,^{147}Pr,^{136}Nd,^{139}Nd,^{139m}Nd,^{141}Nd,^{149}Nd,^{151}Nd,^{141}Pm,^{150}Pm,^{141}Sm,^{141m}Sm,^{142}Sm,^{147}Sm,^{155}Sm,^{156}Sm,^{150}Eu(T_2=12.6 h),^{152m}Eu,^{158}Eu,^{145}Gd,^{152}Gd,^{147}Tb

^{150}Tb,^{153}Tb,^{155}Tb,^{156m}Tb(T_1=1.02 d),^{156m}Tb(T_2=5.00 h),^{155}Dy,^{157}Dy,^{165}Dy,^{155}Ho,^{157}Ho,^{159}Ho,^{161}Ho,^{162}Ho,^{162m}Ho,^{164}Ho,^{164m}Ho,^{167}Ho,^{161}Er,^{165}Er,^{171}Er,^{162}Tm,^{166}Tm,^{173}Tm,^{175}Tm,^{162}Yb,^{167}Yb,^{177}Yb,^{178}Yb,^{176}Lu,^{176mL}u,^{178}Lu,^{178mL}u,^{179}Lu,^{173}Hf,^{177m}Hf,^{180m}Hf,^{182}Hf,^{182m}Hf,^{183}Hf,^{172}Ta,^{173}Ta,^{174}Ta,^{175}Ta,^{176}Ta,^{177}Ta,^{178m}Ta,^{180}Ta,^{180m}Ta,^{182m}Ta,^{185}Ta,^{186}Ta,^{176}W,^{177}W,^{178}W,^{179}W,^{181}W,^{185}W,^{187}W,^{177}Re,^{178}Re,^{182}Re(T_2=12.7 h),^{186m}Re,^{187}Re,^{188m}Re,^{180}Os,^{181}Os

^{189m}Os,^{191m}Os,^{182}Ir,^{184}Ir,^{185}Ir,^{186}Ir(T_2=1.75 h),^{187}Ir,^{190m}Ir(T_1=3.10 h),^{190m}Ir(T_2=1.20 h),^{195}Ir,^{195m}Ir,^{186}Pt,^{189}Pt,^{191}Pt,^{193}Pt,^{193m}Pt,^{195}Pt,^{197}Pt,^{197m}Pt,^{199}Pt,^{193}Au,^{200}Au,^{201}Au,^{193}Hg,^{193}Hg(有机),^{195}Hg,^{195m}Hg(有机),^{197}Hg(有机),^{197m}Hg(有机),^{199m}Hg,^{194}Tl,^{194m}Tl,

^{195}Tl,^{197}Tl,^{198}Tl,^{198m}Tl,^{199}Tl,^{200}Tl,^{201}Tl,^{202}Tl,^{195m}Pb,^{198}Pb,^{199}Pb,^{200}Pb,^{201}Pb,^{202}Pb,^{202m}Pb,^{203}Pb,^{205}Pb,^{209}Pb,^{200}Bi,^{201}Bi,^{202}Bi,^{203}Po,^{205}Po,^{207}Po,^{232}Th,^{235}U,^{238}U,^{239}U,^{232}Np,^{233}Np,^{240}Np,^{235}Pu,^{243}Pu,^{237}Am,^{238}Am,^{239}Am,^{244m}Am,^{245}Am,^{246}Am,^{246m}Am,^{249}Cm

属于这一毒性组的还有如下气态或蒸汽态放射性核素

^{3}H,^{3}H(氚水),^{3}H(有机结合氚),^{3}H(甲烷氚),^{11}C,^{11}CO$_2$,^{14}CO$_2$,^{11}CO,^{14}CO,^{35}SO$_2$,^{37}Ar,^{39}Ar,^{41}Ar,^{59}Ni,^{74}Kr,^{76}Kr,^{77}Kr,^{79}Kr,^{81}Kr,^{83m}Kr,^{85}Kr,^{85m}Kr,^{87}Kr,^{88}Kr,^{94}RuO$_4$,^{97}RuO$_4$,^{105}RuO$_4$,^{116}Te,^{123}Te,^{123m}Te,^{127}Te,^{129}Te,^{131}Te,^{133}Te,^{133m}Te,^{134}Te,^{120}I(甲基),^{120m}I,^{120m}I（甲基）,^{121}I,^{121}I(甲基),^{123}I,^{123}I(甲基),^{128}I,^{128}I(甲基),^{129}I,^{129}I(甲基),^{132}I(甲基),^{132m}I(甲基),^{134}I,^{134}I(甲基),^{120}Xe,^{121}Xe,^{122}Xe,^{123}Xe,^{125}Xe,^{127}Xe,^{129m}Xe,^{131m}Xe,^{133}Xe,^{133m}Xe,^{135}Xe,^{135m}Xe,^{138}Xe,^{199m}Hg

注:

(1)本核素毒性分组清单中有 10 个核素具有 2 个半衰期,其中 6 个因其 2 个半衰期(T_1,T_2)相差悬殊而被分别列入不同的毒性组别;另有 4 个具有 2 个半衰期的核素,因其半衰期相差不大而被分列入同一毒性组别,它们是^{89}Nb、^{110}In、^{156m}Tb 和^{190m}Ir。

(2)汞分无机汞和有机汞,共有 9 个核素,其中 5 个(^{193}Hg、^{194}Hg、^{195}Hg、^{199m}Hg 和^{203}Hg)的无机和有机形态属同一毒性组别;另外 4 个(^{193m}Hg、^{195m}Hg、^{197}Hg 和^{197m}Hg)则不同。

Ⅳ.辐射剂量单位

表 Ⅳ-1　剂量学中用的量

序号	量			单位符号			
	名称	符号	定义的数学式	IS 单位	SI 专名	专用单位	换算关系
1	授(予)能	ε	$\varepsilon = R_入 - R_出 + \Sigma Q$	焦耳(J)			
2	线能量	y	$y = \varepsilon/1$	焦耳·米$^{-1}$ (J·m^{-1})		千电子伏·微米$^{-1}$ (keV·μm^{-1})	1 keV·μm^{-1} = 1.60×10^0 J·m^{-1}

续表

序号	量			单位符号			
	名称	符号	定义的数学式	IS 单位	SI 专名	专用单位	换算关系
3	比(授与)能	z	$z = \varepsilon/m$	焦耳·千克$^{-1}$ (J·kg^{-1})	戈瑞 (Gy)	拉德(rad)	1 拉德 = 10^{-2} 戈瑞
4	吸收剂量	D	$D = \overline{d}\varepsilon/cm$ $D = \lim_{m \to 0} z$	焦耳·千克$^{-1}$ (J·kg^{-1})	戈瑞 (Gy)	拉德(rad)	1 拉德 = 10^{-2} 戈瑞
5	吸收剂量率	$\dot{D}$	$\dot{D} = dD/lt$	焦耳·千克$^{-1}$·秒$^{-1}$ (J·kg^{-1}·s^{-1})	戈瑞·秒$^{-1}$ (Gy·s^{-1})	拉德·秒$^{-1}$ (rad·s^{-1})	1 拉德·秒$^{-1}$ = 10^{-2} 戈瑞·秒$^{-1}$
6	比释动能	K	$K = dE_{tr}/dm$	焦耳·千克$^{-1}$ (J·kg^{-1})	戈瑞 (Gy)	拉德(rad)	1 拉德 = 10^{-2} 戈瑞
7	比释动能率	$\dot{K}$	$\dot{K} = dK/dt$	焦耳·千克$^{-1}$·秒$^{-1}$ (J·kg^{-1}·s^{-1})	戈瑞·秒$^{-1}$ (Gy·s^{-1})	拉德·秒$^{-1}$ (rad·s^{-1})	1 拉德·秒$^{-1}$ = 10^{-2} 戈瑞·秒$^{-1}$
8	照射量	X	$X = dQ/dm$ $X = \Psi(\mu_{en}/\rho)$ e/W	库仑·千克$^{-1}$ (C·kg^{-1})		伦琴(R)	1 伦琴 = 2.58 × 10^{-4} 库仑·千克$^{-1}$
9	照射量率	$\dot{X}$	$\dot{X} = dX/dt$	库仑·千克$^{-1}$·秒$^{-1}$ (C·kg^{-1}·s^{-1})		伦琴·秒$^{-1}$ (R·s^{-1})	1 伦琴·秒$^{-1}$ = 2.58 × 10^{-4} 库仑·千克$^{-1}$·秒$^{-1}$

表 IV-2　表述辐射场的基本辐射量

序号	量			SI 单位符号	
	名称	符号	定义的数学式	中文	国际
1*	粒子束	N		1	$\overline{1}$
2*	辐射能量	R		焦耳	J
3*	[粒子]通量	$\dot{N}$	$\dot{N} = dN/dt$	秒$^{-1}$	s^{-1}
4*	能量通量	$\dot{R}$	$\dot{R} = dR/dt$	瓦特	W

序号	量			SI 单位符号	
	名称	符号	定义的数学式	中文	国际
5	［粒子］注量	Φ	$\Phi=\mathrm{d}N/\mathrm{d}a$	米$^{-2}$	m^{-2}
6	能注量	Ψ	$\Psi=\mathrm{d}R/\mathrm{d}a$	焦耳・米$^{-2}$	J・m^{-2}
7	［粒子］注量率	φ	$\Phi=\mathrm{d}\Phi/\mathrm{d}t=d^2N/\mathrm{d}a\,\mathrm{d}t$	米$^{-2}$・秒$^{-1}$	m^{-2}・s^{-1}
8	能注量率	ψ	$\psi=\mathrm{d}\Psi/\mathrm{d}t=d^2R/d\,a\mathrm{d}\,t$	瓦特・米$^{-2}$	W・m^{-2}
9*	粒子发射率	ρ	$\rho=\mathrm{d}\varphi/\mathrm{d}\Omega=d^3\mathrm{N}/\mathrm{d}a\,\mathrm{d}t\,\mathrm{d}\Omega$	米$^{-2}$・秒$^{-1}$・球面度$^{-1}$	m^{-2}・s^{-1}・Sr^{-1}
10*	能量发射率	γ	$\gamma=\mathrm{d}\psi/\mathrm{d}\Omega=d^3\mathrm{R}/\mathrm{d}a\,\mathrm{d}t\,\mathrm{d}\Omega$	瓦特・米$^{-2}$・球面度$^{-1}$	W・m^{-2}・Sr^{-1}

注：* ICRU33 新定义的量

表Ⅳ-3　相互作用系数

序号	量			单　位		
	名称	符号	定义的数学式	SI 单位	专用单位	换算关系
1*	截面	σ	$\sigma=P/\Phi$	米^2(m^2)	靶恩(b)	1 b=10^{-28} m^2
2	质量减弱系数	μ/ρ	$\mu/\rho=1/\rho N\cdot\mathrm{d}N/\mathrm{d}l$	米^2・千克$^{-1}$ (m^2・kg^{-1})		
3	质量能量转移系数	μ_{tr}/ρ	$\mu_{\mathrm{tr}}/\rho=1/\rho EN\cdot\mathrm{d}E_{\mathrm{tr}}/\mathrm{d}l$	米^2・千克$^{-1}$ (m^2・kg^{-1})		
4	质量能量转移系数	μ/ρ	$\mu_{\mathrm{e}}/\rho=\mu_{\mathrm{tr}}/\rho(1-g)$	米^2・千克$^{-1}$ (m^2・kg^{-1})		
5	总质量阻止本领	S/ρ	$S/\rho=1/\rho\cdot\mathrm{d}E/\mathrm{d}l$	焦耳・米^2・千克$^{-1}$ (J・m^2・kg^{-1})	电子伏・米^2・千克$^{-1}$ (eV・m^2・kg^{-1})	1 eV・m^2・kg^{-1}=1.60$\times$10^{-19}J・m^2・kg^{-1}
6	传能线密度	$L\triangle$	$L\triangle=(\mathrm{d}E/\mathrm{d}l)\triangle$	焦耳・米$^{-1}$ (J・m^{-1})	电子伏・米$^{-1}$,千电子伏・微米$^{-1}$ (eV・m^{-1},keV・μm^{-1})	1 eV・m^{-1}=1.60$\times$10^{-19}J・m^{-1}, 1 keV・μm^{-1}=1.60$\times$10^{-10}J・m^{-1}
7*	辐射化学产额	$G(X)$	$G(X)=n(X)/\bar{\varepsilon}$	摩尔・焦耳$^{-1}$ (mol・J^{-1})		
8	形成一对离子所消耗的平均能量	W	$W=E/N$	焦耳(J)	电子伏(eV)	1 eV=1.60$\times$10^{-19}J

表 IV- 4　与放射性有关的量

序号	名称	符号	定义的数学式	SI 单位	SI 专名	专用单位	换算单位
1*	衰变常数	λ	$\lambda = \mathrm{d}\rho/\mathrm{d}t$	秒$^{-1}$（s^{-1}）			
2	放射性活度	A	$A = \mathrm{d}N/\mathrm{d}t$	秒$^{-1}$（s^{-1}）	贝可（Bq）	居里（Ci）	1 居里＝ 3.7×10^{10} 贝可
3*	空气比释动能率常数	Γ_δ	$\Gamma_\delta = L^2 \dot{K}_\delta/A$	米^2·焦耳·千克$^{-1}$（m^2·J·kg^{-1}）	米^2·戈瑞·贝可$^{-1}$·秒$^{-1}$（m^2·Gy·Bq^{-1}·s^{-1}）	米^2·拉德·居里$^{-1}$·秒$^{-1}$（m^2·rad·Ci^{-1}·s^{-1}）	1 米^2·拉德·居里$^{-1}$·秒$^{-1}$＝（10$^{2-1}$/3.7）米^2·戈瑞·贝可$^{-1}$·秒$^{-1}$

注：* ICRU33 新定义的量。

表 IV-5　辐射防护中使用的量

序号	名称	符号	定义的数学式	SI 单位	SI 专名	专用单位	换算单位
1	剂量当量	H	$H = QN$	焦耳·千克$^{-1}$（J·kg^{-1}）	希沃特（Sv）	雷姆（rem）	1 Sv＝100 rem
2	剂量当量率	$\dot{H}$	$\dot{H} = \mathrm{d}H/\mathrm{d}t$	焦耳·千克$^{-1}$·秒$^{-1}$（J·kg^{-1}·s^{-1}）	希沃特·秒$^{-1}$（Sv·s^{-1}）	雷姆·秒$^{-1}$（rem·s^{-1}）	1 Sv·s^{-1}＝100 rem·s^{-1}
3	吸收剂量指数	D_I		焦耳·千克$^{-1}$（J·kg^{-1}）	戈瑞（Gy）	拉德（rad）	1 Gy＝100 rad
4	吸收剂量指数率	$\dot{D}_I$		焦耳·千克$^{-1}$·秒$^{-1}$（J·kg^{-1}·s^{-1}）	戈瑞·秒$^{-1}$（Gy·s^{-1}）	拉德·秒$^{-1}$（rad·s^{-1}）	1 Gy·s^{-1}＝100 rad·s^{-1}
5	吸收当量指数	H_I		焦耳·千克$^{-1}$（J·kg^{-1}）	希沃特（Sv）	雷姆（rem）	1 Sv＝100 rem
6	剂量当量指数率	$\dot{H}_I$		焦耳·千克$^{-1}$·秒$^{-1}$（J·kg^{-1}·s^{-1}）	希沃特·秒$^{-1}$（Sv·s^{-1}）	雷姆·秒$^{-1}$（rem s^{-1}）	1 Sv·s^{-1}＝100 rem·s^{-1}
7	浅表剂量当量指数	$H_{I,s}$		焦耳·千克$^{-1}$（J·kg^{-1}）	希沃特（Sv）	雷姆（rem）	1 Sv＝100 rem
8	深部剂量当量指数	$H_{I,d}$		焦耳·千克$^{-1}$（J·kg^{-1}）	希沃特（Sv）	雷姆（rem）	1 Sv＝100 rem

V.放射性衰变表

表 V-1　放射性衰变计算表

$t/T_{1/2}$	$e^{-\lambda t}$	$t/T_{1/2}$	$e^{-\lambda t}$	$t/T_{1/2}$	$e^{-\lambda t}$	$t/T_{1/2}$	$e^{-\lambda t}$
0	1.000 0	0.26	0.835 1	0.54	0.687 8	1.06	0.479 6
0.01	0.993 1	0.27	0.829 3	0.56	0.678 3	1.08	0.473 0
0.02	0.986 2	0.28	0.823 6	0.58	0.669 0	1.10	0.466 5
0.03	0.979 4	0.29	0.817 9	0.60	0.659 7	1.12	0.460 1
0.04	0.972 6	0.30	0.812 2	0.62	0.650 7	1.14	0.453 8
0.05	0.965 9	0.31	0.806 6	0.64	0.641 7	1.16	0.447 5
0.06	0.959 3	0.32	0.801 1	0.66	0.632 9	1.18	0.441 3
0.07	0.952 6	0.33	0.795 5	0.68	0.624 2	1.20	0.435 3
0.08	0.946 1	0.34	0.790 0	0.70	0.615 6	1.22	0.429 3
0.09	0.939 5	0.35	0.784 6	0.72	0.607 1	1.24	0.423 4
0.10	0.933 0	0.36	0.779 2	0.74	0.598 7	1.26	0.417 5
0.11	0.926 6	0.37	0.773 8	0.76	0.590 5	1.28	0.411 8
0.12	0.920 2	0.38	0.768 4	0.78	0.582 4	1.30	0.406 1
0.13	0.913 8	0.39	0.763 1	0.80	0.574 4	1.32	0.400 5
0.14	0.907 5	0.40	0.757 9	0.82	0.566 4	1.34	0.395 0
0.15	0.901 3	0.41	0.752 6	0.84	0.558 6	1.36	0.389 6
0.16	0.895 0	0.42	0.747 4	0.86	0.550 9	1.38	0.384 2
0.17	0.888 8	0.43	0.742 3	0.88	0.543 4	1.40	0.378 9
0.18	0.882 7	0.44	0.737 1	0.90	0.535 9	1.42	0.373 7
0.19	0.876 6	0.45	0.732 0	0.92	0.528 5	1.44	0.368 5
0.20	0.870 5	0.46	0.727 0	0.94	0.521 2	1.46	0.363 5
0.21	0.864 5	0.47	0.722 0	0.96	0.514 1	1.48	0.358 5
0.22	0.858 6	0.48	0.717 0	0.98	0.507 0	1.50	0.353 6
0.23	0.852 6	0.49	0.712 0	1.00	0.500 0	1.52	0.348 7

续表

$t/T_{1/2}$	$e^{-\lambda t}$	$t/T_{1/2}$	$e^{-\lambda t}$	$t/T_{1/2}$	$e^{-\lambda t}$	$t/T_{1/2}$	$e^{-\lambda t}$
0.24	0.846 7	0.50	0.707 1	1.02	0.493 1	1.54	0.343 9
0.25	0.840 9	0.52	0.697 4	1.04	0.486 3	1.56	0.339 1
1.58	0.334 5	2.65	0.159 3	3.90	0.067 0	6.40	0.011 8
1.60	0.329 9	2.70	0.153 9	3.95	0.064 7	6.60	0.010 3
1.62	0.325 3	2.75	0.148 7	4.00	0.062 5	6.80	0.009 0
1.64	0.320 9	2.80	0.143 6	4.10	0.058 3	7.00	0.007 8
1.66	0.316 4	2.85	0.138 7	4.20	0.054 4	7.20	0.006 8
1.68	0.312 1	2.90	0.134 0	4.30	0.050 8	7.40	0.005 9
1.70	0.307 8	2.95	0.129 4	4.40	0.047 4	7.60	0.005 2
1.75	0.297 3	3.00	0.125 0	4.50	0.044 2	7.80	0.004 5
1.80	0.287 2	3.05	0.120 7	4.60	0.041 2	8.00	0.003 9
1.85	0.277 4	3.10	0.116 6	4.70	0.038 5	8.20	0.003 4
1.90	0.267 9	3.15	0.112 7	4.80	0.035 9	8.40	0.003 0
1.95	0.258 8	3.20	0.108 8	4.90	0.033 5	8.60	0.002 6
2.00	0.250 0	3.25	0.105 1	5.00	0.031 2	8.80	0.002 2
2.05	0.241 5	3.30	0.101 5	5.10	0.029 2	9.00	0.002 0
2.10	0.233 3	3.35	0.098 1	5.20	0.027 2	9.20	0.001 7
2.15	0.225 3	3.40	0.094 8	5.30	0.025 4	9.40	0.001 5
2.20	0.217 6	3.45	0.091 5	5.40	0.023 7	9.60	0.001 3
2.25	0.210 2	3.50	0.088 4	5.50	0.022 1	9.80	0.001 1
2.30	0.203 1	3.55	0.085 4	5.60	0.020 6	10.00	0.001 0
2.35	0.196 1	3.60	0.082 5	5.70	0.019 2	10.50	0.000 7
2.40	0.189 5	3.65	0.079 7	5.80	0.017 9	11.00	0.000 5
2.45	0.183 0	3.70	0.077 0	5.90	0.016 7	11.50	0.000 4
2.50	0.176 8	3.75	0.074 3	6.00	0.015 6	12.00	0.000 2
2.55	0.170 8	3.80	0.071 8	6.20	0.013 6	13.00	0.000 1
2.60	0.164 9	3.85	0.069 3				

表 V - 2 ^{125}I 放射性衰变校正系数表

t	K	t	K	t	K	t	K
1	0.988 5	26	0.739 5	51	0.553 2	76	0.413 9
2	0.977 0	27	0.730 9	52	0.546 8	77	0.409 1
3	0.965 8	28	0.722 5	53	0.540 5	78	0.404 4
4	0.954 6	29	0.714 2	54	0.534 3	79	0.399 7
5	0.943 6	30	0.709 5	55	0.528 1	80	0.395 1
6	0.932 7	31	0.697 8	56	0.522 0	81	0.390 5
7	0.922 0	32	0.689 7	57	0.516 0	82	0.386 0
8	0.911 3	33	0.681 8	58	0.510 0	83	0.381 6
9	0.900 8	34	0.673 9	59	0.504 2	84	0.377 2
10	0.890 4	35	0.666 1	60	0.498 3	85	0.372 8
11	0.880 1	36	0.658 4	61	0.492 6	86	0.368 5
12	0.870 0	37	0.650 8	62	0.486 9	87	0.364 1
13	0.859 9	38	0.643 3	63	0.481 3	88	0.360 0
14	0.850 0	39	0.635 9	64	0.475 7	89	0.335 9
15	0.840 2	40	0.628 6	65	0.470 2	90	0.351 8
16	0.830 5	41	0.621 3	66	0.464 8	91	0.347 7
17	0.820 9	42	0.614 1	67	0.459 4	92	0.343 7
18	0.811 4	43	0.607 0	68	0.454 1	93	0.339 8
19	0.802 1	44	0.600 0	69	0.448 9	94	0.335 8
20	0.792 8	45	0.593 1	70	0.443 7	95	0.332 0
21	0.783 7	46	0.586 3	71	0.438 6	96	0.328 1
22	0.774 6	47	0.579 5	72	0.433 5	97	0.324 3
23	0.765 7	48	0.572 8	73	0.428 5	98	0.320 6
24	0.756 8	49	0.566 2	74	0.423 6	99	0.316 9
25	0.748 1	50	0.559 7	75	0.418 7	100	0.313 2

注：$N = N_0 K$；t 为放射性衰变时间(d)；

式中，N 为 t 时刻的放射性强度(mCi)；N_0 为起始时刻的放射性强度(mCi)；K 为放射性衰变校正系数。

VI.辐射剂量专用单位和 SI 单位换算表

表 VI-1   居里(Ci)-贝克勒尔(Bq)换算表(×10^{11})

	0.0	0.1	0.2	0.3	0.4	0.5	0.6	0.7	0.8	0.9
0	0.000	0.037	0.074	0.111	0.148	0.185	0.222	0.259	0.296	0.333
1	0.370	0.407	0.444	0.481	0.518	0.550	0.592	0.629	0.666	0.703
2	0.740	0.777	0.814	0.851	0.888	0.925	0.962	0.999	1.306	1.073
3	1.110	1.147	1.184	1.122	1.258	1.295	1.332	1.369	1.406	1.443
4	1.480	1.517	1.554	1.581	1.628	1.665	1.702	1.739	1.776	1.813
5	1.850	1.887	1.924	1.961	1.998	2.035	1.072	2.190	2.146	2.183
6	2.220	2.257	2.294	2.331	2.368	2.405	1.442	2.479	2.516	2.553
7	2.590	2.627	2.664	2.701	2.738	2.775	1.812	2.849	2.886	2.923
8	2.960	2.997	3.034	3.071	3.108	3.145	3.182	3.219	3.256	3.293
9	3.330	3.367	3.404	3.441	3.478	3.515	3.552	3.589	3.626	3.663
10	3.700	3.737	3.774	3.811	3.848	3.885	3.922	3.959	3.996	4.033
11	4.070	4.107	4.144	4.181	4.218	4.255	4.292	4.329	4.366	4.403
12	4.440	4.477	4.514	4.551	4.588	4.625	4.662	4.699	4.736	4.773
13	4.810	4.847	4.884	4.921	4.958	4.995	5.032	5.069	5.106	5.143
14	5.180	5.217	5.254	5.291	5.328	5.365	5.402	5.439	5.476	5.513
15	5.550	5.587	5.624	5.661	5.698	5.735	5.772	5.809	5.846	5.883
16	5.920	5.957	5.994	6.031	6.068	6.105	5.142	6.179	6.216	5.253
17	6.290	6.327	6.364	6.401	6.438	6.475	6.512	6.549	6.586	5.623
18	6.660	6.697	6.734	6.771	6.808	6.845	6.882	6.919	6.956	5.993
19	7.030	7.067	7.104	7.141	7.178	7.215	7.252	7.289	7.326	7.363
20	7.400	7.437	7.474	7.511	7.548	7.585	7.622	7.659	7.696	7.733
21	7.770	7.807	7.844	7.881	7.914	7.955	7.992	8.029	8.066	8.103
22	8.140	7.177	8.214	8.261	8.288	8.325	8.362	8.339	8.436	8.473
23	8.510	8.547	8.584	8.261	8.658	8.695	8.732	8.769	8.806	8.843

	0.0	0.1	0.2	0.3	0.4	0.5	0.6	0.7	0.8	0.9
24	8.880	8.917	8.594	8.991	9.018	9.065	9.102	9.139	9.176	9.213
25	9.250	9.287	9.324	9.361	9.398	9.435	9.472	9.509	9.546	9.583
26	9.620	9.657	9.694	9.731	9.768	9.805	9.842	9.879	9.916	9.953
27	9.990	10.03	10.06	10.10	10.14	10.18	10.21	10.25	10.29	10.32
28	10.36	10.40	10.43	10.47	10.51	10.55	10.58	10.62	10.66	10.69
29	10.73	10.76	10.80	10.84	10.88	10.92	10.95	10.99	10.03	11.06
30	11.10	11.14	11.17	11.21	11.25	11.29	11.32	11.36	11.40	11.43
31	11.47	11.51	11.54	11.58	11.62	11.66	11.69	11.73	11.47	11.80
32	11.84	11.88	11.95	11.95	11.99	12.03	12.06	12.10	12.14	12.17
33	12.21	12.25	12.28	12.32	12.36	12.40	12.43	12.47	12.51	12.54
34	12.58	12.62	12.65	12.69	12.73	12.77	12.80	12.84	12.88	12.91
35	12.95	12.99	13.20	13.06	13.10	13.14	13.17	13.21	13.25	13.28
36	13.32	13.36	13.39	13.43	13.47	13.51	13.54	13.58	13.62	13.65
37	13.60	13.73	13.76	13.80	13.84	13.88	13.91	13.95	13.99	14.02
38	14.06	14.10	14.13	14.17	14.21	14.25	14.28	13.32	14.36	14.39
39	14.43	14.47	14.50	14.54	14.58	14.62	14.65	13.69	14.73	14.70
40	14.80	14.84	14.87	14.91	14.95	14.99	15.02	15.06	15.10	15.13
41	15.17	15.21	15.24	15.28	15.32	15.36	15.40	15.43	15.47	15.50
42	15.54	15.58	15.61	15.65	15.69	15.73	15.76	15.80	15.84	15.87
43	15.91	15.95	15.98	16.02	16.06	16.10	16.13	16.17	16.21	16.24
44	16.28	16.32	16.35	16.30	16.43	16.47	16.50	16.54	16.58	16.61
45	16.65	16.69	16.72	16.76	16.80	16.84	16.87	16.91	16.95	16.98
46	17.02	17.06	17.09	17.13	17.17	17.21	17.24	17.28	17.32	17.35
47	17.39	17.43	17.46	17.58	17.54	17.58	17.61	17.65	17.69	17.72
48	17.76	17.80	17.83	17.87	17.91	17.95	17.98	18.02	18.06	18.09
49	18.13	18.17	18.20	18.24	18.28	18.32	18.35	18.39	18.43	18.46
50	18.50	18.54	18.57	18.61	18.65	18.69	18.72	18.76	18.80	18.83
51	18.87	18.91	18.94	18.98	19.02	19.06	19.09	19.13	19.17	19.20

续表

	0.0	0.1	0.2	0.3	0.4	0.5	0.6	0.7	0.8	0.9
52	19.24	19.28	19.31	19.35	19.39	19.43	19.46	19.50	19.54	19.57
53	19.61	19.65	19.69	19.72	19.76	19.80	19.83	19.87	19.91	19.94
54	19.98	20.02	20.04	20.09	19.13	20.17	20.20	20.24	20.28	20.31
55	20.35	20.39	20.42	10.46	20.50	20.54	20.57	20.61	20.65	20.68
56	20.72	20.76	20.79	20.83	20.87	20.91	20.94	20.98	21.06	21.05
57	21.09	21.13	21.16	21.20	21.24	21.28	21.31	21.35	21.39	21.42
58	21.46	21.50	21.53	21.57	21.61	21.65	21.68	21.72	21.76	21.79
59	21.83	21.86	21.90	21.94	21.98	22.02	22.05	22.09	22.13	22.16
60	22.20	22.24	22.27	22.31	22.35	22.39	22.42	22.46	22.50	22.53
61	22.57	22.61	22.64	22.68	22.72	22.76	22.79	22.83	22.87	22.90
62	22.94	22.98	23.01	23.05	23.09	23.13	23.16	23.20	23.24	23.27
63	23.31	23.35	23.38	23.42	23.46	23.50	23.53	23.57	23.61	23.64
64	23.68	23.72	23.75	23.79	23.83	23.87	23.90	23.94	23.98	24.01
65	24.05	24.09	24.12	24.16	24.20	24.24	24.27	24.31	24.35	24.38
66	24.42	24.46	24.49	24.53	24.57	24.61	24.64	24.68	24.72	24.75
67	24.79	24.83	24.86	24.90	24.94	24.98	25.01	25.05	25.09	25.12
68	25.16	25.20	25.23	25.27	25.31	25.35	25.38	25.42	25.46	25.49
69	25.3	25.57	25.60	25.64	25.68	25.72	25.75	25.79	25.83	25.86

表 Ⅵ-2 伦琴(R)-戈瑞(Gy)换算系数 f 值

光子能量/Mev	$F = 8.73 \times 10 \cdot$ 物质 $(\mu en/\rho)/$空气 $(\mu en/\rho) \cdot Gy \cdot R^{-1}$		
	水/空气	肌肉/空气	骨骼/空气
0.010	0.009 12	0.009 25	0.035 4
0.015	0.008 89	0.009 15	0.039 7
0.020	0.008 81	0.009 16	0.042 3
0.030	0.008 69	0.009 10	0.043 9
0.040	0.008 78	0.009 19	0.041 4

光子能量/Mev	$F=8.73\times10\cdot$ 物质 $(\mu en/\rho)/$ 空气 $(\mu en/\rho)\cdot Gy\cdot R^{-1}$		
	水/空气	肌肉/空气	骨骼/空气
0.050	0.008 92	0.009 26	0.035 8
0.060	0.009 05	0.009 29	0.029 1
0.080	0.009 32	0.009 38	0.019 1
0.10	0.009 48	0.009 43	0.014 5
0.15	0.009 62	0.009 56	0.010 5
0.20	0.009 73	0.009 63	0.009 79
0.30	0.009 66	0.009 57	0.009 38
0.40	0.009 66	0.009 54	0.009 28
0.50	0.009 66	0.009 57	0.009 25
0.60	0.009 66	0.009 57	0.009 25
0.90	0.009 65	0.009 56	0.009 20
1.0	0.009 65	0.009 56	0.009 22
1.5	0.009 64	0.009 58	0.009 20
2.0	0.009 66	0.009 54	0.009 21
3.0	0.009 62	0.009 54	0.009 28
4.0	0.009 58	0.009 48	0.009 30
5.0	0.009 54	0.009 44	0.009 34
6.0	0.009 60	0.009 49	0.009 49
8.0	0.009 56	0.009 44	0.009 56
10.0	0.009 35	0.009 29	0.009 60

Ⅶ.X 或 γ 射线的质量能量吸收系数表

单位:μen/ρ〔米² · 千克⁻¹〕

光子能量/Mev	空　气	水	肌肉	骨骼	0.8 mol/L 硫酸溶液	氟化锂
0.010	0.461	0.479	0.487	1.92	0.536	0.561
0.015	0.127	0.128	0.132	0.584	0.145	0.151
0.020	0.051 1	0.051 2	0.053 3	0.24 6	0.058 5	0.060 7
0.030	0.014 8	0.014 9	0.015 4	0.072 0	0.016 9	0.017 4
0.040	0.006 68	0.006 77	0.007 01	0.030 4	0.007 61	0.007 63
0.050	0.004 06	0.004 18	0.004 31	0.016 1	0.004 61	0.004 48
0.060	0.003 05	0.003 20	0.003 28	0.009 98	0.003 44	0.003 23
0.080	0.002 43	0.002 62	0.003 64	0.005 37	0.002 71	0.002 40
0.10	0.002 34	0.002 56	0.002 56	0.003 97	0.002 60	0.002 24
0.15	0.002 50	0.002 77	0.002 75	0.003 05	0.002 77	0.002 24
0.20	0.002 68	0.002 97	0.002 94	0.003 01	0.002 96	0.002 49
0.30	0.002 87	0.003 19	0.003 17	0.003 10	0.003 19	0.002 66
0.40	0.002 95	0.003 28	0.003 25	0.003 15	0.003 27	0.002 74
0.50	0.002 96	0.003 30	0.003 28	0.003 17	0.003 30	0.002 76
0.60	0.002 95	0.003 29	0.003 25	0.003 14	0.003 28	0.002 74
0.662	0.002 93	0.003 27	0.003 23	0.003 12	0.003 26	0.002 72
0.80	0.002 89	0.003 21	0.003 18	0.003 06	0.003 20	0.002 67
1.0	0.002 78	0.003 09	0.003 06	0.002 95	0.003 08	0.002 58
1.25	0.002 66	0.002 96	0.002 93	0.002 83	0.002 95	0.002 47
1.5	0.002 54	0.002 82	0.002 80	0.002 70	0.002 81	0.002 36
2.0	0.002 30	0.002 60	0.002 57	0.002 49	0.002 59	0.002 17
3.0	0.002 05	0.002 27	0.002 25	0.002 19	0.002 27	0.001 90
4.0	0.001 86	0.002 06	0.002 04	0.002 00	0.002 06	0.001 73
5.0	0.001 74	0.001 91	0.001 89	0.001 87	0.001 91	0.001 61
6.0	0.001 64	0.001 80	0.001 78	0.001 78	0.001 80	0.001 52
8.0	0.001 52	0.001 66	0.001 64	0.001 67	0.001 66	0.001 41
10.0	0.001 45	0.001 57	0.001 55	0.001 59	0.001 57	0.001 34

注:表内值乘以 10,即化为以"厘米² · 克⁻¹"为单位的 μen/ρ 值。

Ⅷ. 常用放射性核素的某些物理和生物学参数表

核素	辐射类型[①] 类型	分支比/%	α或β粒子最大能量/MeV	γ射线 能量/MeV	γ射线 每次衰变中产额/%	比放射性Ci/g	照射量率常数，Γ 他·厘米²/时·毫居里	距1居里1米处的照射量率/R·s⁻¹	紧要器官	全身最大容许积存量，μCi	由胃肠道进入血液的分数 f_1	由血液进入人紧要器官的分数 f'_2	在紧要器官中的放射性核素占全身的分数 f_2	半衰期(紧要器官,d) 物理 T_r	生物 T_b	有效 T	达到紧要器官 由食入 f_w	由吸入 f_a
³H	β⁻	100	0.018 6			9.7×10³			全身	10³	1.0	1.0	1.0	12.33年	10	10	1.0	1.0
¹⁴C	β⁻	100	0.156			4.6	5.9		脂肪	300	1.0	0.5	0.6	5692年	12	12	0.5	0.38
²²Na	β⁺ / ε	90.55 / 9.45	0.545	1.275	~100	6.3×10⁶	12	1.2	全身	10	1.0	1.0	1.0	2.60年	11	11	1.0	0.75
²⁴Na	β⁻	100	1.39	1.369 / 2.754	100	8.7×10⁶	18.4	1.84	全身	7	1.0	1.0	1.0	15.02 h	11	0.6	1.0	0.75
³²P	β⁻	100	1.71			2.9×10⁵			全身 / 骨骼	30 / 6	1.0	1.0 / 0.5	1.0 / 0.5	14.26 / 14.26	257 / 1155	13.5 / 14.1	0.75 / 0.375	0.63 / 0.32
³⁵S	β⁻	100	0.17			4.3×10⁴			睾丸	90	1.0	1.3×10⁻³	2×10⁻³	87.24	623	76.4	1.3×10⁻³	9.8×10⁻⁴
⁴²K	β⁻	100	3.52 / 1.99	1.525 / 0.313	18	6.0×10⁶	1.4	0.14	全身	10	1.0	1.0	1.0	12.36 h	58	0.52	1.0	0.75
⁴⁵Ca	β⁻	100	0.26 / 0.25	0.013	1.7×10⁻³	1.9×10⁴			骨骼	30	0.6	0.9	0.9	163	1.8×10⁴	162	0.54	0.5
⁴⁶Sc	β	100	0.36 / 1.48	0.889 / 1.121	100	3.4×10⁴	10.9	1.09	肝脏	10	10⁻⁴	0.15	0.17	83.8	36	23	1.5×10⁻⁵	0.04
⁵¹Cr		100		0.32 / 0.005④	10 / 20	9.2×10⁴	0.16	0.016 / 0.73④	全身	800	<0.005	1.0	1.0	27.72	616	26.6	<0.005	0.25
⁵⁶Mn	β⁻	100	2.84 / 1.03	0.847 / 1.811	99	2.2×10⁷	8.3		胰脏	2	0.1	0.03	0.03	2.587 h	5.7	0.11	3×10⁻³	9×10⁻³
⁵⁵Fe	ε	100				2.2×10³			脾脏	10³	0.1	0.02	0.02	2.6年	600	388	2×10⁻³	6×10⁻³
⁵⁹Fe	β⁻	100	0.46 / 0.27	1.099 / 1.292	57 / —	4.9×10⁴	6.4	0.62	脾脏	20	0.1	0.02	0.02	45.1	600	41.9	2×10⁻³	6×10⁻³
⁵⁸Co	β⁺ / ε	>15.5 / >84		0.811 / 0.006④	99 / 25	3.1×10⁴	0.54 / 0.50		全身	80	0.3	1.0	1.0	71.3	9.5	8.4	0.3	0.4
⁶⁰Co	β⁻	>99	0.313	1.17 / 1.33	99.98 / 99.86	1.1×10³	13.2	1.32	全身	10	0.3	1.0	1.0	5.26年	9.5	9.5	0.3	0.4
⁶³Ni	β⁻	100	0.067			4.6×10²	3.1		骨骼	200	0.3	0.5	0.6	100年	800	782	0.15	0.2
⁶⁴Cu	β⁻ / β⁺	39.6 / 19.3	0.58 / 0.66	1.346	0.5	3.8×10⁶	1.2		脾脏	10	0.28	0.07	0.055	12.71 h	2	0.42	0.02	0.03
⁶⁵Zn	β⁺ / ε	1.54 / 98	0.33	1.116 / 0.008④	51 / 37	8.0×10³	2.7	0.3 / 0.50	全身	60	0.01	1.0	1.0	244	1300	206	0.1	0.3

核素	辐射类型[①] 类型	分支比/%	α或β粒子最大能量/MeV	γ射线 能量/MeV	γ射线 每次衰变中产额/%	比放射性 Ci/g	照射量率常数，Γ伦·厘米²/时·毫居里	距居里1米处的照射量率，$R \cdot s^{-1}$	紧要器官	全身最大容许积存量，μCi	由胃肠道进入血液的分数 f_1	由血液进入紧要器官的分数 f'_2	在紧要器官中的放射性核素占全身的分数 f_2	半衰期（紧要器官，d）物理，T_r	生物，T_b	有效，T	达到紧要器官的分数 由食入，f_w	由吸入，f_a
^{75}Se	ε	100		0.265 / 0.01④	57 / 55	1.4×10^4	2.0	0.2 / 0.38	肾脏	90	0.9	0.04	0.04	120	11	10.1	0.04	0.03
^{76}As	β^-	97 / 3	3.00	0.559 / 0.657	41	1.6×10^6	2.4	0.24	肾脏	20	0.03	0.01	0.01	26.32 h	550	1.1	3×10^{-4}	2.7×10^{-3}
^{86}Rb	β^-	~100 / 0.0052	1.77	1.079	8.8	8.1×10^4	0.5	0.05	全身	30	1.0	1.0	1.0	18.66	45	13.2	1.0	0.75
^{90}Sr	β^-	100	0.55			1.5×10^2			骨骼	2	0.3	0.3	0.99	28.1年	8×10^4	4×10^3	0.21	0.28
^{90}Y	β^-	100	2.27 / 0.52			5.3×10^5			骨骼	3	$<10^{-4}$	0.75	0.75	64 h	1.8×10^4	2.68 d	7.5×10^{-5}	0.19
^{95}Zr	β^-	100	0.37	0.757	55	2.1×10^4			全身	20	$<10^{-4}$	1.0	1.0	63.98	450	56	10^{-4}	0.25
^{95}Nb	β^-	100	0.16	0.766	99	3.9×10^4			全身	40	$<10^{-4}$	1.0	1.0	35.15	760	33.5	10^{-4}	0.25
^{99}Mo	β^-	100	1.23 / 0.45	0.141 / 0.75	82 / 14	4.7×10^5	1.9	0.129（包括^{99m}Tc)	肾脏	8	0.8	0.08	0.065	66.02 h	45	2.66	0.06	0.05
^{99m}Tc	~0.0094 / IT	~100		0.141 / 0.143	90	5.2×10^6	0.32	0.98	全身	200	0.5	1.0	1.0	6.02 h	20	0.25	0.5	0.5
^{106}Ru	β^-	100	0.04			3.4×10^3			肾脏	3	0.03	0.2	0.07	368.2	2.5	2.48	6×10^{-3}	0.05
^{110m}Ag	β^-	98.6	0.08	0.658	94	4.7×10^3	14.3		肾脏	10	0.01	0.02	0.04	250.4	30	27	2×10^{-4}	5×10^{-3}
^{113m}In	IT	100		0.392	64	1.6×10^7			肾脏	30	$< 2 \times 10^{-3}$	0.04	0.04	1.658 h	60	0.073	8×10^{-5}	0.01
^{113}Sn	ε	100		0.392		1.0×10^4	1.7		骨骼	30	0.05	0.3	0.59	115.2	100	54	0.02	0.08
^{122}Sb	β^-	97.6 / 2.4	1.4	0.564	63	3.9×10^5	2.4		全身	20	0.03	1.0	1.0	2.72	100	2.7	0.03	0.27
^{124}Sb	β^-	100	0.61	0.603	98	1.8×10^4	9.8		全身	10	0.03	1.0	1.0	60.2	100	38	0.03	0.27
^{125}I	ε	100		0.036	7	1.75×10^4	0.05	0.004（γ) / 0.5（X)	甲状腺		1.0	0.3	0.2	59.7	138	42	0.3	0.23
^{131}I	β^-	100	0.61 / 0.33	0.365 / 0.637 / 0.03④	82 / 5	1.2×10^5	2.2	0.22 / 0.025	甲状腺	0.7	1.0	0.3	0.2	8.04	138	7.6	1.0	0.75
^{134}Cs	β^-	100	0.66	0.605	98	1.2×10^3	8.7	0.87	肌肉	20	1.0	1.0	1.0	755	140	118	1.0	0.75
^{137}Cs	β^-	100	0.51 / 1.18	0.662	85	9.8×10	3.3	0.33	全身	30	1.0	1.0	1.0	30.17年	140	138	1.0	0.75

核素	辐射类型[1] 类型	辐射类型[1] 分支比/%	α或β粒子最大能量/MeV	γ射线 能量/MeV	γ射线 每次衰变中产额/%[4]	比放射性/(Ci/g)	照射量率常数，Γ/(伦·厘米²/时·毫居里)	距1居里1米处的照射量率/(R·s⁻¹)	紧要器官	全身最大容许积存量/μCi	由胃肠道进入血液的分数 f_1	由血液进入紧要器官的分数 f'_2	在紧要器官中的放射性核素占全身核素的分数 f_2	半衰期 物理 T_r	半衰期 生物 T_b	半衰期 有效 T/d	达到紧要器官的分数 由食入 f_w	达到紧要器官的分数 由吸入 f_a
^{131}Ba	ε	100		0.496		8.7×10^4	3.0		骨骼	50	0.05	0.7	0.7	11.7	65	9.8	0.035	0.19
^{133}Ba	ε	100		0.356	67	4.0×10^2	2.4		骨骼		0.05	0.7	0.7	10.9年	65	65	0.035	0.19
^{140}La	β⁻	100	1.37 / 1.51	1.596 / 0.487	96	5.6×10^5	10.23		肝脏	9	$<10^{-4}$	0.15	0.15	40.22 h	1000	1.68	10^{-4}	0.04
^{141}Ce	β⁻	100	0.44 / 0.58	0.145	48	2.8×10^4	0.35		骨骼	30	$<10^{-4}$	0.3	0.31	32.45	1500	31	3×10^{-5}	0.075
^{144}Ce	β⁻	100	0.32 / 0.19	0.134 / 0.08	11	3.2×10^3	0.18		骨骼	5	$<10^{-4}$	0.3	0.38	284.2	1500	243	3×10^{-5}	0.075
^{147}Nd	β⁻	100	0.81 / 0.37	0.091 / 0.531	15	8.0×10^4	0.8		肝脏	10	$<10^{-4}$	0.5	0.45	10.98	131	10	5×10^{-5}	0.13
^{147}Pm	β⁻	100	0.225	0.121	4×10^{-4}	9.4×10^2			骨骼	60	$<10^{-4}$	0.35	0.52	2.62年	1500	570	3.5×10^{-5}	0.09
^{153}Sm	β⁻	100	0.694 / 0.641	0.103 / 0.070	28	4.4×10^5			肝脏	20	$<10^{-4}$	0.35	0.35	46.44 h	1500	1.96	3.5×10^{-5}	0.09
^{170}Tm	β⁻	90	0.97	0.084		6.0×10^3	0.25	0.025	骨骼	9	$<10^{-4}$	0.65	0.69	130	1000	116	6.5×10^{-5}	0.16
^{169}Yb	ε	100		0.063 / 0.198	44 / 36	2.4×10^4			肾脏		$<10^{-4}$	0.05	0.05	32	685	30.6	5×10^{-6}	0.013
^{185}W	β⁻	100	0.52	0.068	41	9.7×10^3		0.06	骨骼	30	0.1	0.07	0.57	75.1	9	8	5×10^{-5}	0.02
^{182}Ta	β⁻	100	0.67			6.2×10^3	6.8	0.48	肝脏	7	$<10^{-4}$	0.3	0.35	115	400	89	3×10^{-5}	0.08
^{192}Ir	β⁻ / ε	95.2 / 4.8	0.67	0.317	83	9.1×10^5	4.8	0.23 / 0.014	肾脏	6	0.1	0.045	0.09	74.02	50	30	4.5×10^{-3}	0.014
^{197}Pt	β⁻	100	0.64	0.077	21	8.8×10^5	0.5	0.13	肾脏	10	0.1	8×10^{-3}	8×10^{-3}	6018 h	0.74	0.74	8×10^{-4}	2.4×10^{-3}
^{198}Au	β⁻ ~100 / ε <0.01		0.96	0.412 / 0.676 / 0.047[4]	95	2.5×10^5	2.3		肝肾	20	0.1	0.04 / 0.03	0.04 / 0.03	2.696 / 2.696	300 / 280	2.65 / 2.65	4×10^{-3} / 3×10^{-3}	0.01 / 9×10^{-3}
^{199}Au	β⁻	100	0.29	0.158	39	2.1×10^5	0.9		肾脏	70	0.1	0.03	0.03	3.14	300	3.1	3×10^{-3}	9×10^{-3}
^{203}Hg	β⁻	100	0.21	0.279	82	1.4×10^4	1.3		肾脏	4	0.75	0.35	0.47	46.76	14.5	11	0.26	0.22
^{204}Tl	β⁻ / ε	97.45 / 2.55	0.76			4.3×10^2			肾脏									
^{210}Po	α	>99	5.305	0.803	0.0012	4.5×10^3			脾脏	0.03	0.06	0.04	0.07	138.4	40	31	2×10^{-3}	0.01
^{226}Ra	α	100	4.785 (95) / 4.602 (5)	0.186 / 0.260	4	1	8.25（与子体平衡）	0.825	骨骼	0.1	0.3	0.1	0.99	1602年	1.64×10^4	1.64×10^4	0.03	0.04

核素	类型	分支比/%	α或β粒子最大能量/MeV	γ射线 能量/MeV	γ射线 每次衰变额中产额/%	比放射性 Ci/g	照射量率常数，Γ，伦·厘米²/时·毫居里	距1居里1米处的照射率/R·s⁻¹	紧要器官	全身最大容许积存量，μCi	由胃肠道进入血液的分数 f_1	由血液进入紧要器官的分数 f'_2	在紧要器官中的放射性核素占全身的分数 f_2	半衰期 物理 T_r	半衰期 生物 T_b	半衰期 有效 T	由食入，f_w	由吸入，f_a
²³²Th	α	100	$4.012(77)$	0.059				1.4（与子体平衡）	骨骼	0.04	$<10^{-4}$	0.7	0.9	1.4×10^{10}年	7.3×10^{4}	7.3×10^{4}	7×10^{-5}	0.18
²³⁵U	α	100	$4.401(56)$ 4.365	0.186	54	2.14×10^{-6}			骨骼		$<10^{-4}$	0.11	0.85	7.1×10^{3}年	300	300	1.1×10^{-5}	0.028
²³⁸U	α	>99	$4.196(77)$ 4.149	0.048	14	3.33×10^{-7}			骨骼		$<10^{-4}$	0.11	0.065	4.51×10^{9}年	15	15	1.1×10	0.028
²³⁷Np	α	>99	$4.788(47)$ 4.770	0.086	28	6.9×10^{-4}			骨骼	0.06	$<10^{-4}$	0.45	0.85	2.14×10^{6}年	6.4×10^{4}	6.4×10^{4}	4.5×10^{-5}	0.11
²³⁹Np	β⁻	100	0.332 0.437	0.106 0.278		2.3×10^{5}			骨骼	30	$<10^{-4}$	0.45	0.45	2.35	6.4×10^{4}	2.33	4.5×10^{-5}	0.11
²³⁸Pu	α	~100	$5.499(71)$ 5.457	0.043	4×10^{-4}	1.7×10			骨骼	0.04	3×10^{-5}	0.8	0.83	87.75年	7.3×10^{4}	2.2×10^{4}	2.4×10^{-5}	0.2
²³⁹Pu	α	>99	$5.155(73)$ 5.143	0.149	2×10^{-4}	6.2×10^{-2}			骨骼	0.04	3×10^{-5}	0.8	0.9	2.44×10^{4}年	7.3×10^{4}	7.2×10^{4}	2.4×10^{-5}	0.2
²⁴¹Am	α	>99	$5.486(85)$ 5.443	0.060 $0.012$④	36	3.2		0.016	骨骼	0.05	$<10^{-4}$	0.25	0.71	433年	7.3×10^{4}	5.1×10^{4}	2.5×10^{-5}	0.2
²⁵²Cf	α	97	$6.118(82)$ 6.079	0.043	0.014	6.5×10^{-2}			骨骼	0.01	3×10^{-5}	0.8	0.8	2.638年	7.3×10^{4}	794	2.4×10^{-5}	0.2

说明：①辐射类型：α：α粒子，β⁻：负电子，β⁺：正电子，ε：电子俘获，γ：γ射线，IT：同核异能跃迁；②有两组以上辐射能量进，表内只列出其中最强的二组；③照射量率常数很难精确测量，故在国际上并未作为一个单位采用；④X射线放出的能量

IX.与放射医学有关的许用和非许用单位表

量的名称	许用单位**		非许用单位**	
	名称及符号	附 注	名称及符号	附 注
长度	米,m 千米(公里),km	SI 基本单位 1 km=1 000 m	里* 丈* 尺* 寸* 英尺,ft 英寸,in 微米,μ 毫微米,mμ 埃*,Å 微微米,$\mu\mu$ 西格玛,σ X 单位,XU 费密,fermi	1 里=500 m 1 丈=3.3 m 1 尺=0.3 m 1 寸=0.03 m 1 ft=0.304 8 m 1 in=0.025 4 m 1 μ=10^{-6} m=1 μm 1 mμ=1 nm 1 Å=10^{-10} m=0.1 nm 1 $\mu\mu$=1 pm 1 σ=10^{-12} m=1 pm 1 XU=1.002×10^{-13} m=0.100 2 pm 1 fermi=10^{-15} m=1 fm
质量	千克(公斤),kg 原子质量单位,u	SI 基本单位 1 u≈1.660 57×10^{-27} kg	[市]斤* 磅(常衡),lb 磅(药衡),lbap 盎司(常衡),oz 盎司(药衡),ozap 格令,gr,gn 毫厘克,mcg 微克,γ 毫微克,mμg 微微克,$\gamma\gamma$ 道尔顿,dalton	1 [市]斤=0.5 kg 1 lb=0.453 592 kg 1 lbap=0.373 242 kg 1 oz=28.349 523 g 1 ozap=31.103 g 1 gr=0.064 799 g 1 mcg=10 μg 1 γ=10^{-9} kg=1 μg 1 mμg=1 ng 1$\gamma\gamma$=10^{-15} kg=1 fg 1 dalton=1.657×10^{-27} kg=0.992 1 u
时间	秒,s 分,min [小]时,h 天(日),d 年,a	SI 基本单位 1 min=60 s 1 h=60 min=3 600 s 1 d=24 h=86 400 s		

注:** 所用单位的外文符号均应用正体,* 为目前允许暂时应用的非法定单位;

"非许用单位"栏的"微米,μ""微克,γ""微升,λ""立方厘米,cc"及"转每分,r/min",仅其外文符号为非许用,而中文名称还许用于其相应的法定计量单位符号。

量的名称	许用单位**		非许用单位**	
	名称及符号	附 注	名称及符号	附 注
电流	安[培],A	SI基本单位		
热力学温度	开[尔文],K	SI基本单位	兰氏度,°R	°R=1.25 K=1.25℃
摄氏温度	摄氏度,℃	SI基本单位	华氏度,°F	°F=5/9℃+32 1 °F≈0.555 6℃或K
物质的量	摩[尔],mol	SI基本单位	克分子 克原子 克当量,Eq	
发光强度	坎[德拉],cd	SI基本单位	国际烛光,IK	1 IK=0.019 cd
面积截面	平方米,m^2	SI导出单位	[市]亩* 靶恩*,b	1亩=666.6 m^2 1 b=10^{-28} m^2
体积,容积	立方米,m^3 升,L(l) 毫升,mL 微升,μl	SI导出单位 L(l)=0.001 m^3 1 mL=0.001 L 1 μl=10^{-6} L=0.001 mL	立方厘米,cc 西西,cc 微升,λ	1 cc=1 cm^3 1 cc=1 mL 1 λ=1 μl
力,重力	牛[顿],N 1 N=1 m·kg·s^{-2}	SI导出单位	千克力,kgf 达因,dyn	1 kgf=9.806 65 N 1 dyn=10^{-5} N=0.01 mN
压力、压强、应力	帕[斯卡],Pa 1 Pa=1 N/m^2	SI导出单位	巴*,bar 标准大气压*,atm 毫米汞柱*,mmHg 厘米水柱*,cmH_2O 托,Torr 达因每平方厘米,dyn/cm^2 千克力每平方厘米,kgf/cm^2	1 bar=10^5 Pa=0.1 MPa 1 atm=1.013 25×10^5 Pa =101.325 kPa 1 mmHg=133.322 Pa =0.133 322 kPa 1 cmH_2O=0.098 066 5 kPa 1 Torr=133.322 Pa 1 dyn/cm^2=0.1 Pa 1 kgf/cm^2=9.806 65×10^4 Pa =98.066 5 kPa
物质的浓度	摩[尔]每升,mol/L	SI导出单位	克分子浓度,M 当量浓度,N 百分浓度	1 M=1 mol/L(按分子作为基本单元) N=(mol/L)×离子价数(注)或 mol/L=N+离子价数

注:例如,1 N的H_2SO_4溶液浓度为0.5 mol/L,或$C(H_2SO_4)$=0.05 mol/L。

量的名称	许用单位**		非许用单位**	
	名称及符号	附　注	名称及符号	附　注
密度	千克每立方米,kg/m³ 克每立方厘米,g/cm³	SI 导出单位	磅每立方 英尺,lb/ft³	1 lb/ft³＝ 16.018 5 kg/m³
[动力]黏度	帕[斯卡]秒,Pa·s 毫[斯卡]秒,mpa·s	SI 导出单位	泊,P 厘泊,cp 千克力秒每平方米, kgf·s/m²	1 P＝0.1 Pa·s 1 cp＝1 mPa·s 1 kgf·s/m²＝ 9.806 65 Pa·s
[动力] 黏度比体积	千帕[斯卡]·秒每升, kPa·s/L	SI 导出单位	达因秒每五次方 厘米,dyn·s/cm⁵ 厘米水柱秒每升, cmH₂O·s/L 毫米汞柱分每升, mmHg·min/L	1 dyn·s/cm⁵ ＝0.1 kPa·s/L 1 cmH₂O·s/L＝ 0.098 066 5 kPa·s/L 1 mmHg·min/L＝ 8 kPa·s/L
运动黏度	二次方米每秒,m²/s 二次方毫米每秒,mm²/s	SI 导出单位	斯[托克斯],St 厘斯[托克斯],cst	1 St＝10⁻⁴ m²/s ＝0.000 1 m²/s 1 cst＝1 mm²/s
频率	赫[兹],Hz	SI 导出单位 1 Hz＝1 s⁻¹	周,c	1 c＝1 Hz
旋转频率 旋转速度	每秒,s⁻¹ 转每分,r/min	SI 导出单位	转每分,r/min	1 r/min＝(1/60)s⁻¹
能量、功、热	焦[耳],J 电子伏[特],eV	SI 导出单位 1 J＝1 Nm 1 eV＝ 1.602 18×10⁻¹⁰ J	卡[路里],cal 国际蒸汽卡,cal_IT 热化学卡,cal_th 千热化学卡,kcal_th 尔格,erg 千克力米,kgf·m	1 cal_IT＝4.186 8 J 1 cal_th＝4.184 0 J 1 kcal_th＝4.184 0 kJ 1 erg＝10⁻⁷ J＝0.1 μJ 1 kgf·m＝9.806 65 J
光照度	勒克斯,lx	SI 导出单位 1 lx＝1 lm/m²	辐透,phot	1 phot＝10⁴ lx＝10 klx
功率	瓦特,W	SI 导出单位 1 W＝1 J/s	千克力米每秒, kgf·m/s 千克力米每分, kgf·m/min 卡每秒	1 kgf·m/s＝9.806 65 W 1 kgf·m/min＝0.167 W

量的名称	许用单位**		非许用单位**	
	名称及符号	附 注	名称及符号	附 注
电荷量	库[仑],C	SI 导出单位 1 C=1 A·s		
电位、电压、电动势	伏[特],V	SI 导出单位 1 V=1 W/A		
电容	法[拉],F	SI 导出单位 1 F=1 C/V		
电阻	欧[姆],Ω	SI 导出单位 1Ω=1 V/A		
电导	西[门子],S	SI 导出单位 1 S=1 A/V	欧姆,Ω	1Ω=1 S
电感	亨[利],H	SI 导出单位 1 H=1 Wb/A		
磁通量	韦伯,Wb	SI 导出单位	麦克斯韦,Mx	1 Mx=10^{-8} Wb=0.01μWb
磁通量密度磁感应强度	特[斯拉],T	SI 导出单位 1 T=1 Wb/m^2	高斯,Gs,G	1 Gs=10^{-4} T=0.1 mT
磁场强度	安[培]每米,A/m	SI 导出单位	奥斯特,Oe	1 Oe=(1 000/4π)A/m
放射性活度	贝克[勒尔],Bq	SI 导出单位 1 Bq=1 s^{-1}	居里*,Ci	1 Ci=$3.7×10^{10}$ Bq =37 GBq
吸收剂量	戈[瑞],Gy	SI 导出单位 1 Gy=1 J/kg	拉德*,rad(rd)	1 rad(rd)=10^{-2} Gy =0.01 Gy]
吸收剂量率	戈[瑞]每秒,Gy/s	SI 导出单位 1 Gy/s=1 J/(kg·s)	拉德每秒,rad/s	1 rad/s=0.01 Gy/s
光通量	流[明],lm	SI 导出单位 1 lm=1 cd·sr		
剂量当量	希[沃特],Sv	SI 导出单位 1 Sv=1 J/kg=1π·s^{-2}	雷姆*,rem	1 rem=10^{-2}=0.01 Sv
照射量	库[仑]每千克,C/kg	SI 导出单位	伦琴*,R	1 R=$0.258×10^{-4}$ C/kg =0.258 mC/kg
照射率			伦琴/秒*,R/s	1 R/s=0.253 mc/(kg·s)
级差	分贝,DB	SI 导出单位	奈培*,NP	1 NP=8.685 909 dB
光亮度	坎[德拉]每平方米,cd/m^2	SI 导出单位	尼特,nt	1 nt=1 cd/m^2
光焦度	每米,m^{-1}	SI 导出单位	屈光度,D	1D=1 m^{-1}

X.放射性去污方法表

污染物	去污剂	用 法	优 点	缺 点	备 注
手及皮肤表面	肥皂	每次擦 2 min,然后用温水冲洗 3~4 次,用软刷擦洗更好	对皮肤作用小		每次不可超过 3 min
	合成洗涤剂	同上	同上		同上
	氧化钛	与硫醇搅拌成糨糊状,涂抹污染处,擦 2 min 后用热水洗手,然后拿肥皂用刷子在温水刷洗	用于去除重污染	对皮肤有强烈作用	
	KMnO₄-NaHSO₃	适宜于手的污染。将手浸泡在 KMnO₄ 的饱和溶液中,不超过2 min,然后用水洗手,再用 5% NaHSO₃ 溶液洗,最后用水洗手,清洗后用羊毛脂或其他润肤膏擦手	用于高度污染	对皮肤作用强	每次不得超过 2 min,限 3~4 次
	柠檬酸钠	用 24% 柠檬酸钠溶液擦洗,可反复洗 3~4 次	对皮肤侵蚀小	对皮肤有渗透性	洗后尽快擦净
衣服类	肥皂和洗涤剂	用洗衣机洗;若污染小于 1 000 脉冲/min,可用普通方法洗	可远离操作		
	柠檬酸、草酸	用 3% 柠檬酸溶液,用洗衣机洗;用 3% 草酸溶液,用洗衣机洗	远离操作		绸和尼龙用柠檬酸,粘胶和木棉用草酸
	剪去修补	将污染部分剪去,用布修补	适于局部严重污染		

$KMnO_4$

$NaHSO_3$

续表

污染物	去污剂	用　法	优　点	缺　点	备　注
橡胶制品	肥皂				
	稀硝酸				不适于碳-14、碘-131 的沾染
玻璃器皿和瓷制品类	肥皂、洗涤剂	拌水洗刷,冲洗			
	铬酸混合液、盐酸、柠檬酸	将器皿放到盛有 3％盐酸和 10％柠檬酸溶液的大容器中浸泡 1 h,然后取出放到盛水的容器中洗涤,再在溶液中浸泡 15 min(溶液是重铬酸钾在浓硫酸中的饱和溶液),最后夹出自来水冲洗			浓盐酸不适用于碳-14、碘-11 的沾染
金属器具类	肥皂、洗涤剂、柠檬酸钠、EDTA 和氢氧化铵等	普通清洗法			
	柠檬酸、稀硝酸	对于不锈钢器具,先置 10％的柠檬酸溶液中浸泡 1 h,再用水冲洗,然后再在稀硝酸中浸泡 2 h,再用水洗			
油漆类	水(或温水)、蒸汽、洗涤剂	对污染部分进行冲洗	可远距离操作	需要处理大量污水	可消除 50％～90％
	柠檬酸、草酸	用 3％溶液洗刷			
	磷酸钠	用 1％磷酸钠溶液洗刷	消除力大	不能用于铝制品上涂的油漆	
	有机溶剂	可将油漆溶解后除去			注意通风
	氢氧化钠、氢氧化钾	浓溶液可将油漆去掉			
	刮去			适用于局部去污	
	四氯化碳、盐酸	用 10％稀盐酸刷洗			

污染物	去污剂	用　　法	优　点　缺　点	备　注
瓷砖	盐酸、柠檬酸	用盐酸和柠檬酸的混合溶液洗多次		
	刮去、更换	换掉被污染的砖	宜于局部去污	
	柠檬酸铵、盐酸、EDTA溶液、磷酸钠	用3％柠檬酸液冲洗用10％稀盐酸刷洗	效果好于局部清除　表面受损伤	可更换使用
漆布	四氯化碳、柠檬酸铵、EDTA、稀盐酸	清洗		
塑料	柠檬酸铵酸类或四氯化碳	用煤油等有机溶剂冲洗,柠檬酸铵处理		
木材		用切床将表面削去 8 mm		

Ⅺ.离心转速与相对离心力(g)的换算

离心转速与 g 的换算有以下几种,可任意选用。

1.$g = \dfrac{0.010\ 9 \times r \times n^2}{981} = 1.1 \times 10^{-5} \times r \times n^2$

式中 r 为离心沉淀的半径(cm),n 为 r/min(转速/分)。

2.$g = 11.18 \times (r/min \cdot 1\ 000^{-1})^2 \times r$

式中 r 为离心沉淀的半径(cm),r/min 为转速/分。

3.$g = 0.000\ 011\ 18 \times r \times (r/min)^2$

式中 r 为离心沉淀的半径(cm),r/min 为转速/分。

4.$g = 0.000\ 028\ 4 \times r \times n^2$

式中 r 为自离心机轴中心至离心管尖的距离,即离心沉淀的半径(1 英寸＝2.54 cm);n 为离心机轴 r/min(转速/分)。

XII.常用缓冲液配制

表 XII.1　0.1 mol/L 磷酸盐缓冲液

pH(18℃)	0.1 mol/L KH$_2$PO$_4$/mL	0.1 mol/L Na$_2$HPO$_4$/mL	pH(18℃)	0.1 mol/L KH$_2$PO$_4$/mL	0.1 mol/L Na$_2$HPO$_4$/mL
5.29	9.75	0.25	6.81	5.0	5.0
5.59	9.5	0.50	6.98	4.0	6.0
5.91	9.0	1.0	7.17	3.0	7.0
6.24	8.0	2.0	7.38	2.0	8.0
6.47	7.0	3.0	7.7	1.0	9.0
6.64	6.0	4.0	8.04	0.5	9.5

注：KH$_2$PO$_4$ 分子量＝136.09,0.1 mol/L 溶液为 13.6 g/L；

Na$_2$HPO$_4$ · H$_2$O 分子量＝178.05,0.1 mol/L 溶液为 17.8 g/L；

Na$_2$HPO$_4$ · 12H$_2$O 分子量＝358.22,0.1 mol/L 溶液为 35.8 g/L。

表 XII.2　0.15 mol/L 磷酸盐缓冲液

pH	0.15 mol/L NaH$_2$PO$_4$/mL	0.15 mol/L NaH$_2$PO$_4$/mL	pH	0.15 mol/L NaH$_2$PO$_4$/mL	0.15 mol/L NaH$_2$PO$_4$/mL
6.4	26.5	73.5	7.2	72.0	23.0
6.6	37.5	62.5	7.4	81.0	19.0
6.8	49.0	51.0	7.6	87.0	13.0
7.0	61.0	39.0			

注：Na$_2$HPO$_4$ · 2H$_2$O,分子量＝178.05,0.15 mol/L 溶液含 26.7 g/L；

Na$_2$HPO$_4$ · 12H$_2$O,分子量＝358.22,0.15 mol/L 溶液含 53.7 g/L；

NaH$_2$PO$_4$ · H$_2$O,分子量＝138.00,0.15 mol/L 溶液含 20.7 g/L；

NaH$_2$PO$_4$ · 2H$_2$O,分子量＝156.03,0.15 mol/L 溶液含 23.4 g/L。

表 XII.3 0.2 mol/L 磷酸盐缓冲液

pH	0.2 mol/L NaH$_2$PO$_4$/mL	0.2 mol/L NaH$_2$PO$_4$/mL	pH	0.2 mol/L NaH$_2$PO$_4$/mL	0.2 mol/L NaH$_2$PO$_4$/mL
5.8	8.0	92.0	7.0	61.0	39.0
6.0	12.3	87.7	7.2	72.0	28.0
6.2	18.5	81.5	7.4	81.0	19.0
6.4	26.5	73.5	7.6	87.0	13.0
6.6	37.5	62.5	7.8	91.5	8.5
6.8	49.0	51.0	8.0	94.7	5.3

注:Na$_2$HPO$_4$ · 2H$_2$O,0.2 mol/L 溶液含 35.61 g/L;Na$_2$HPO$_4$ · 12H$_2$O,0.2 mol/L 溶液含 71.64 g/L;
NaH$_2$PO$_4$ · H$_2$O,0.2 mol/L 溶液含 27.60 g/L;NaH$_2$PO$_4$ · 2H$_2$O,0.2 mol/L 溶液含 32.21 g/L;
PB:NaH$_2$PO$_4$ · H$_2$O 3.31 g。Na$_2$HPO$_4$ · 7H$_2$O 33.77 g,蒸馏水 1 000 mL。

表 XII.4 25℃下 0.1 mol/L 磷酸钾缓冲液

pH	1 mol/L K$_2$HPO$_4$	1 mol/L KH$_2$PO$_4$	pH	1 mol/L K$_2$HPO$_4$	1 mol/ LKH$_2$PO$_4$
5.8	8.5	91.5	7.0	61.5	38.5
6.0	13.2	86.6	7.2	71.7	28.3
6.2	19.2	80.8	7.4	80.2	19.8
6.4	27.8	72.2	7.6	86.6	13.4
6.6	38.1	61.9	7.8	90.8	9.2
6.8	49.7	50.3	8.0	94.0	6.2

表 XII.5 0.5 mol/L KH$_2$PO$_4$-NaOH 缓冲液

pH(20℃)	X/mL	Y/mL	pH(20℃)	X/mL	Y/mL
5.8	5	0.372	7.0	5	2.963
6.0	5	0.570	7.2	5	3.500
6.2	5	0.860	7.4	5	3.950
6.4	5	1.260	7.6	5	4.280
6.6	5	1.780	7.8	5	4.520
6.8	5	2.365	8.0	5	4.680

注:X 0.2 mol/L KH$_2$PO$_4$+Y 0.2 mol/L NaOH,加水稀释至 20 mL。

表 XⅡ.6　0.05 mol/L Tris-HCl 缓冲液

pH		0.2 mol/L	0.1 mol/L	pH		0.2 mol/L	0.1 mol/L
23℃	37℃	Tris/mL	HCl/mL	23℃	37℃	Tris/mL	HCl/mL
9.10	8.95	25	5	8.05	7.90	25	27.5
8.92	2.78	25	7.5	7.96	7.82	25	30.0
8.74	8.60	25	10.0	7.87	7.73	25	32.5
8.62	8.48	25	12.5	7.77	7.63	25	35.0
8.50	8.37	25	15.0	7.66	7.52	25	37.5
8.40	8.27	25	17.5	7.54	7.40	25	40.0
8.32	8.18	25	20.0	7.36	7.22	25	42.5
8.23	8.10	25	22.5	7.20	7.05	25	45.0
8.14	8.00	25	25.0				

X mL 0.2 mol/L 三羟基氨基甲烷＋Y mL 0.1 mol/L HCl,加水稀释至 100 mL,三羟基氨基甲烷

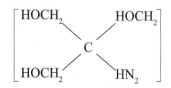

121.14　0.2 mol/L　　24.23 g/L

XⅢ.溶液浓度的表示与换算

1　溶液浓度表示方式

溶液是由溶质和溶剂组成的。一定量的溶液中所含溶质的量,称为浓度。浓度有多种不同的表示方式。

1.1　百分浓度

每 100 mL 溶液中所含溶质的克数或毫升数,用％表示。如 0.9％氯化钠溶液,即指 100 mL 溶液中含有氯化钠 0.9 g。

1.1.1　重量-重量百分浓度［％(g/g)］:表示 100 g 溶液中所含溶质的克数。一些

工业品多用这种浓度表示。多用于浓的溶液。计算公式为：

$$重量百分浓度(\%)＝溶质量/(溶质量＋溶剂量)×100\%$$

1.1.2　体积-重量百分浓度 $[\%(g/mL)]$：表示 100 mL 溶液中所含溶质的克数。是医药学常用的一种浓度。如果溶质的重量用毫克表示，称为毫克百分浓度，用 mg% 表示。计算公式为：

$$体积百分浓度(\%)＝溶质的克数/溶液的毫升数×100\%$$

1.1.3　体积-体积百分浓度 $[\%(mL/mL)]$：表示 100 mL 溶液中所含溶质的毫升数。计算公式为：

$$体积百分浓度(\%)＝溶质的毫升数/溶液的毫升数×100\%$$

1.2　比例浓度

比例浓度是指 1 份溶质配制成多少溶液，如 1：1 000 肾上腺素水溶液，即 1 g 肾上腺素加水至 1 000 mL 所配制的溶液。

1.3　摩尔(克分子)浓度

1.3.1　重量摩尔浓度：以 1 000 g 溶液中所含溶质的摩尔数表示的浓度，单位以 m 表示，计算公式为：

$$重量摩尔浓度(m)＝溶质的摩尔数/1 000 g 溶液$$

1.3.2　体积摩尔浓度：以 1 L 溶液中所含溶质的摩尔数表示的浓度，单位用 mol/L 表示，计算公式为：

$$体积摩尔浓度(mol/L)＝溶质的摩尔数/1 L 溶液$$

摩尔每升是物质的量浓度单位的法定单位，而过去使用的克分子浓度(M)是物质的量浓度单位的旧制单位。$1 M≈1 mol/L$。

1.4　ppm 和 ppb 浓度

ppm(parts per million)是指一百万份质量的溶液中所含溶质的份数，ppb(parts per billion)是指十亿份质量的溶液中所含溶质的份数。两种浓度均不是法定单位，当溶液的浓度非常小时，有时使用这种单位表示。

2　溶液浓度的计算与换算

2.1　溶液配制时的计算

2.1.1　用纯药配制溶液时，求所需要的纯药量。计算公式为：

$$所需要的纯药量＝所需溶液量×所需浓度$$

例：欲配制 10% 蔗糖溶液 100 mL，需纯蔗糖多少克？

所需溶液量为 100 mL，所需浓度为 10%，按公式所需要的纯药量是：

$$100 \text{ mL}×10\%＝10 \text{ g}$$

2.1.2 含结晶水化合物与不含结晶水化合物的换算。计算公式为：

$$M_{不含水}/M_{含水} = W_{不含水}/X_{含水}$$

$$X_{含水} = M_{含水}/M_{不含水} \times W_{不含水}$$

式中，$M_{不含水}$：不含结晶水化合物的分子量，$M_{含水}$：含结晶水化合物的分子量，$W_{不含水}$：不含结晶水化合物的重量，$X_{含水}$：欲求含结晶水化合物的重量。

本公式只适用于含不同结晶水的同一化合物之间的换算。

例：需用不含结晶水的磷酸氢二钠（Na_2HPO_4）1.15 g（分子量 141.99），需称取含结晶水的 $Na_2HPO_4 \cdot 2H_2O$（分子量 178.05）多少克？

$$X = (178.05 \times 1.15)/141.99 = 1.44g$$

2.2 溶液浓度的稀释

2.2.1 用不同百分浓度溶液配制所需浓度溶液的换算：稀释是指向浓溶液中加入溶剂变成稀溶液的过程，溶液稀释时，体积变大，浓度变小，但溶质质量未变，即稀释前溶质质量等于稀释后溶质质量，即

$$溶质质量 = C_{浓} \times V_{浓} = C_{稀} \times V_{稀}$$

式中，$C_{浓}$ 和 $V_{浓}$ 分别代表溶液稀释前浓溶液的浓度和体积，$C_{稀}$ 和 $V_{稀}$ 分别代表溶液稀释后稀溶液的浓度和体积。

用浓溶液配制稀溶液时，求所需浓溶液的体积，可用下式计算：

$$所需浓溶液体积(V_{浓}) = C_{稀}/C_{浓} \times V_{稀}$$

例：欲配制 70%硫酸液 100 mL，需用 95%硫酸和水各多少毫升？

$$95\%浓硫酸的毫升数 = 70\%/95\% \times 100 \text{ mL} = 73.68 \text{ mL}$$

即需用 95%硫酸 73.68 mL 和水 26.32（100－73.68）mL 混合而成。

2.2.2 摩尔浓度（mol/L）溶液的稀释：与百分浓度溶液类似，由于稀释前与稀释后溶质摩尔数相等，故

$$溶质摩尔数 = M_{浓} \times V_{浓} = M_{稀} \times V_{稀}$$

式中，$M_{浓}$ 和 $V_{浓}$ 分别代表溶液稀释前浓溶液的摩尔浓度和体积，$M_{稀}$ 和 $V_{稀}$ 分别代表溶液稀释后稀溶液的摩尔浓度和体积。

摩尔浓度溶液稀释的方法、计算，可参照百分浓度溶液稀释的公式法。

例：现有 1 mol/L 甘氨酸若干毫升，欲配制 0.02 mol/L 甘氨酸 50 mL，用 1 mol/L 甘氨酸多少毫升？

按公式 $M_{浓} \times V_{浓} = M_{稀} \times V_{稀}$，应 $1 \times V_{浓} = 0.02 \times 50$，即

$$V_{浓} = (0.02 \times 50)/1 = 1 \text{ mL}$$

2.2.3 比例浓度溶液的稀释：$C_{浓}$ 和 $V_{浓}$ 分别代表溶液稀释前浓溶液的比例浓度和体积，$C_{稀}$ 和 $V_{稀}$ 分别代表溶液稀释后稀溶液的比例浓度和体积，则

$$C_{浓} \times V_{浓} = C_{稀} \times V_{稀}$$

此式适用于各种浓度溶液的稀释,但稀释前后的单位必须一致。

例:现有1:100抗血清1 mL,欲稀释成1:5 000的抗血清,需加入稀释液多少毫升?

按公式 $C_{浓} \times V_{浓} = C_{稀} \times V_{稀}$,$1/100 \times 1$ mL$= 1/5\ 000 \times V_2$,即 $V_2 = 50$ mL。

2.3　百分浓度与比例浓度溶液的换算

2.3.1　百分浓度换算为比例浓度的计算公式为:

$$浓度的比例数 = 1:100/浓度的百分数$$

例:0.1%肾上腺素水溶液用比例浓度按下列公式表示:

$$浓度的比例数 = 1:100/0.1 = 1:1\ 000$$

2.3.2　比例浓度换算为百分浓度的计算公式为:

$$浓度的百分数 = 比例浓度第一项/比例浓度第二项$$

例:1:1 000肾上腺素水溶液用百分浓度按下列公式表示:

$$浓度的百分数 = 1/1\ 000 = 0.1\%$$

ⅩⅣ.不同种类动物的 LD_{50}

生物种类	LD_{50},Sv	生物种类	LD_{50},Sv
豚鼠	2.5	鸡	7.15
狗、山羊	3.4	龟	15.0
人	4.0	大肠杆菌	56.0
猴	6.0	酵母菌	300
小鼠	6.4	变形虫	1000
大鼠	7.0	草履虫	3000
蛙	7.0	芽孢、病毒	20000

Ⅷ.人和常用实验动物体温、心率、血压及呼吸正常值

动物种类	血压/kPa		呼吸频率	心率	体温
	收缩压	舒张压	/(次·min⁻¹)	/(次·min⁻¹)	/℃
人	16.7 13.30~20.0	10.7 8.0~13.3	17.5 15~20	75 50~100	36.8 36.5~37.0
猴	21.10 18.60~23.4	13.35 12.2~14.5	40 31~52	150 120~180	38.5 36.5~37.0
狗	15.99 12.66~18.15	7.99 6.39~9.59	18.0 11~37	120 109~130	38.5 37.5~39.0
猫	12.12 11.11~14.14	7.57 6.57~10.10	26 20~30	125 110~140	39.0 38.0~39.5
猪	17.07 14.54~18.68	10.91 9.90~12.12	15 12~18	75 60~90	38.5 38.0~39.0
兔	14.66 12.66~17.33	10.66 8.00~12.0	51.0 38~60	205 123~304	39.0 38.5~39.5
豚 鼠	11.60 10.67~12.53	7.53 7.33~7.73	90.0 69~104	280 260~400	38.5 38.2~38.9
金黄地鼠	15.15 12.12~17.77	11.11 7.99~12.12	74.0 33~127	375 250~500	37.0 36.0~38.0
大 鼠	13.07 10.93~15.99	10.13 7.99~11.99	85.5 66~114	328 216~600	38.2 37.8~38.7
小 鼠	14.79 12.67~18.40	10.80 8.93~11.99	128 84~163	600 323~730	38.0 37.2~38.8
牛	13.54 12.53~16.77	8.89 8.08~12.12	20 10~30	48 45~50	38.5 38.0~39.0
马	9.09 8.69~9.90	5.96 4.34~8.48	11.9 10.6~13.6	38 35~40	37.5 37.0~38.0
绵 羊	11.52 9.09~14.14	8.48 7.67~9.09	16 12~20	— 	39.1 38.3~39.9
鸡	20.0	16.0	10	300 250~350	41.0 40.5~41.5

XVI.人和实验动物在解剖学、生理学及代谢方面的比较

动物	相似点	相异点
小鼠	老龄肝变化	脾脏,肝脏
大鼠	脾脏,老龄胰变化,老龄脾变化	网膜循环,心脏循环,无胆囊,肝脏,汗腺
兔	脾脏,脾脏血管,免疫,神经分布,鼓膜张肌	肝脏,汗腺,呼吸细支气管
豚鼠	脾脏,免疫	汗腺
猫	脾脏血管,蝶骨窦,表皮,锁骨,硬膜外,脂肪分布,鼓膜张肌	脾脏,对异种蛋白的反应,汗腺,喉部,中隔,性索的发育,睡眠,淋巴细胞显性
狗	垂体血管,肾动脉,脾脏,脾脏血管,蝶骨窦,肾脏血管,肝脏,表皮,核酸代谢,肾上腺神经分布,精神变化	心丛,肠道循环,网膜循环,肾动脉,胰管,热调节,汗腺,膈,喉神经,睡眠,淋巴细胞显性
猪	心血管分支,红细胞成熟,视网膜血管,胃肠道,肝脏,牙齿,肾上腺,皮肤,雄性尿道	淋巴细胞显性,脾脏,肝脏,汗腺,丙种球蛋白(新生)
绵羊	脾脏血管,汗腺	动静脉吻合,消化,胃,呕吐,热调节,汗腺,睡眠
山羊	静脉管	淋巴细胞显性,消化,胃,呕吐,热调节,汗腺,睡眠
灵长类	脑血管,肠循环(猩猩),胎盘循环,胰管,牙齿,肾上腺,神经分布,核酸代谢,坐骨区(新世纪猴),生殖行为,胎盘,精子	止血,腹股沟,坐骨区(旧世纪猴)
牛	升结肠	淋巴细胞显性,消化,胃,呕吐,丙种球蛋白(新生),乳腺,热调节,汗腺,睡眠,缺胆囊
马	肺血管,胰管,肺脏	

XⅦ.与体重、器官和组织重有关的生理数据

表 XⅦ.1　豚鼠体重与年龄的关系

年龄	体重/g		年龄	体重/g	
	雄	雌		雄	雌
出生	50	80	3 月	300	350
周	100	120	4 月	350	400
1 月	150	200	6 月	450	500
2 月	200	280	1 年	750	800

表 XⅦ.2　家兔体重与年龄的关系

年龄/月	体重/g	年龄/月	体重/g
1 d	37～57	4	909～1 069
1	167～307	5	1 221～1 231
2	419～526	12	1 931～2 917
3	612～897		

表 XⅦ.3　大鼠体重、身长与年龄的关系

生后天数	平均体重/g		平均身长/mm	
	雄性	雌性	雄性	雌性
7	9.1	8.8	65	64
14	17.2	16.1	180	79
28	49.1	45.1	112	110
35	50.5	47.2	125	123
63	90.4	79.9	169	162
91	153.3	137.1	189	176
120	215.4	170.3	194	181
150	238.6	189.4	197	188
180	257.9	199.4	211	199

表XⅧ.4 小鼠体重、身长与年龄的关系

生后天数	平均体重/g		平均身长/mm	
	雄性	雌性	雄性	雌性
7	3.7	3.5	47	45
14	5.8	5.5	54	52
21	8.3	7.3	59	57
28	11.3	10.7	62	61
35	12.9	11.9	66	64
49	17.2	15.9	81	78
70	21.0	19.9	83	80
90	23.9	21.5	87	85
140	26.3	25.0	91	90

表XⅧ.5 实验动物主要器官和组织的重量(占体重的%)

器官或组织	狗	家兔	豚鼠	大鼠	小鼠
骨骼	10.0	10.0	10.0	10.0	10.0
肌肉	35.0	50.0	45.0	45.0	45.0
血液	6.0~8.0	6.0~7.0	6.0~8.0	6.0~8.0	6.0~7.0
肾脏	0.7	0.52~0.65	1.1	0.55	0.7
肝脏	2.7	2.7~5.0	4.1	2.3	4.5
脾脏	0.4	0.3~0.6	0.65	0.3~0.6	
肺脏	0.7	0.5~0.6	0.76	1.0~1.6	—
心脏	0.8	0.2~0.3	0.46	0.5	0.05
肠(无内容物)	3.5	5.2~6.2	—	3.0	3.7
甲状腺	0.02	0.008	0.012~0.02	0.01~0.014	0.2
胸腺	0.6	—	—	—	—
肾上腺	0.012	0.021~0.026	0.02~0.04	0.006 5~0.009	0.008~0.01
睾丸	0.16	0.2~0.3	0.46	1.2	0.9
垂体	0.000 6~0.000 7	0.0016	0.005	0.005	0.004
骨髓	3.0	4.0	4.0	3.0	4.0

表 XⅦ.6　供实验用的各种动物体重要求

动物	体重要求/kg	动物	体重要求/kg
狗	10～15	大白鼠	0.18～0.25
兔	2～2.5	小白鼠	0.02～0.03
豚鼠	0.45～0.70		

XⅧ.实验动物繁殖生理数据

表 XⅧ.1　实验动物繁殖生理数据(1)

动物种类	性成熟年龄 (生后)	繁殖适龄期 (生后)	成熟期体重	性周期 /d	发育持续 时间
小鼠	雌 35～50 d 雄 45～60 d	60～90 d	20 g 以上	5 (4～7)	12 (8～20)h
大鼠	60 d	80～110 d	雄 250 g 以上 雌 150 g 以上	4 (4～5)	13.3 (8～20)h
豚鼠	雌 30～45 d 雄 70 d	12～14 周	500 g 以上	16.5 (12～18)	8 (1～18)h
兔	小型:4 个月 中型:6 个月 大型:8 个月	小:6 个月 中:8 个月 大:10 个月	2.5 kg 以上		
狗	雌 6 个月 雄 6～8 个月	12 个月	8～20 kg	180 (126～240)	9 (4～13)d
猫	7～8 个月	10～18 个月	2～3 kg	15～28	4 (3～10)d
猴	雌 3.5 d 雄 4.5 d	雌 4.5 d 雄 5.5 d	8 kg 以上	28 (23～33)	4～6
绵羊	7～8 个月	8～10 个月	雄 80 kg 雌 55 kg	16 (14～20)	1.5 (1～3)d
山羊	6 个月	1～2 年	雄 75 kg 雌 45 kg	21 (15～24)	2.5 (2～3)d
鸡	4～6 个月	4～6 个月	1.5～3 kg		
鸽	6 个月	6 个月			
马	1～2 年	3～5 年	21		

表 XⅧ.2　实验动物繁殖生理数据(2)

动物种类	发情性质	发情后排卵时间	妊娠期/d	哺乳期/d	产仔数/只	寿命/年
小鼠	全年,多发性	2～3 h	19(18～21)	21	6(1～18)	2～3
大鼠	全年,多发性	8～10 h	20(19～22)	21	8(1～12)	3～4
豚鼠	全年,多发性	10 h	68(62～72)	21	3.5(1～6)	7
兔	全年均有交配可能	交配后刺激排卵,交配后 10.5 h	30(29～35)	45	6(1～10)	8
狗	单发情,每年春秋 2 次	1～3 d	60(58～63)	60	2～8	10
猫	季节的多发性,每年 2 次	交配后 24 h	63(60～68)	60	4	7～8
猴	单发情11—3 月	月经开始后9～20 d	164(149～180)	8 个月	1	30
绵羊	多发情,秋	12～18 h	150(140～160)	4 个月	1～2	
山羊	多发情,秋	9～12 h	151(140～160)	3 个月	1～3	
蟾蜍	4 d～4 周	每年 2 月下旬至3 月上旬			5 000 个	10
青蛙	排卵前数日间(交尾)	每年 1 次,4～7 月间			1 000～4 000 个	10

XIX.其他有关实验动物的生理数据

表 XIX.1 实验动物平均寿命和最长寿命

动物种类	最长寿命/年	平均寿命/年	动物种类	最长寿命/年	平均寿命/年
猩 猩	37	20	豚 鼠	7	5
狒 狒	24	15	大白鼠	5	4
马、驴	50	25	小白鼠	3	2
猴	30	10	田 鼠	3	2
狗	20	10	猪	27	16
猫	30	12	山 羊	18	9
家 兔	15	8			

表 XIX.2 健康大鼠与小鼠健康状态的识别

	健康	体弱或有病
一般状态	强壮、体型丰满	虚弱、病态
活动情况	快而有力	弱而怠惰
气 质	活泼、反应敏锐	无精神、反应迟钝
体 型	圆、骨骼粗壮	窄、骨骼单细
头 部	宽	窄
眼 睛	澄清、活泼	凹陷、浑浊
颈 部	中等长	细 长
背 部	凸而宽	平而窄
腹 部	毛密、有张力	毛少,无张力
胸 部	宽大	平凹
四 肢	有力	细而弯曲
尾 部	粗、粉红色	细、淡蓝色
毛 发	浓厚、贴身,有光泽	稀少、松乱、无光泽
食 欲	好	不佳

表 XIX.3 实验动物染色体数目

实验动物	染色体数目		性染色体
	二倍体	单倍体	
牛	60 m	—	♂:XY
马	64 m	—	♂:XY
猪	38 m	—	♂:XY
狗	78 m	—	♂:XY
猕猴	42 m	—	♂:XY
猫	38 m	—	♂:XY
兔	44 s,m	22♂(Ⅰ)	♂:XY
山羊	60 s	30♂(Ⅰ,Ⅱ)	♂:XY
绵羊	54 m	—	♂:XY
豚鼠	64 m	—	♂:XY
大白鼠	42 m	—	♂:XY
小白鼠	40 s,m	20♂(Ⅰ,Ⅱ)	♂:XY
金地鼠	44 m	—	♂:XY
果蝇	8 m	—	♂:XY
鸽子	Ca.80 o	—	♂:XX;♀:XY
鸡	Ca.78 o	—	♂:XX;♀:XY
鸭	Ca.78 o;Ca.80 m	—	♂:XX;♀:XY
蟾蜍	22 m	—	—
青蛙	26 s	13♂(Ⅰ,Ⅱ)	—

注:s 精子内染色体的数目,o 卵子内染色体数目,m 体细胞内染色体数目;
♂(Ⅰ)初级精母细胞内染色体数目,♂(Ⅱ)次级精母细胞内染色体数目

表 XIX.4 常用实验动物采血量

动物	安全采血量 /mL	致死采血量 /mL	动物	安全采血量 /mL	致死采血量 /mL
小鼠	0.1	>0.3	家兔	20	>40
大鼠	1	>2	绵羊	300	>1 500
豚鼠	5	>10	鸡	15	>30

表 XⅨ.5　各种动物 1 次灌胃能耐受的最大容积

动物种类	体重/g	最大容积/mL	动物种类	体重/g	最大容积/mL
小鼠	30 以上	1.0	豚鼠	300 以上	6.0
	25～30	0.8		250～300	4～5
	20～24	0.5		3 500 以上	200
大鼠	300 以上	8.0	家兔	2 500～3 500	150
	250～300	6.0		2 000～2 400	100
	200～249	4～5	猫	3 000 以上	100～150
	100～199	3.0		2 500～3 000	50～80
			狗	10 000～15 000	200～500

表 XⅨ.6　实验动物日消耗饲料量、需水量和排尿量

动物	日消耗饲料量/g	日需水量/mL	日排尿量/mL
小鼠	3～6	3～7	1～3
大鼠	10～20	20～45	10～15
地鼠	7～15	8～12	6～12
沙鼠	10～15	3～4	0.1～0.5
豚鼠	20～35	12～15/100 g 体重	15～75
家兔	75～100	80～100/kg 体重	50～90/kg 体重
猫	110～225	100～200	50～120
犬	250～1 200	25～35/kg 体重	65～400
猪	1 500～3 000	4 500～6 500	2 500～4 500
绵羊	1 000～2 000	600～1 800	400～1 200
山羊	1 000～4 000	1 500～4 000	1 000～2 000
猕猴	350～550	350～950	150～550

（龚守良，王志成）